妇产科疾病诊疗与临床超声医学

张洋 等 主编

吉林科学技术出版社

图书在版编目（CIP）数据

妇产科疾病诊疗与临床超声医学 / 张洋等主编 . --
长春 : 吉林科学技术出版社 , 2023.9
ISBN 978-7-5744-0873-9

Ⅰ . ①妇 ... Ⅱ . ①张 ... Ⅲ . ①妇产科病－诊疗②妇产
科病－超声波诊断 Ⅳ . ① R71

中国国家版本馆 CIP 数据核字 (2023) 第 179679 号

妇产科疾病诊疗与临床超声医学

主　　编　张　洋等
出 版 人　宛　霞
责任编辑　董萍萍
封面设计　刘　雨
制　　版　刘　雨
幅面尺寸　185mm×260mm
开　　本　16
字　　数　311 千字
印　　张　14.5
印　　数　1–1500 册
版　　次　2023年9月第1版
印　　次　2024年2月第1次印刷

出　　版　吉林科学技术出版社
发　　行　吉林科学技术出版社
地　　址　长春市福祉大路5788号
邮　　编　130118
发行部电话/传真　0431-81629529 81629530 81629531
　　　　　　　　　　81629532 81629533 81629534
储运部电话　0431-86059116
编辑部电话　0431-81629518
印　　刷　三河市嵩川印刷有限公司

书　　号　ISBN 978-7-5744-0873-9
定　　价　85.00元

前 言

随着社会的进步，关系着人类社会生殖繁衍的女性健康显得日益重要。女性一生按年龄可划分为不同生理阶段，在这些不同阶段又可出现不同的疾病，并受环境、情绪等多方面因素的影响。作为从事妇产科临床的医学工作者，必须充分掌握患者的生理病理特点，做到"无病早防，有病早治"，准确无误，确保妇女身心的健康发展。为此，我们编写了《妇产科疾病诊疗与临床超声医学》一书。

超声检查是妇产科临床最重要的常规影像检查方法之一。超声技术的迅速发展也使从事妇产科超声专业的医师更加需要从广度与深度方面拓展与丰富自己的专业知识，提高超声诊断水平。本书着重于超声检查和妇产科疾病诊疗，内容丰富翔实、阐述清晰明了；而且本书的编者有丰富的临床经验，在内容编排上力求更符合临床实用原则，方便读者阅读与理解，以了解与掌握基本、全面的妇产科超声专业知识，是一本较好的妇产科超声专业基本读物。

由于我们的学识水平有限，书中失误与不足之处在所难免，恳请同行、专家及读者批评指正。

目　录

第一章　超声诊断原理及设备..1

第一节　A 型超声诊断法...1

第二节　M 型超声诊断法...1

第三节　B 超诊断法...2

第四节　频谱多普勒超声诊断法.....................................5

第五节　彩色多普勒血流成像法.....................................7

第六节　三维超声成像法...9

第七节　超声诊断仪...10

第八节　超声治疗仪...13

第九节　三维超声和四维超声的基本原理...................14

第二章　妇科内分泌疾病..22

第一节　多囊卵巢综合征...22

第二节　高泌乳素血症...31

第三节　闭　经...35

第四节　经前期综合征...44

第五节　痛　经...46

第六节　围绝经期综合征...48

第七节　性早熟...54

第八节　青春期发育延迟...57

第三章　妇科肿瘤..62

第一节　宫颈癌癌前病变...62

第二节　宫体癌...92

第四章　不孕症与辅助生殖技术..................................119

第一节　不孕症...119

第二节　辅助生殖技术...124

第五章　　输卵管绝育术..128

　　第一节　经腹小切口输卵管绝育术.............................128

　　第二节　腹腔镜下输卵管绝育术...............................131

第六章　　输精管绝育术..133

　　第一节　输精管绝育术.......................................133

　　第二节　输精管绝育术并发症.................................136

第七章　　人工终止妊娠..142

　　第一节　负压吸引术...142

　　第二节　钳刮术...144

　　第三节　米非司酮配伍前列腺素终止妊娠.......................145

　　第四节　依沙吖啶羊膜腔内注射中期妊娠引产...................155

　　第五节　中期妊娠引产并发症.................................158

第八章　　正常妊娠..165

　　第一节　妊娠的早期诊断.....................................165

　　第二节　妊娠期妇女的生理变化...............................168

　　第三节　妊娠期准父母的心理及护理...........................177

　　第四节　妊娠期妇女的全程护理...............................181

　　第五节　产前护理评估.......................................191

第九章　　产科重症..197

　　第一节　妊娠期急性脂肪肝...................................197

　　第二节　羊水栓塞...201

　　第三节　弥散性血管内凝血...................................208

　　第四节　妊娠期过敏性休克...................................216

参考文献..223

第一章 超声诊断原理及设备

超声诊断学是研究超声通过人体组织时，与人体组织作用的规律，并利用这些变化规律来提供人体的内部信息，对人体进行检查和诊断。

第一节 A型超声诊断法

一、原理

A型超声诊断法（简称A超）是采用幅度调制显示法的脉冲回波诊断技术，它是超声技术应用于医学诊断中最早、最基本的方式。它用超声探头发射单束超声波至人体组织内，当超声波在人体组织器官内遇到声阻抗不同的界面时，就会产生反射。声阻抗差别越大，反射回波的幅度越大。这些从组织器官反射回来的超声波被同一个探头接收，然后转换为相应的电信号，并在显示器上显示。在显示器上，纵坐标表示反射回来的超声回波信号幅度；横坐标表示发生反射的器官组织界面和超声换能器探头之间的距离。

二、临床应用

它主要用于检查眼、脑等简单解剖结构。临床最有代表性的应用是脑中线位置的测量。目前A型超声在临床上的应用已基本上被B超所取代。

第二节 M型超声诊断法

一、原理

M型超声诊断法（简称M超），它显示沿声束传播方向上各目标的位移随时间而变化的曲线，适用于对运动脏器的探查。纵坐标（Y轴）代表被测结构所处的深度位置，横坐标（X轴）为扫描时间，各光点亮度对应于该目标回波信号的幅度，是一种辉度调制的显示方式。由于其时间分辨率大大高于二维显像方法，目前常用于心脏或瓣膜结构在时相上的细致分析，也称作M型超声心动图。M型超声心动图虽然不能反映心脏的解剖结构，但有助于定量分析心壁和瓣膜的活动规律，计算心脏的射血分数，具有重要的诊断价值。

二、临床应用

M 型超声对人体的运动器官，如心脏、动脉血管等功能的检查具有优势，并可进行多种心功能参数的测量，但 M 型超声不能获得解剖图像，它不适用于对静态器官的检查。近年来，M 型超声心动图的作用相对减弱，但在心脏功能定量评估方面仍有重要的应用价值。

第三节　B 超诊断法

一、原理

B 超诊断法（简称 B 超），是临床上最常用的诊断技术，它与 A 型超声诊断法一样，都是应用超声回波原理，即都是向人体组织发射超声波，然后接收各层组织界面反射的回波来进行信息处理和图像显示。但与 A 型超声不同的是，B 超采用辉度调制显示方法，即组织器官中某一部位的回波幅度越高则声像图中对应部位的亮度越亮。由于采用连续方式进行扫描，因此可实时显示脏器和组织的二维切面声像图。

二、诊断基础

B 超切面灰阶图中每一个点称为像素，像素的明暗（即亮度的高低）表示组织中对应区域的回波强弱。

（一）声像图的方位

纵切面图像左侧代表头侧，右侧代表足侧；图像的上部代表邻近探头的人体浅层，图像的下部代表远离探头的人体深层。横切面仰卧位时图像的右侧即为人体的左侧，图像的左侧即为人体的右侧。俯卧位时图像的右侧即为人体的右侧，图像的左侧即为人体的左侧。

（二）回声的描述

1. 回声强弱的描述

根据图像中不同灰阶将回声信号分为六种。

（1）强回声：反射系数大于 50%，灰度明亮，后方常伴声影，如结石和各种钙化灶。

（2）高回声：反射系数大于 20%，灰度较明亮，后方不伴声影，如肾窦和纤维组织等回声。

（3）等回声：灰阶强的呈中等水平，如正常肝、脾等实质性脏器的回声。

（4）低回声：呈灰暗水平的回声，如肾皮质等均质结构即表现为此类回声。

（5）弱回声：表现为透声性较好的暗区，如肾锥体和正常淋巴结的回声。

（6）无回声：为均匀的液体内无声阻差异的界面，呈无回声暗区，如正常充盈的胆囊、膀胱和肝肾囊肿等均为典型的无回声。

2. 回声分布的描述

按图像中光点的分布情况分为均匀或不均匀，在病灶部位的回声分布可用"均质"或"非均质"表述。

3. 回声形态的描述

（1）点状回声：回声呈细小点状。

（2）斑片状回声：回声聚集呈小片状，有清晰的边界，其大小在 0.5cm 以下。

（3）团状回声：回声聚集呈团状，有一定的边界。

（4）环状回声：回声排列呈环状。

（5）带状或线状回声：回声排列呈明亮的带状或线状。

4. 某些特殊征象的描述

将某些特殊声像图形象化地命名，用以强调这些征象，常用的有靶环征、牛眼征、驼峰征、双筒枪征等。

（三）声像图的分析

观察声像图时，首先应了解切面方位，以便认清所包括的解剖结构，并注意分析以下内容。

1. 外形

脏器的外形是否肿大或缩小、形态改变或表面不平。肿块的外形是圆球形、条索状，还是分叶状或不规则形。

2. 边界回声

肿块有边界回声且显示平滑者多为具有包膜的证据。无边界回声或形态不规则者多为无包膜的浸润性病变。

3. 内部回声

器官和肿块的内部回声因内部结构的反射和细微结构的散射而形成。

（1）强度：正常人体软组织的内部回声强弱不一，由强到弱排列如下：肾窦＞胎盘＞胰腺＞肝＞脾＞肾皮质＞皮下脂肪＞肾髓质＞脑＞静脉血＞胆汁和尿液。病理回声以钙化或结石形成最强，纤维组织和血管、平滑肌、脂肪瘤次之，淋巴瘤和淋巴肉瘤的内部回声在实质肿瘤中最低，接近液性。

（2）回声的粗细和多少：器官和肿块的内部细微结构的散射回声产生随机分布的点，点的粗细多少大致可相对地反映细微结构（散射体）的情况。例如，肝硬化时肝内纤维组织增多，散射界面复杂，肝内回声增粗、增多。

（3）回声分布的均匀性：内部回声的均匀程度随器官和组织的不同有很大差别。睾丸、脾、甲状腺等内部回声分布均匀。肿瘤发生局部出血、液化、变性、纤维化和钙化等改变时，也产生不均匀声像图。

（4）内部结构：多数正常器官内部可见正常结构，发生病理改变时，正常结构的受压、移位、扩大、缩小、增多、减少、消失和管腔的扩张或萎瘪，均对诊断有帮助。

（5）血管的分布及其血流参数：脏器和肿块的内、外血管的分布、走向、多少、粗细、形态以及血流的多项参数对脏器和肿块的性质鉴别有帮助。对血管显示和测量，采用多普勒法和彩色血流图法更有效。

4. 后方回声

器官和肿块的后方回声的增强，表示其前方的器官或肿块的声衰减较低；反之，如果其后方出现声影，则表示其前方的结构的声衰减极大。

5. 毗邻关系

正常器官所处位置基本固定，其周围的脏器、血管和其他组织均基本确定。根据周围血管可辨识胰腺，反之根据胰腺可以识别其周围血管。病理改变时可依据毗邻脏器或周围组织的位置鉴别肿块来源，或根据毗邻脏器或组织的受压和被推移等情况鉴别肿块的来源。

6. 活动度和活动规律

正常脏器、器官和组织均有一定的活动规律。例如，肝、肾随呼吸有较大幅度的上下活动；腰大肌与后腹壁固定不会滑动，但在伸曲大腿时，内部回声会有变动；腹主动脉和其分支有搏动；胃肠道和输尿管有蠕动等。病理改变时，脏器的活动受限，往往提示炎性粘连、癌性浸润和外伤。内部回声的流动和漂浮表示为液性；滚动的强回声表示结石的存在；心脏瓣膜开放幅度的降低则是瓣口狭窄的表现。

7. 硬度

正常的脏器具有各自的弹性，如正常肝有一定的柔软度，在呼吸时肝上、下活动中可变形，或在剑突下用手指按压后，可观察到变形。病变后，肝硬度增加，肝硬化时形态僵硬。对肿瘤等也可以用类似方法来了解其硬度，以协助诊断。

8. 功能性检测

根据声像图上的形态改变、活动和搏动等进行生理学上的功能检测分析，如应用脂餐试验观察胆囊的收缩功能，空腹饮水后测定胃的排空功能、收缩和蠕动状态，以及心脏的各种复杂功能。

（四）伪像的识别和利用

由成像系统或其他原因造成的图像畸变或相对真实的解剖结构的差异，统称为伪像。在超声图像中，伪像是普遍存在的，所以超声医生应该知道伪像形成的原因和来源，善于减少伪像、识别伪像，甚至利用伪像来提高诊断的准确性。

1. 混响

超声垂直入射声阻抗大的平整界面时，在界面与探头之间多次反射形成伪像。在组织内部两个界面之间的多次反射所形成的伪像是多次内部混响，例如宫内金属节育环出现彗星尾征。

2. 旁瓣伪像

遇到强反射界面时，旁瓣回声产生的重影或虚影所致。常出现在液性暗区中。在胆囊或膀胱中结石强回声两侧出现的"狗耳"样或"披纱"样图像。

3. 声影

遇到强反射界面或声衰减很大的组织时，其后方出现超声不能达到的暗区称为声影。利用声影可识别结石、钙化灶、骨骼和气体等。

4. 后方回声增强

前方的组织声衰减明显小时，其后方回声明显强于同深度的周围组织。囊肿和胆囊等液性结构的后方回声增强，而且内收，呈蝌蚪尾征，利用此伪像可鉴别液性与实性病变。

5. 镜面伪像

遇到声阻抗差异较大的平整大界面时，近端的结构或病灶同时在界面另一侧出现相同的图像，此种伪像称为镜面伪像。

6. 部分容积效应

由于声束宽度引起周围组织重叠的伪像。例如，胆囊呈现的胆泥样图像，也称假胆泥。患者改变体位时，可排除此伪像。

第四节　频谱多普勒超声诊断法

一、原理

频谱多普勒超声诊断法是利用对运动物体所产生多普勒信号的频谱分布进行分析的超声诊断法。临床上可用于测量心脏及大血管等的血流动力学状态，特别是先天性心脏病及瓣膜病的分流及反流情况的检查，有较大的临床应用价值。

二、诊断基础

（一）两种模式的多普勒技术

根据多普勒效应建立的超声多普勒血流检测技术主要有两种工作模式，即连续波多普勒（CW）和脉冲多普勒（PW）。

（二）不同血流的流动特点和频谱特征

1. 层流

正常情况下，人体心血管内血流通常为层流形式，血流在血管中以单一方向运动，其横截面上流速分布不相同，轴心快，而靠管壁慢。层流的频谱特征为：速度梯度小，频谱窄，频谱光点密集，包络比较光滑，频谱与基线之间一般有明显的空窗。超声多普勒血流声平滑，具有乐感。

2.湍流

当血流遇到阻塞时，障碍物对流体将产生加速度，甚至带有瀑乱的旋涡喷射。这种血流表现为峰值流速增加，速度分布的分散和红细胞运动加速。这种现象常出现在血流从高压管腔（或心腔）经过窄孔进入低压管腔（或心腔），窄孔可以是狭窄管腔或狭窄瓣口、反流瓣口、房室间隔缺损或其他分流通道等。在异常情况下的血流一般为湍流，如瓣膜病变、狭窄瓣口的射血或关闭不全时的反流及房室间隔缺损时经缺损口的分流等。湍流时，速度梯度大，频谱光点疏散，包络不光滑，呈毛刺状，频谱与基线之间的空窗消失。超声多普勒血流声粗糙、刺耳。

三、频谱分析和显示的局限性

（一）连续波多普勒的局限性

CW 无距离选通能力，凡声束所遇到的运动目标都能产生多普勒频移信息，因而不能进行定位诊断，并且声束遇到各个运动目标时，还会产生伪差。CW 的检测灵敏度稍低，对弱回声的检测能力较差，而且对采用单晶片探头检测 B 超时不能同时显示 CW。

（二）脉冲多普勒的重复频率对最大测量速度的限制

脉冲重复频率（PRF）是两个相邻超声脉冲间期（即周期）的倒数。即，根据采样定理，如果要准确显示频移的大小和方向，PRF 必须大于所测频移的 2 倍，即 < 1/2PRF。1/2PRF 称为奈奎斯特频率极限，如果超过这一极限，频谱图就会出现大小和方向的伪差，产生频率失真，也称为频率混叠。这时不能从频谱图中判断频移信号的大小和方向。高速血流频谱显示为双向的频谱，容易误判为"双向涡流"。

（三）脉冲重复频率与最大采样深度的矛盾

脉冲重复频率愈高，采样深度愈小；反之，采样深度愈大。为了探测深部的血流信息，就要付出减少采样频率的代价。

（四）探测深度与速度测量的矛盾

探测深度越深，可测得最大速度越小，两者互相制约。

（五）角度对多普勒血流定量测定的影响

根据多普勒方程，如果声束与血流方向的夹角（θ 角）能够准确测出，则血流参数可以准确获得。但在 B 型图像平面上要准确求得 θ 角是困难的，因此测量误差不可避免。θ角越大，测量误差越大。为了减少测量误差，一般控制 θ 角在 20° 以内，这样血流测量误差小于 6%，在临床上是允许的。

第五节　彩色多普勒血流成像法

一、成像原理

多普勒成像是通过多普勒技术得到的物体运动速度在某一平面内的分布并以灰度或彩色方式形成的图像，在二维超声图的基础上，用彩色图像实时显示血流方向和相对速度的超声诊断技术，称为彩色多普勒血流成像法（CDFI）或彩色血流图（CFM）。如果在二维超声图上，用彩色显示组织的运动方向和相对速度的超声诊断技术，称为超声多普勒组织成像法（CDTI）。

血流与运动组织相比，血流速度较高但回声强度低，而运动组织的速度低但回声强度高，往往采用滤波技术分离这两种信号。即，在 CDFI 时滤去低频高幅的组织运动信号，而仅保留高频低幅的血液流动信号；相反，在 CDTI 时滤去的是高频低幅的血液流动信号，而仅保留低频高幅的组织运动信号。

在彩色血流图上，采用以红、蓝、绿三基色组成。规定以红色表示朝探头方向运动的血流，而以蓝色表示背离探头方向运动的血流。单纯红色或蓝色表示层流，绿色表示湍流，所以正向湍流接近黄色，反向湍流接近深蓝色。颜色越明亮表示速度越快，颜色越暗淡表示速度越慢。

二、彩色多普勒血流成像的局限性与伪像

（一）帧频引起的失真

在 CDFI 系统中，脉冲多普勒的声束向同一方向多次重复方式发射，帧频明显低于 B 型成像，因此直接影响彩色血流成像的实时性，使清晰度和分辨率下降。通常采用减小角度来减少这一影响。有些仪器在使用 CDFI 时，会明显降低二维图像的质量。

（二）脉冲重复频率引起的失真

通常 CDFI 以附加绿色表示湍流的存在，但在高于某一流速的射流区，由于奈奎斯特频率极限的限制，会出现彩色混叠，产生假湍流。为了能显示较高的流速，一般采取减小 CDFI 深度的方法。在显示深部血流时，容易出现假湍流；由此可见，湍流会出现彩色混叠，但出现彩色混叠时并不一定有湍流的存在。此时，通过移动基线或减小深度来提高脉冲重复频率或采用连续多普勒频谱来鉴别。

（三）仪器调节引起的失真

增益条件不同会使血流出现不同的显示。如瓣膜反流时，在不同的增益条件下，反流束可显示为不同的形态。阈值较低时，出现非血流运动性伪像，以至于血管壁、瓣膜和室壁被着色，出现重像；而阈值较高时，靠近血管壁或心内膜的低速血流不能显色，

形成无色区。此外，彩色多普勒还存在角度依赖性，角度改变时可能出现"血流信号减少"的伪像，与声束垂直方向流动的血流不显色。

三、彩色多普勒的其他成像方式

（一）彩色多普勒能量图

彩色多普勒能量图（CDE）是利用多普勒信号的幅度（强度）为信息来源，即以多普勒信号强度的平方值表示其能量而得到的能量－频率（速度）曲线。当频率高于某一滤波而且其能量值又高于仪器所定的能量值时，即可显示为彩色血流。因为运动的红细胞其散射强度比不运动的组织或密度低的散射粒子强，所以多普勒能量谱积分的阈值可以鉴别低速的血流，而且有很高的空间分辨率。目前已经能显示 0.2mm/s 低速血流的小血管。

因为幅度的平方值与声束的角度无关，所以 CDE 显示低速血流不受探测角度因素的影响，能显示平均速度为 0mm/s 的灌注区，不受奈奎斯特频率极限的限制，无彩色混叠现象。因而显示信号的动态范围广，能同时充分显示多种血流状态，既能同时显示高流量与高流速的血流，又能显示低流量与低流速的血流。但这种方法不能显示血流的方向与速度。

CDE 比 CDH 显示血管连续性好，能较完整地显示血管树或血管网，特别是对微小血管和弯曲迂回的血管更易显示；CDE 显示的信号动态范围广，灵敏度高；CDE 能有效地显示低速血流或平均速度为 0mm/s 的灌注区，如对腹内脏器占位病变中的滋养血管，以及对某些部位组织活性和血流灌注可提供重要信息。

CDE 比 CDFI 具有更多优点，但也有它的缺陷。特别是 CDE 不能显示血流的方向、速度快慢及性质。此外，能量阈值调节不当会引起伪像，阈值过高致使一些低流量、低流速的血管不能显示，阈值过低可能出现非血流性着色。

（二）方向能量图

方向能量图是结合了 CDFI 和 CDE 的特点而发展起来的一种新的显示模式，既有 CDE 对低速血流的敏感性，又有 CDFI 的方向性。可高灵敏度地展现肿瘤血供情况，一目了然地判断血流方向，但不能提供血流速度信息。

（三）彩色多普勒组织成像

彩色多普勒组织成像法（CDTI），又称 TDI，与 CDFI 的成像原理基本相同。它们的不同点在于 CDFI 是利用壁滤波器滤去高幅低频的非血流运动信息，仅显示血流信息；而 CDTI 则是利用血流滤波器滤去低幅高频的血流信息，仅显示组织的运动情况。

第六节　三维超声成像法

人体脏器多，组织结构各异，超声医生为了了解其形态、厚度、腔径、空间位置及毗邻关系，需要进行多方位的二维超声探查，在自己的头脑中"虚拟"出一幅立体图像，才能做出正确的判断。随着计算机技术的飞速发展，其系统功能、图像质量、处理速度与数据存储量都大大提高，不仅能显示各个器官的立体形态、探查组织结构的活动规律，而且还可以直接观察血流状况和血管的立体分布，此即三维成像。

一、三维超声成像的分类

（一）静态三维图像

许多脏器在屏气时活动幅度较小，由不同方位获取的二维图像上各结构位移很小，易于叠加而组成精确、清晰的三维图像。这种成像方式比较简单，现已基本成熟。不少仪器均附设有相应的软件，可供临床使用。例如，三维超声表面成像法可以观察脏器的外部轮廓与切面上的组织结构图像，也可以用透明成像法观察实体器官内的血管走向或胎儿骨骼的形态。

（二）动态三维图像（或四维超声图像）

如果要显示运动脏器结构的活动，必须将同一时相、不同方位上的解剖结构二维信息组成一幅立体图像，再将不同时相的立体图像顺序显示，才能形成动态三维超声图像，成像过程复杂。例如，动态三维超声可以观察胎儿面部表情或肢体的运动。

二、图像的获取

二维超声图像是重建三维超声图像的基础，高质量地采集二维图像是三维重建至关重要的第一步。三维容积探头是将一个三维超声探头和摆动机构封装在一起，操作者只要将此一体化探头指向需探测的部位，系统就能自动采集三维数据。亦有制造商开发出三维电子相控阵探头及相应的电子系统，这两种方法使用方便，不用移动探头即可获得三维数据，有利于进一步促进三维超声在临床应用中的普及。

三、三维重建的方法

目前，静态结构三维超声成像有多种显示模式，包括表面成像模式、透明成像模式、多平面成像模式和断层成像模式等，有些模式还可以和彩色多普勒联合使用进行血流的三维成像。

（一）表面成像

利用灰阶差异的变化或灰阶阈值法自动勾画出感兴趣区域组织结构的表面轮廓。此法已较广泛地应用于含液性结构及被液体环绕结构的三维成像。由于组织结构与液体灰阶反差较大，因此三维表面成像清晰，可显示感兴趣结构的立体形态、表面特征和空间关系，并可单独提取和显示感兴趣结构，精确测量其面积或体积等，适用于膀胱、胆囊、子宫和胎儿等含液性的空腔及被液体环绕的结构。

（二）透明成像

该技术采用透明算法实现三维超声重建，能淡化周围组织结构的灰阶信息，使之呈透明状态，着重显示感兴趣区域的结构，同时保留部分周围组织的灰阶信息，使重建结构具有透明感和立体感，从而显示实质性脏器内部感兴趣区域的空间位置。

按照不同的计算方法，透明成像又分为以下几种模式：最小回声模式、最大回声模式和 X 线模式，这几种模式可以相互组合，形成混合模式。透明成像最小回声模式适用于观察血管和扩张的胆管等无回声结构；最大回声模式适用于观察实质性脏器内强回声结构，如肝内强回声的肝癌或血管瘤、胎儿的骨性结构（包括颅骨、脊柱、胸廓、骨骼等）、高回声的子宫内膜层及宫内节育器等；X 线模式的成像效果类似于 X 线检查的效果；混合模式则有利于观察病变组织与周围结构的空间毗邻关系，如肝内占位病变与周围血管的空间毗邻关系。

（三）多平面成像

多平面成像无须进行三维重建，主要是获取二维超声不能得到的 C 平面，即与探头表面平行的平面（又称冠状面）。国外有报道断面显示法在判断子宫畸形、子宫内膜病变的良恶性和胆总管壶腹病变等方面有较高的价值。此外，通过平行切割或沿 X 轴、Y 轴、Z 轴方向上的旋转，可对感兴趣区进行逐层、多角度的观察。

（四）彩色多普勒血流的三维成像

利用彩色多普勒血流方向图及多普勒能量图的血流信息，对血流的方向和范围进行三维成像，可用于判断血管的走向、与周围组织的关系，以及对感兴趣部位的血流灌注的评价。

四、三维重建的临床应用

超声三维重建技术在心脏科的胎儿中应用最多，其次在妇科、眼科及腹部疾病检查等方面也有展开，在腹部和泌尿系统疾病的检查中也有应用。最近，采用血管内探头对血管进行三维重建也比较成功。

第七节　超声诊断仪

超声诊断仪最基本的结构包括超声探头、主机和显示器三大部分。

一、超声探头

（一）超声探头的基本结构

1. 压电材料

超声探头的核心部分，通过它的逆压电效应发射超声波，而由正压电效应接收回波。

2. 背材

它是压电晶片背面填充的吸声材料，用于吸收后方超声，并起阻尼作用，产生短促的超声脉冲，提高纵向分辨率。

3. 匹配层和保护层

在压电晶片前面的一层材料，既可以保护压电材料，又使压电材料与人体皮肤特性声阻抗进行匹配，达到使更多声能进入人体、提高灵敏度的目的。

（二）探头的分类

1. 根据结构和工作原理分类

（1）电子扫描探头：分为线阵探头、凸阵探头和相控阵探头。

（2）机械扫描探头：分为机械扇扫探头、环阵扇扫探头及旋转式扫描探头等。

2. 根据用途和使用方法分类

（1）体表探头。

1）电子凸阵探头，用于腹部、妇产科检查。

2）电子线阵探头，用于外周血管、表浅器官检查。

3）相控阵探头，用于心脏检查。

4）微凸阵探头，用于心脏检查。

（2）腔内探头。

1）经食管探头，用于心脏检查。

2）经直肠探头，用于泌尿系统检查。

3）经阴道探头，用于妇产科检查。

4）经血管内探头，用于血管内检查。

5）超声内镜探头。

（3）穿刺探头。

（4）术中探头。

（三）探头的频率

1. 单频探头

频宽较窄、中心频率固定的探头。其标称频率是发射声强最强的频率。例如，3.5MHz 探头、5.0MHz 探头，它们分别发射和接收 3.5MHz 或 5.0MHz 频率的超声。

2. 变频探头

有 2 个或 2 个以上的频率可供选择，应用时随着探查深度不同可由面板操作切换。

3. 宽频探头

多采用宽频带复合压电材料，能发射一个很宽的频带范围的超声。例如，2～12MHz。

检查时腹部、妇产科探头频率 3～5MHz，腔内检查 3～9MHz，外周血管和表浅器官 6～12MHz，成年人心脏 2～4MHz，小儿心脏 5～8MHz。

二、主机

超声主机控制电脉冲激励换能器发射超声，同时接收超声探头获取的回波信号进行放大，检测处理然后送去显示。下面介绍几个关于超声成像的关键问题和技术。

（一）超声信息线

探头发射一短脉冲超声后，超声束透过皮肤进入人体，遇到不同声特性阻抗组织组成的大、小界面产生的反射和后散射的回波返回探头，被探头接收转换成该深度界面的回声电信号。不同深度的界面，便依次产生相应的回声电信号，经过放大、处理后在荧光屏上由一串明暗不同的亮点显示成一条超声波信息线，它表示相应深度各组织界面的信息。所以，发射一次短脉冲产生一条超声信息线，而脉冲的间隔由最大探测深度决定。即，探测深度越大，要求脉冲间隔也越大，脉冲重复频率也越低，单位时间获得的超声信息线也越少。

（二）声束扫描

一条超声信息线不能构成超声图像，只有声束进行扫描才能获得图像。当声束进行一维扫描，获取的一组超声信息线便可形成一幅二维超声图像（断层图或切面图）。而声束进行二维扫描时，便可组成三维图（立体图）。声束扫描有手动式、机械式和电子式 3 种。

1. 手动式扫描

利用手动方法移动探头实现声束扫描的方式，这种方式扫描速度慢，只能获得静止的声像图，属于静态超声图。目前已不使用。

2. 机械式扫描

利用机械运动结构使换能器按某一方式运动而实现声束扫描的方式。

3. 电子式扫描

（1）利用电子学技术使声束按某一定方式扫描。

（2）机械式和电子式都可以快速扫描，实时地获得动态声像图，因而成为实时超声。

（三）帧频及其对声像图的影响

帧频是每秒成像的帧（幅）数。帧频过低会产生图像闪烁现象，它决定图像的时间分辨率。帧频高于每秒 26 帧的图像称为实时图像。超声探查一般选用每秒 30 帧左右，这样的图像稳定而失真小。但帧频也不宜过高，过高会减少线密度，影响图像质量。帧频受脉冲重复频率、最大检查深度、多点聚焦的数目所限制。当在 B 型图上加彩色血流图时，帧频也可能下降，而且彩色取样框越大，帧频越低。

（四）图像处理

1. 前处理

包括深度增益补偿、滤波、动态范围的曲线变换或压缩等。

2. 数字扫描转换器

是借助数字电路和存储媒介，把各种不同扫描方式获得的超声图像信息存入存储器，然后转换成标准的电视扫描制式进行图文显示。彩色数字扫描转换器除了具有上述功能外，还能进行图像的彩色编码及处理。

3. 后处理

是数字扫描转换以后进行的图像处理，包括灰阶变换、图像平滑化、彩色编码变换、图像存储及电影回放。

三、显示器

（一）显示部分

由主机获取的图像信号最后采用标准电视光栅方式显示在显示器上。黑白超通常采用高分辨率黑白显示器，而彩超采用彩色显示器。现在越来越多地使用液晶显示器。液晶显示器具有体积小、重量轻、工作电压低和省电等优点。

（二）图像记录、传输与存档

传统的超声图像记录方式是采用视频图像打印机。随着超声、MRI及放射影像在临床的普及应用，需要更有效地利用这些医学影像信息，促使医学影像在图像的采集、存储、处理、传输、重显及查询等各个环节采用数字化和现代信息技术。这样促进了新的医学图像管理系统——图像存储及通信系统（PACS）的出现及发展。

PACS将各种医学影像设备生成的图像转变为数字信息，实现医学图像信息的采集、存储、处理和传送全部电子化，以数字形式存储，临床可随时调用，以有效地做出客观的诊断。PACS主要包括图像采集、存储、处理、检索、传送、显示和打印等。

第八节　超声治疗仪

超声波和递质相遇，既有被递质作用的一面，又有作用于递质并对递质产生影响的一面，利用这一特性，可以制成多种医用超声治疗设备。近年来应用最多的是高强度聚焦超声。

高强度聚焦超声（HIFU），又称超声波外科治疗技术或聚焦超声外科技术。超声治疗是利用超声波在生物体内传播时与生物组织相互作用，从而引起生物体功能或结构发生变化，达到某种预期效果的治疗方法。该技术由 Fry 等于 1955 年首先应用于经手术暴露的脑肿瘤。

HIFU 无创外科治疗技术既可有效切除肿瘤或病变组织，又没有常规外科手术带来的疼痛、失血、感染及术后瘢痕等问题，并发症也少，术后恢复时间也明显缩短。由于治疗过程中不需要切开皮肤及穿刺组织，故 HIFU 治疗室无须进行特殊消毒。

超声是一种频率高于人耳可听频率范围的机械波，用于 HIFU 治疗的超声频率通常在 0.2 ～ 5.0MHz，将体外低能量密度的超声聚焦于生物体内，在生物体内形成高能量密度的焦域，焦域处的高强度超声波将对生物组织产生热效应、空化效应和其他一些物理效应，从而达到瞬间破坏和杀灭病变组织或肿瘤的目的。

作为一种完全非侵入性的治疗方法，HIFU 短时辐照使得组织因温度升高而充血的敏感度大大降低，而且聚焦周围的温度梯度非常陡峭。快速能量输入可使大血管周围的组织产生凝固性坏死。由于焦域很小，治疗时可以很好地控制凝固性坏死组织区域范围。

仪器由聚焦组合探头、大功率发生器、声耦合及冷却系统、定位装置和治疗运动装置五部分组成。聚焦探头设计是 HIFU 技术的核心，治疗用换能器可分为两类：一类是腔内治疗换能器；另一类是体内聚焦换能器。

目前认为，设备上需要满足下列最基本条件才可能实施体外超声波外科治疗：

（1）焦点小（直径 1mm 左右），聚焦性能好。

（2）焦点能量高，分布均匀。

（3）焦点内为超声波致组织死亡剂量，治疗时完整地破坏靶区，不损害邻近组织。

（4）靶区内组织即刻坏死后无滞后效应。

（5）焦点可以移动，能对癌症进行运动式的一次性扫描治疗。

第九节　三维超声和四维超声的基本原理

本章介绍了三维与四维超声的基本原理。三维超声可以对存储的整个超声容积数据进行多种方式的重建，从而获得更好的图像质量和更多的信息，使超声技术更加有效，显像方式更加多样，标准化程度更高。四维超声，即实时三维超声，其成像基础为三维超声。三维/四维超声技术是妇产科超声领域的重大进步，尚处初期发展阶段，发展前景广阔。

三维超声可显示立体结构的三维图像。人体及其各种器官都是立体结构，因此三维成像是对其最适宜的显像方法。三维超声可以同时显示器官结构和空间关系，有助于识别立体结构的畸形。三维超声的应用，使胎儿的某些空间结构异常，如足内翻和脊柱畸形（脊柱侧弯、脊柱后凸）第一次在一张图像上显示。如应用二维超声，这些畸形需要在数个切面上显示并在检查者的脑海中进行三维重建。也就是说，原本由检查者必须在自己脑海中实现的功能现在由仪器解决了。使用二维超声辨识立体畸形是对检查者思维能力和水平的考验，而对于三维超声的操作者来说，这是简单的常规任务。

三维超声可以在一幅图像上显示胎儿的多发畸形，如脐疝合并足缺失或脐疝合并脊柱后凸等。在这些情况下，三维超声可以利用表面成像模式提供胎儿体表的重建图像，使胎儿的父母快速、完全而且容易地观察和理解胎儿的状况，有助于父母对胎儿的未来和是否终止妊娠做出决定。另外，通过三维超声显示出容易理解的胎儿外形图像，确认胎儿的正常解剖，这一直观结果可以解除既往有多发畸形胎儿病史的夫妻的压力。

虽然三维超声较二维超声提供了更多信息，但是三维超声的一些局限性限制了其在临床工作中的应用，这些局限性包括图像获取需要较长的处理过程、容积资料获取过程中不能有胎动等。因为三维技术较为费时，尚不宜用于日常常规工作。

进行二维超声检查时，需要通过两个二维切面显示真正的三维结构。这种不足可以通过快速获取图像和多切面分析感兴趣区域弥补。快速获得二维图像并不需要高速处理能力，因此低能处理器也可以进行实时二维超声显示。

如何提高数据处理速度从而获得实时三维图像是主要的研究方向。随着数据处理能力极高的快速微处理器的出现，这个目标已经基本达到。快速获得三维图像是三维超声应用于日常工作和四维超声实现的前提。

四维超声近年来也已用于临床工作，它克服了三维超声的一些不足，如只能对胎儿解剖结构进行静态重建，重建时须将目标物冻结，因此不能提供运动相关信息或者感兴趣区域动态变化的相关信息；另外，胎动是三维超声伪像的重要来源。为了弥补这些不足，需要获得相应的技术使三维超声能够以实时的方式显示。这一技术称为实时三维超声或四维超声。四维超声是某些厂商的命名，将"时间"这一参数包含在三维成像过程中。

四维超声以几乎实时的方式进行空间立体显示。从技术角度讲，这种显示方式的基础是连续地获取容积数据并产生立体结构的表面图像。现代仪器可以每秒获得 20 个容积数据，并且以每秒 12 幅的帧频进行表面成像模式显示。这样产生的图像就形成了动态的活动图像。和三维超声相比，四维超声的特点是连续进行多个容积扫查并产生表面成像模式图像，而三维超声的特点是只进行一个容积扫查。

对于围生科医生而言，使用这一技术仍然具有挑战性。目前，这一新技术的优势体现在评价胎儿心脏、胎儿活动及侵入性操作过程中。

对四维超声进行技术层面的了解对于正确使用四维超声和充分利用其潜在价值很重要。本章将系统介绍四维超声应用的最重要的技术细节。

一、三维和四维超声成像

正常和病理解剖的三维影像重建和随后出现的四维实时检查的基础是快速发展的数字超声系统。三维成像是静态的，不能提供感兴趣区域的活动和动态变化的信息。另外，胎动可导致严重的伪像，因此要在胎儿静止过程中获取容积数据。换句话说，只要胎儿在活动，就不能获得高质量的三维图像。这些不足限制了传统三维超声的应用。四维超声克服了三维超声以上的局限性，即使在胎儿活动时也可以获得高质量的三维图像。唯一影响四维超声的因素是感兴物周围羊水量的多少。

容积数据的获得可使用二维（线阵、凸阵或经阴道探头）或三维、实时四维探头。实时四维模式的含义是同时进行容积信息获取和三维图像计算机合成，此时才可能称之为多维超声。超声声束自动扫查感兴趣区（ROI），这种设计可以简化三维和四维超声的获取过程。超声探头及其扫查过程由探头内设的电机械装置控制。由于处理速度足够快，因此可以获得四维容积数据。特殊的腔内探头和经阴道探头也可进行多普勒模式和谐波成像。临床应用范围包括妇科、产科、胎儿心脏和泌尿系统。

二、三维和四维模式的启动

容积数据获得的第一步是设置容积框和起始的二维图像切面。起始的二维图像切面是容积的中心二维图像。根据容积框的设置，容积扫查范围为容积框内的部分。根据感兴趣区设置容积框。在三维和四维数据获取过程中，扫查速度依赖于容积框的大小、扫描质量和扫描参数的调节（如深度、焦点数目和其他影响灰阶图像帧频的参数）。

（1）实时二维模式的方位。

（2）感兴趣区的选择。

（3）启动容积扫描。容积数据以多平面的方式在显示器上显示（横切面、矢状面和冠状面）。

三、三维和四维显示模式

像素是二维图像的最小组成部分，体素是三维和四维图像的最小组成部分。容积显示模式可以在二维屏幕上显示栩栩如生的图像。由于计算机技术的发展和快速数据传输，加速了容积数据的获得和处理过程，使三维超声可以发展为实时显示（四维）。根据系统硬件和容积框的大小，快速容积数据处理功能可以完成每秒 5～30 个容积的处理。将二维图像重建为三维图像的过程总会形成一定时间上的延迟，因此四维成像并不是真正的实时成像。一般希望每秒获得的容积（即容积率）尽可能多。每秒获得的容积在一定程度上是在图像质量和帧频之间达到一个平衡。三维和四维图像质量主要依赖于二维图像质量。在获得容积数据之前，最重要的是要获得最好的二维图像质量，需要对深度、焦点位置、焦点数目、频率和增益进行调节。使用彩色和能量多普勒时，要调节流速、壁滤波，持久性和多普勒增益也很重要。所有的二维图像伪像也都会出现在三维和四维重建图像中。

是否能够获得良好的四维图像取决于以下几个重要因素：感兴趣区大小、显示框、容积框大小、感兴趣位置或观察方向以及是否容易获得。显示框决定了最终显示的内容。容积框以外的结构在三维重建过程中会被去除。

操作者可改变感兴趣区大小，将其移动或在任何方向上旋转。容积数据可从不同的二维模式中获取：灰阶成像、彩色和能量多普勒成像。有多种成像方式可供选择：表面模式、透明模式（最大、最小、X线）和光照模式。其中有些模式可在实时显示过程中被同时激活。

容积成像是在二维屏幕上显示三维结构。成像模式决定了三维图像如何在屏幕上显示。

（一）表面成像模式或灰阶成像模式

在表面成像模式中，只将感兴趣区表面的信号提取并在重建图像上显示。胎儿表面成像模式是将检查者的注意力只集中于胎儿体表解剖。这种模式可以细致显示胎儿的正常体表解剖或体表畸形，如脑膨出、脊柱裂、唇（腭）裂、腹壁及肢体缺损等。另外，显示胎儿体表结构的空间关系也可对一些轻微畸形，如双侧唇裂、脊髓脊膜膨出、脐疝、重叠指、关节挛缩或其他畸形。

当感兴趣区结构周围被液体或低回声组织包绕时，表面成像模式效果最佳。设定阈值水平，可使灰阶值在阈值以下的体素不能在重建图像上显示，阈值参数的测定可影响表面成像模式的图像质量。

表面成像模式也可以在"纹理"模式上显示。根据不同的彩色编码图，将灰阶值以不同的色彩显示，但是三维／四维超声最成功的彩色编码图是"体热"图。纹理模式可以是"平滑"的，在三维／四维重建图像上显示平滑的表面。纹理和平滑表面模式最适用于以下情况：胎儿面部、胎儿外耳、腹壁、外生殖器、脐带，或其他结构。体表结构也可以用"光亮"模式显示。邻近的结构较亮而距离较远的结构较暗。光亮模式图像上不同部位显示为不同的亮度，该模式模拟的是一个点光源进行照明的情况。

（二）透明成像模式

和表面成像模式相反，在透明成像模式中，只提取感兴趣区内部的信号并重建感兴趣区的内部结构。根据所提取信号的回声强度的不同，可有两种次级模式：最大成像模式和最小成像模式。在最大成像模式中，只提取整个容积中回声最强的信号（最小成像模式则是提取回声强度最小的信号），只有灰阶值最大的部分才能显示出来。这种成像模式适于显示胎儿骨骼、子宫内膜和乳腺。

（三）最小强度成像模式

显示灰阶值最小的结构，如血管、囊性结构和不同器官的实质成分。

（四）最大强度成像模式

最大强度成像模式用于显示灰阶值最大的结构，适于显示胎儿的骨骼，是显示胎儿骨骼空间关系的首选显示模式。另外，这种方法可以在一个图像上完整显示弯曲的骨，如肋骨或锁骨。

在二维超声图像中，因为骨的弯曲，评价发育中胎儿的整个骨骼系统（尤其是胸部骨骼）很困难。使用三维超声透明模式可以完整显示胎儿肋骨。这种方法可以去除软组织的回声，只显示回声强的结构，也就是骨骼。肋骨的弯曲及其与椎体的关系以及整个前胸壁均可以显示。

正常脊柱是前后弯曲的，如果脊柱出现病理性侧弯，二维超声不可能在一幅图像上显示整个脊柱的这两种不同形态。三维超声的优势表现在可以同时显示脊柱的这两种弯曲。脊柱畸形如脊柱侧弯、后凸、前凸和脊柱裂在二维超声上可能漏诊，而使用三维超声最大成像模式，可以很容易地显示以上畸形。同时使用三维表面成像模式和透明成像模式可以容易地诊断胎儿先天性脊柱畸形。在三维容积图像上，可通过显示脊柱轴面从而准确地辨识某一特定椎体的水平。在一个容积中常难以获得整个脊柱的数据，通常需要采集数个容积从而对脊柱进行全面评价。

肢体包括三部分：近段、中段和远段。使用最大透明模式可以同时显示这三个节段相互之间的空间关系。因此，三维超声可检出偏离正常解剖轴的畸形，如手或足的病理性成角畸形。

三维超声可用两种模式对胎儿肢体进行分析。如果关注的是胎儿肢体各节段的空间位置关系，应使用表面成像模式。然而，如果关注的是胎儿肢体骨骼部分的相互关系，应使用透明成像模式。将两种成像模式相结合，可以获得对胎儿结构的更为细致的分析，对胎儿皮肤、皮下组织和骨均可以进行评价。在表面成像模式中，可以清晰显示胎儿的手指，该技术对于显示这些结构的正常形态很有帮助。

表面成像模式可以评价胎儿下肢中段和远段的空间位置关系。可以确定正常的解剖轴和相应的偏移。表面成像模式可以清晰显示脚趾的数目和位置，这样不仅可以在图像上数脚趾的数目，还可以更加自信地确定或排除是否有病理性成角畸形。

使用三维超声的这两种成像模式逐步地分析，可以对胎儿足部从外观到复杂的内部骨骼及其空间关系进行评价。表面成像模式可以显示皮肤表面和外部的空间关系。透明成像模式可以确定内部复杂的骨解剖。

（五）容积对比成像（VCI）

使用四维超声可以获得高对比度的二维图像。其成像原理是将表面纹理模式和最小透明模式相结合的四维成像。VCI可以显示只有几毫米厚的容积切片，不同组织之间具有很好的对比度。使用者可以自行定义四维成像模式中切片的厚度。重建图像显示的是改善组织对比度之后的图像。VCI可以更好地显示肝或脾等器官实质的结节性或弥漫性病变。

（六）时间-空间相关成像，胎儿心血管

时间-空间相关成像（STIC）是临床研究胎儿心脏的一种新技术。重建的容积扫描可使操作者较容易地获得胎儿心脏的三维数据并以四维序列的方式显示。通过两步获得容积数据：第一步，通过自动容积扫描获得数据；第二步，系统根据空间和时间的比例计算并处理得到四维序列图像。该序列可在多平面上实时显示胎儿心脏的搏动。获取容积数据后，可进行离线分析，对患者无依赖性。

四、去除覆盖结构

这种功能称为魔术切割或电子刀。三维和四维扫描中，在多数情况下，重建图像会受到一些其他结构的影响或重叠。电子刀功能可以将三维图像上重叠的结构去除。可在 3 个方向沿着 X 轴、Y 轴和 Z 轴切去不需要的部分。在实时四维容积显像中，也可以使用这种工具去除部分结构。这样就可以使操作者在各个方向上对目标进行更好的观察。

五、四维和三维成像的优势和可能性

作为超声新技术，三维和四维超声技术同传统灰阶超声相比有很多优势，可以减少研究时间，缩短检查过程，使用多种方式处理选择区域的容积数据，获得质量更高、数量更多的信息。

（一）产科

（1）胎儿外形，畸形，发育不良。

（2）骨形态畸形：脊柱裂，矮小，腭裂，唇裂。

（3）骨骼发育不良。

（4）胎儿心脏：瓣膜、心腔和血管的连接；心腔的容积计算，评价房室的交通；评价瓣膜功能。

（5）多种胎儿体积计算：膀胱、胃、囊肿。

（6）胎儿活检：脐血穿刺的准确定位；羊水穿刺；肾盂扩张；尿路疾病。

（7）胎儿活动和模拟：正常和异常的胎儿姿势；评价胎儿睡眠和清醒状态；手和足的活动；眼睑、肢体和嘴的活动。

（8）胎儿遗传性神经－肌肉性疾病：胎儿反应性／张力。

（9）能量多普勒和三维超声评价脐带插入处。

（10）额骨。

（二）STIC 和胎儿心血管

（1）快速、充分地评价。

（2）可将信息存储并反复研究。

（3）可同时显示 2～3 个切面：使产科医生更容易地了解胎儿心脏的空间定位。

（4）更好地了解瓣膜、心腔和血管的关系。

（5）计算心腔体积。

（6）更好地了解心脏病理：左心室和右心室流出道；卵圆孔的开闭。

（7）房室的交通：可以看到室壁和心腔的连接，可以使用电子刀将心房顶部去除，从心脏上方观察心室或评价瓣膜。

（8）室间隔缺损及其与肺动脉的关系。

（9）产前诊断胎儿心脏畸形，为之后的处理做准备。

（三）妇科

（1）使用三维或四维超声准确测量增生内膜的体积。

（2）使用三维或四维切片技术进行虚拟宫腔镜检查。

（3）准确测量绝经后囊肿、息肉、肌瘤或纤维瘤的体积。

（4）准确定位与测量卵巢和内膜肿瘤。

（5）妇科肿瘤的治疗（化疗）后检测。

（6）超声造影检查显示肿瘤的血管和血供。

（7）超声造影检查对妇科肿瘤进行随诊（四维）。

（8）胎盘异常（前置胎盘）。

（四）乳腺和小器官

（1）四维活检，同时显示3个平面，更精确地进行定位。

（2）乳腺肿瘤体积测定。

（3）乳腺肿瘤的治疗后监测（化疗）。

（4）评价皮肤肿瘤的浸润。

（5）乳腺肿瘤的超声造影检查（四维）。

（6）不同切面显示肿瘤的边缘。

（五）泌尿系统

（1）四维活检，从3个平面上显示穿刺针。

（2）通过重建的冠状面评价前列腺实质。

（3）前列腺、膀胱的体积测量。

（4）前列腺、膀胱肿瘤的体积测量。

（5）正确定位尿路导管。

（6）准确测量残余尿量。

（六）内科

（1）准确评价急性腹部综合征。

（2）四维活检（肝、肾）。

（3）准确评价脏器实质或肿瘤的体积。

（4）肾绞痛时准确定位结石位置（三维、C平面）。

（5）腹部肿瘤（肝、肾）的超声造影检查。

（6）评价胆囊炎。

（7）三维超声监测和随诊腹部肿瘤体积。

（8）显示化疗后肿瘤的位置和血管情况。

（9）确定黄疸的梗阻部位。

（七）儿科

（1）新生儿大脑，3个平面显示脑室的对称性，体积测量。

（2）彩色或能量多普勒显示血管的连接。

（3）髋关节测量。

六、数据回顾和网络

二维图像，二维动态图像（二维图像序列）、三维容积（三维可旋转的系列图像）、四维容积等容积数据可用不同格式存储于超声仪器的硬盘或其他媒介（CD或MO）。整个容积数据存储之后，可以进行回顾分析，图像质量不会有任何下降。存储的数据可以用多种三维重建模式进行处理。

三维和四维超声较传统的二维超声提供了更多的信息。超声的主要优势在于显示人体的动态图像，四维成像延续了超声显示人体内部结构和器官动态变化的传统。使用产科四维超声检查，可以在三维重建图像上监测胎儿活动的数量和质量。

七、总结

了解四维超声的技术原理对于正确使用四维超声和最大限度挖掘其潜能至关重要。另外，图像的后处理也应当是四维超声检查的一部分。有时在感兴趣区的后处理过程中可以发现更多的信息。

四维超声无疑是未来的主要技术，其潜能仍需要不断发现和评价。充分使用所有的应用模式才能正确评价四维超声的优点。了解三维超声的基础和原理知识是成功应用四维超声的前提条件，因为四维超声的基础是三维超声。与经典的二维超声不同，获得三维超声数据后，可以进行处理从而获得更好的图像质量和更多的信息。后处理包括：表面成像模式图像的旋转和电子刀等。

第二章　妇科内分泌疾病

第一节　多囊卵巢综合征

多囊卵巢综合征（PCOS）是育龄期妇女最常见的内分泌代谢疾患，一般认为，在育龄期妇女中的发病率为6%～10%，占无排卵性不孕患者的30%～60%。但目前中国尚缺少全国性、大样本、多中心的研究结果，确切的发病率还不清楚。PCOS是全身性神经－内分泌－代谢网络失调的异质性综合征，具有以下特点：

1. 异质性

即临床表现、实验室检查和辅助检查差异很大：

（1）临床表现不同：包括闭经、多毛、肥胖、不孕等主要症状可能在不同的患者中发生情况不一样。同样是PCOS，有些患者可以没有某些症状，而另一些则表现为极为突出的症状。

（2）实验室检查不同：雄激素和黄体生成素（LH）／卵泡刺激素（FSH）在不同患者中的水平非常不同，且与临床表现不相符，如雄激素水平和多毛痤疮的相关性较低。

（3）辅助检查结果各异：作为标志性结果的卵巢多囊性改变在很多PCOS患者中并未检测到，但却可能存在于很多非PCOS的人群中。

2. 不能治愈

PCOS是遗传性疾病，可能是由多个基因的异常造成的，且发生机制不明，彻底治愈基本上是无可能的。所以，PCOS需长期控制，控制好则与正常人无异。

3. 进行性发展

若不积极干预，患者病情可能会进行性发展，对患者的健康影响最大的就是长期低度高雄对代谢的影响，出现代谢综合征。糖代谢异常导致糖尿病，脂代谢异常导致心血管疾病，由于排卵障碍长期的无对抗雌激素刺激可能发展为子宫内膜癌，排卵障碍会造成不育。在这众多的问题中，代谢问题是需首要关心的问题。

一、病因

PCOS确切病因还不清楚，主要考虑以下两个方面：

（一）遗传因素

PCOS具有家族聚集倾向，被推测为是一种多基因病，目前候选基因研究涉及胰岛素作用相关基因、高雄激素相关基因和慢性炎症因子。但是，到现在为止并未发现任何一个基因与 PCOS 有确切的关系。目前，仅局限于基因多态性和各种蛋白炎症因子的研究，而且这些蛋白水平的改变是 PCOS 的病因还是罹患 PCOS 后造成的结果，是无法明晰的，基因水平的研究目前难以突破。

（二）环境因素

宫内高雄激素、抗癫痫药物、地域、营养和生活方式等，可能是 PCOS 的危险因素、易患因素和高危因素。一项公认的环境因素是宫内环境因素，出生低体重者在成年后更易发展成 PCOS，出生低体重者更易发生脂肪堆积，低出生体重者具有更高的 PCOS 易感性，但是具体原因并不明确。另外，由于似乎近年来 PCOS 的发病情况有上升趋势，因此各种环境污染物，包括二噁英、塑化剂和抗生素滥用，甚至雾霾，都被认为可能和 PCOS 的发病有关，但都缺乏确凿的证据。

虽然研究众多，涉及方方面面，但到目前为止，还没有任何能有明确证据显示的病因，只能说 PCOS 是一个遗传和环境交互作用的疾病，具体的病因不清。

二、诊断标准的演变

由于 PCOS 病因不清，也给准确诊断带来了困难，PCOS 的诊断标准实际上是一直在变化的：

（1）1935 年，Stein 和 Leventhal 首次提出卵巢多囊性改变（PCO）、肥胖、多毛等这些症状（S-L 征）的描述性诊断。我们目前常用的，用来描述卵巢外观的主要词汇，例如包膜增厚、瓷白色和多囊样改变等，就是来自这两位学者。

（2）1990 年，美国国立卫生研究院（NIH）提出了第一个成文的 PCOS 的诊断标准。标准包括慢性无排卵、临床高雄激素血症或生化高雄激素血症并且除外其他已知病因。而由于 B 超是否有 PCO 改变备受争议，因此未将 PCO 纳入诊断标准。而符合这两条标准的是 PCOS，这一点至今一直是被广泛认可的、没有争议的，我们可以把满足这两条标准的 PCOS 叫作经典型 PCOS。

（3）随着时代发展，发现 NIH 诊断标准可能会遗漏部分人群，于是 2003 年在荷兰鹿特丹召开的欧洲生殖与胚胎学年会上重新把卵巢的多囊改变也纳入诊断标准中，制定出三条标准：

1）稀发排卵或无排卵。

2）高雄激素的临床表现和（或）高雄激素血症。

3）超声表现为卵巢多囊改变（PCO），符合其中任意两条并排除其他致雄激素水平升高和月经稀发的病因即可诊断。鹿特丹标准提供了一个目前全球较为公认的 PCOS 诊断标准，囊括了最多的患者。

（4）鹿特丹标准实行一段时间后，对于按照纳入标准的只符合稀发排卵＋PCO 的月经规律型或者只符合稀发排卵＋PCO 的无高雄型的患者是否应诊断为 PCOS 存有争议，因此成立了专门针对 PCOS 的雄激素过多协会（AES）。该协会在 2006 年推出的标准为经典型 PCOS（无排卵＋高雄）和月经规律型 PCOS（高雄激素＋PCO），但是去除了无高雄型 PCOS（无排卵＋PCO）。

（5）1990 年日本制定出标准：

1）月经异常。

2）LH 增高，FSH 值正常，LH/FSH 值上升。

3）超声见卵巢内 PCO 改变。此标准制定的背景是亚洲人高雄的症状没有欧美人突出，更加无法准确判断，因此去除了高雄的标准。而对于 LH/FSH 比值上升，虽然也比较普遍，但是存在不同体重和测定所用试剂盒的差异。很多 PCOS 患者促性腺激素分泌异常，肥胖可以改变患者促性腺激素的分泌，PCOS 患者 BMI 与 LH 脉冲振幅、24 小时 LH 浓度、LH/FSH 呈负相关（但是 BMI 不影响 LH 的分泌频率），也就是说与瘦的 PCOS 患者相比，肥胖 PCOS 患者 LH/FSH 并不高。造成这种表现的具体机制并不明确，现阶段认为可能是瘦素介导了 BMI 对 LH 的影响机制：与正常妇女相比，PCOS 患者瘦素与 BMI 具有很高相关性。体外实验发现低浓度瘦素刺激 LH 分泌，而高浓度则抑制 LH 分泌。因此，肥胖 PCOS 患者体内高水平的瘦素抑制了垂体 LH 的分泌。研究还发现肥胖 PCOS 妇女短期减重会导致瘦素水平显著下降，以及伴随的 LH 振幅上升。但是，确切机制还并不清楚。基于以上原因，LH/FSH 现今不适用纳入诊断标准。

（6）2011 年，由原卫生部牵头，中国专家又制定了符合中国人特点的《多囊卵巢综合征诊断标准和治疗规范》，必需条件是稀发排卵或者无排卵的临床表现，同时符合下列两项中的一项或两项，即：

1）高雄激素的临床表现或高雄激素血症。

2）超声表现为 PCO，并排除其他可能引起高雄激素和排卵异常的疾病，才可确诊 PCOS。

可以说，上面的一个诊断标准，都还只停留在共识的阶段，还不是真正意义上的标准。因为一个标准，应该根据高水平的循证医学证据来制定，但对于多囊卵巢综合征来说，连病因都没有搞清的情况下，诊断的循证医学证据当然无从谈起。而共识，顾名思义，就是共同的看法、共识的制定，主要取决于共识制定会议的参加者的构成。如前述的 AES 学会的共识，该学会从名称上看，就是由对雄激素非常感兴趣的专家组成的，因此制定出了高雄症状或高雄激素血症为必要条件的共识也就是顺理成章的事了；中国由于传统的观念，对于生育后代的重视程度是无与伦比的，加之高雄症状在中国人中普遍轻于欧美人，因此专家受其影响，适应国情，将稀发排卵和无排卵视为必要条件也是可以理解的。

虽然显得很复杂混乱，但是我们在诊断多囊卵巢综合征的时候，不必陷入上述纷乱的各种诊断标准之中去，在确切的病因还无从知晓的状况下，我们实际上要解决的主要不是诊断，而是要解决患者的问题。在上述各个标准中，其实无非就是高雄、排卵障碍和 PCO 的各种排列组合，其中最需要解决的，就是高雄和无排卵，PCOS 的各种严重后果，也都是这两个问题带来的，如果存在这两个问题中的任何一个，都是必须解决的。把这两个问题解决了，患者到底是不是 PCOS 就不是那么重要了。而且，高雄激素和排卵障碍也就是我们所说的经典型 PCOS。在临床工作中抓住经典型 PCOS，解决患者的问题，是我们做医生的本职。

三、临床表现及具体判断方法

前面已经说过，各种 PCOS 的诊断标准无非就是 PCO、高雄和排卵障碍的各种排列组合，我们又知道，对于患者来说，主要需要解决的问题是高雄症状、月经失调、肥胖和排卵障碍性不育。那么，当面对一个疑似 PCOS 患者的时候，为了诊断，就要明确是不是有排卵障碍、高雄激素和 PCO；为了解决患者的问题，就要明确月经问题的根源、肥胖的程度、高雄症状的严重性，以及不育的影响因素。当然，作为医生，我们还知道，这个病是无法根治的，而且 PCOS 具有患者尚无法体会到的远期危害：糖尿病、高血压、心脑血管疾病和内膜病变。这些都是应该在初次就诊时告诉患者的。

（一）月经稀发

月经稀发是指闭经或者月经周期超过 35 天，本质即是稀发排卵或无排卵。需要注意的是，月经正常的人，也不一定是有排卵的，可以通过测定 BBT、B 超监测排卵或月经后半期孕酮测定判断有无排卵。在这些方法中，基础体温测定无疑是最简便易行的。在明确有排卵障碍后，还应该通过激素水平测定，排除月经稀发的其他原因（如高泌乳素血症、垂体瘤、卵巢早衰和低促性腺功能减退等）。

（二）高雄

这一问题实际上包括三条：痤疮、多毛和血雄激素水平，三条中符合任意一条便可以诊断高雄。高雄的判断方法如下：

1. 痤疮

学名慢性毛囊皮脂腺炎，又可称之为粉刺、青春痘。痤疮是由双氢睾酮（DHT）造成的，DHT 是睾酮通过 5α- 还原酶转化而来，其雄激素活性远高于睾酮。皮肤及其附属器官的任何与雄激素有关的表现，都是由 DHT 造成的。DHT 刺激皮脂腺分泌过盛导致皮脂腺中游离脂肪酸过高，亚油酸过低，痤疮丙酸菌生长繁殖，便形成痤疮。中国人实际上痤疮等高雄的症状远轻于欧美人，因此作为中国的标准无法套用国际上通用的痤疮评分标准，在中国的标准中痤疮的判断依据是：面部、前胸和后背等处连续 3 个月以上出现 3 个或 3 个以上的痤疮。

2. 多毛

由于上述同样的原因，国际上通用的多毛判断指标在中国人身上并不适用。因此，在中国的指南中多毛主要是指性毛（粗硬的长毛）的增多，指对性激素有反应的（面部、下腹部、大腿前部、胸部、乳房、耻骨处等）部位毛发的增多，简单可以理解为凡是男性有毛发生长而女性应该没有毛发生长的部位，出现了毛发生长，即为多毛。

3. 血雄激素水平

抽血测总睾酮水平也是判别高雄的方法之一，但是总睾酮中 95% 以上是与性激素结合球蛋白（SHBG）或白蛋白结合，而游离状态的睾酮才是有生理作用的睾酮。但是，游离睾酮的测定工序非常复杂，临床难以应用，因此能测定的各项雄激素水平与高雄体征的符合率不高。游离睾酮指数（FAI 就是总睾酮 /SHBG 浓度 ×100）由于考虑到了 SHBG，相对准确一些，但由于 SHBG 也与其他性激素结合，部分雄激素还和白蛋白结合，而白蛋白又与多种物质结合，且波动很大，因此还是不能反映雄激素的真正活性，最终高雄的判断还主要应当依赖于高雄体征。

（三）PCO

PCO 是超声检查对卵巢形态的一种描述，是指一侧或者双侧卵巢里面有 12 个以上 2～9mm 的卵泡，和（或）卵巢体积 ≥ 10cm³[卵巢体积按 0.5× 长径（cm）× 横径（cm）× 前后径（cm）计算]。这里与以前的判断有所差异的是卵泡数量以整体卵巢中的总数为准，不再强调一个切面中有多少卵泡，而且单侧 PCO 也算。

除了上述事关诊断的三个问题需要判断外，在诊断 PCOS 后，其实更重要的是判断疾病的程度，辅助检查与化验的主要目的并不是用来诊断 PCOS，而是靠它们评估 PCOS 严重程度，以指导进一步用药以及能否怀孕。判断 PCOS 严重程度的三个标准就是依据是否有肥胖、胰岛素抵抗，以及代谢综合征的存在。根据综合判断来区分 PCOS 各种亚型，以指导处理，判断预后，制定长期的治疗策略。

1. 肥胖

目前常用的判断方式是体重指数（BMI ≥ 23 即为超重）、体脂含量。中心性肥胖是以腰围的绝对值作为标准：男性 ≥ 85cm，女性 ≥ 80cm，或者臀围比（腰围 cm/ 臀围 cm，WHR）：男性 ≥ 0.9，女性 ≥ 0.8。

在这里指出容易混淆的一点：神经性厌食、体重过低（BMI < 18.5）等中枢性闭经的患者卵巢也是有 PCO 改变的，再加上闭经，看起来已经符合 PCOS 的诊断，但是这部分人是垂体下丘脑的疾病，并不是 PCOS，由此也可以看出肥胖是重要的一个判断标准。

2. 胰岛素抵抗（IR）

这是一个内分泌科的检查指标，但即使是内分泌科，目前也无简便易行的判断方法，但这又是对 PCOS 患者的主要危害，因此应予以重视。

（1）胰岛素钳夹试验是判断金标准，但是由于步骤复杂无法临床应用。

（2）稳态模型评估 - 胰岛素抵抗指数（HOMA-IR）和 QUICKI 指数比较常用，但是仅适用于流行病学调查，对于个体的判断意义不大。公式分别为：

稳态模型评估 - 胰岛素抵抗指数（HOMA-IR）：

HOMAIR ＝（FastIns×FastGlu）/22.5

其中：FastIns 空腹胰岛素（mIU/L）；FastGlu ＝空腹血糖（mmol/L）

QUICKI 指数：

1/logFastIns ＋ logFastGlu

其中：FastIns ＝空腹胰岛素（mIU/L）；FastGlu ＝空腹血糖（mg/dL）

（3）空腹胰岛素水平和胰岛素释放试验：如果空腹胰岛素水平高于正常值，可判断为 IR；胰岛素释放试验中峰值的提前或者推后，峰值与基础值相比在 10 倍以上，也可初步判断为 IR。

3. 代谢综合征

首先要存在中心性肥胖，另外还有"三高一低"（高血脂、高血压、高血糖和高密度脂蛋白的降低）中任意两项，就可以诊断代谢综合征。

"三高一低"的判断：

（1）TG 升高（＞ 1.7mmol/L，＞ 150mg/dL），或已接受针对此脂质异常的特殊治疗。

（2）HDL-C 降低（男＜ 1.03mmol/L 或 40mg/dL，女＜ 1.29mmol/L 或 50mg/dL）或已接受针对此脂质异常的特殊治疗。

（3）血压增高（收缩压≥ 130mmHg 或舒张压≥ 85mmHg），或已经被确诊为高血压接受治疗者。

（4）空腹血糖增高 [FPG ≥ 5.6mmol/L（100mg/dL）]，或已经被确诊为糖尿病。如果空腹血糖≥ 5.6mmol/L，强烈推荐口服葡萄糖耐量试验，但是口服葡萄糖耐量试验并非为诊断代谢综合征所必需的。

4. 不育

凡同居、有正常性生活，未避孕，1 年未孕称为不育。PCOS 引起的不育是无排卵性不育。需要首先让患者丈夫进行精液检查以排除男方因素造成的不育，之后进行促排卵治疗，如果多次正常排卵还没有怀孕再进行输卵管检查。

四、鉴别诊断要点

按照鹿特丹 PCOS 标准，PCOS 可分为经典型的 PCOS 患者（排卵障碍 × 高雄激素，有或无 PCO 征）、排卵 PCOS（只有高雄激素＋ PCO 征）和无高雄激素 PCOS（只有排卵障碍和 PCO 征）。经典型 PCOS 患者代谢障碍表现较重，排卵型和无高雄激素 PCOS 则较轻，临床最常见的为经典型 PCOS 患者。

PCOS 的各个诊断标准均非 PCOS 所独有，因此在初步诊断后，需要排除造成这些症状的其他疾病。排除标准是诊断 PCOS 的必要条件，如催乳素水平明显升高，应排除垂体瘤；如存在稀发排卵或无排卵，应测定卵泡刺激素（FSH）和雌二醇水平，排除卵巢早衰和中枢性闭经等；测定甲状腺功能，以排除由于甲状腺功能减退所致的月经稀发；如出现高雄激素血症或明显的雄激素水平升高的临床表现，应排除非典型性肾上腺皮质增生（NCAH）、库欣综合征、分泌雄激素的卵巢肿瘤、药物性高雄激素症、特发型多毛等。

五、青春期 PCOS 的诊治要点

PCOS 是生育年龄妇女常见的内分泌疾病，常常在青春期即出现症状，但是至今尚未见到国际权威性的青春期 PCOS 诊断标准的发布，因为青春期女孩的下丘脑－垂体－卵巢轴还处在发育中，是一个动态的变化过程。现如今的 PCOS 诊断标准都是针对成人而制定的，再加上青春期所表现出来的生理特点（如月经稀发、痤疮）与 PCOS 的诊断标准有交叉，将针对成年人的 PCOS 诊断标准套用于青春期女性，势必造成过度诊断。因此，建议对青春期女性暂不进行 PCOS 诊断，但是不诊断并不意味着不治疗，对青春期 PCOS 治疗主要原则是对症施治。

对于可疑诊断为 PCOS 的青春期女性的干预主要依据临床症状及体征进行，如月经紊乱的治疗、高雄激素及肥胖的治疗等。针对高雄激素导致的痤疮和多毛，可以应用含有降低雄激素作用的复方口服避孕药来治疗；月经紊乱可用天然孕激素制剂定期撤药性出血或者口服避孕药来治疗；对青春期有 PCOS 高风险倾向的女孩，推荐治疗方法是适当减轻体重和调整生活方式。总之，对于青春期出现的这些症状可以去治疗，但是不要轻易诊断，解决患者主要问题即可。

六、治疗原则和管理目标

疾病治疗的关键是解决患者的问题，对于一种无法达到根治的疾病来说，实际上不存在治疗方法，也就是说，我们目前采取的任何所谓治疗 PCOS 的方法，都不是治疗 PCOS 的，而是为了控制 PCOS 所带来的问题。在治疗中要根据患者不同年龄和需求决定临床处理策略，治疗前需向 PCOS 患者灌输两点意识：

（一）PCOS 病因不明，是一个无法治愈的疾病

明确这一点，使患者不再徒劳地浪费时间和金钱，受骗上当，寻求并不存在的根治方法；同时介绍远期并发症，告知需要坚持长期治疗的重要性。

（二）强调健康生活方式及减肥保持正常体重的重要性

临床常见的患者基本都是经典型 PCOS。对于不典型的 PCOS 其实不必过于纠结诊断，治疗才是关键，应当着眼于解决患者实际问题。面对一个 PCOS 患者，主要需要解决的问题有以下四个：

1. 代谢问题

这是 PCOS 患者最亟待解决的问题。

2. 高雄激素和高雄激素的症状

长时间基础雄激素水平的升高会带来代谢的问题。雄激素对于体重和脂肪分布是一把"双刃剑"，适量的雄激素可以促进合成代谢，但如果雄激素长期过高，就会造成脂肪在腹部与内脏的堆积，所以必须要维持在一个合理的水平。

3. 月经不调

排卵障碍导致月经不调。

4. 不孕

排卵障碍导致不育。

临床处理应该根据患者主诉、治疗需求以及代谢改变，采取个体化的对症治疗措施，最终以求达到缓解临床症状、满足生育要求、维护身体健康以及提高生活质量的管理目标。

七、具体综合管理策略

基础治疗是进行生活方式调整，即"饮食控制＋运动＋行为矫正"的综合疗法。在此基础之上，再进行药物治疗：调整月经、减肥和减轻 IR、减轻高雄症状，以及治疗不育。

（一）调整月经周期，防止子宫内膜增生

适用于青春期、育龄期无生育要求，因排卵障碍引起月经紊乱患者的两种基本方法为定期孕激素撤退出血和低剂量短效口服避孕药。

1. 调整月经

一般用孕激素周期性治疗，优点是对卵巢轴功能不抑制或抑制较轻，更适合于青春期患者；其次就是对代谢影响小。缺点是无降雄激素、治疗多毛及避孕的作用。若长期用药，每周期应至少用药 10 天。具体制剂（每个月）：甲羟孕酮 4～6mg/d，10～14 天；微粒化黄体酮 200mg/d，10～14 天；地屈孕酮 10～20mg/d，10～14 天。

2. 口服避孕药（OC）

适用于有高雄激素症状或有避孕要求的患者，可以调整月经周期，预防子宫内膜增生，还可以减轻高雄激素症状。需要注意的是，必要时可与胰岛素增敏剂联合使用；使用之前排除使用 OC 的禁忌证；有青春期重度肥胖、糖耐量严重受损的患者长期口服某些避孕药有可能加重糖耐量损害程度。具体制剂：炔雌醇 / 去氧孕烯、炔雌醇 / 环丙孕酮、炔雌醇 / 屈螺酮，均为服用 21 天停药 7 天，再服用 21 天。

（二）缓解高雄症状

有中重度痤疮或性毛过多，要求治疗的患者可到皮肤科就诊，采取相关的局部治疗或物理治疗。也可在妇产科进行初步的抗雄激素治疗，常用的药物为短效口服避孕药。口服避孕药通过高效孕激素抑制下丘脑 - 垂体 LH 分泌，进而抑制卵泡膜细胞高水平雄激素的生成。各类避孕药物的抗雄作用相差不大，炔雌醇 / 醋酸环丙孕酮由于能够占领雄激素受体，在抑制垂体之前就可达到抗雄的作用，因此是抗雄作用最快的药物。屈螺酮也有一定的占领雄激素受体的作用，但比醋酸环丙孕酮弱，因此抗雄作用稍慢。

（三）提高胰岛素敏感性

提高胰岛素敏感性，治疗代谢综合征：

（1）肥胖、胰岛素抵抗的基础治疗仍需要生活方式的调整。

（2）药物治疗可采用二甲双胍，适用于 PCOS 伴 IR 的患者；PCOS 不育、耐 CC 患者促性腺激素促排卵前的治疗。二甲双胍可造成轻微、短暂的胃肠道症状（10%～25%），不会造成肝功损害、不增加胎儿畸形率，也不会造成低血糖，其严重副作用是乳酸酸中毒，但非常罕见（3/10 万人）。

（四）促进生育

在促进生育治疗之前，一定要排除其他的健康和生育问题，强调改善生活方式的重要性，特别是控制体重，也是为了避免孕期各类并发症，因此必须将患者肥胖的代谢问题纠正之后才可以指导怀孕。医生采取医疗措施不能只考虑解决当下问题，要有长足的眼光。

然后按照以下三个层次来促进生育：口服促排卵药［枸橼酸氯米芬（CC）或芳香化酶抑制剂（来曲唑）］；注射促排卵药或手术治疗；体外受精与胚胎移植技术。

1. 口服促排卵药

从自然月经或撤退出血的第 3～5 天开始，50～150mg/d，共 5 天。疗效判断可测试和记录 BBT。但是，CC 有弱的抗刺激素作用可导致宫颈黏液分泌减少，影响精子通过，还可能使子宫内膜发育不良而影响受孕，可于 CC 用完后适量加用戊酸雌二醇等天然雌激素。来曲唑，从自然月经或撤退出血的第 3～5 天开始，2.5～7.5mg/d，共 5 天。优势是对子宫内膜的生长及宫颈黏液无明显影响的。

2. 促性腺激素

如果口服促排卵药失败，就需要应用促性腺激素促排卵。通常采用小剂量递增的方法，而少采用高剂量递减的方法（试管婴儿则多用高剂量递减的方法）。使用促性腺激素的并发症有多胎妊娠和卵巢过度刺激（OHSS），因此在使用期间需要反复超声和雌激素监测，以防止发生 OHSS，尤其是 PCOS 患者本身的特点更易发生 OHSS，需要谨慎。

3. 体外受精与胚胎移植技术（IVF-ET）

以上措施均失败，则需要实施 IVF，理论上对于单纯 PCOS 导致的无排卵型不孕症患者，无须行 IVF，对于合并其他不孕因素（子宫内膜异位症、输卵管阻塞、男性因素不育等）的患者适用 IVF。PCOS 行 IVF 时常采用的促排卵方案有超长方案、双压方案或者拮抗剂方案，无论何种方案，主要目的就是通过充分抑制卵巢来减少基础卵泡的数量，让基础卵泡同步变为均匀大小之后，再开始促排卵，这是一个基本原则。

需要强调的一点是：体重控制是 PCOS 促排卵的优先步骤，减轻体重是 PCOS 伴肥胖患者的第一位的治疗，理想的体重减轻至少要达到 10%。这是因为：

（1）肥胖除了伴发其他风险（如冠心病和 DM），还会影响卵母细胞的质量和妊娠结局。

（2）促排卵过程中发生的 CC 抵抗，多归因于游离睾酮的升高、高胰岛素血症、糖耐量异常以及肥胖，而体重得以控制后就可以较好改善卵巢反应和排卵。

（3）临床还要注意，体重正常妇女的腹型肥胖是高雄造成的，高雄会造成脂肪在中段也就是腹部和内脏的堆积。

八、总结

PCOS 是一种影响女性一生的内分泌和代谢紊乱，具有很高的异质性，病因机制复杂，环境和遗传交互作用；PCOS 的诊断标准在国际上存在较大争议，国内的 PCOS 诊断标准强调月经异常作为首要依据，并进行诊断分型；青春期 PCOS 的诊断和治疗需要谨慎，防止过度和不当；对 PCOS 的治疗要本着举重若轻、面向实用的原则，首要进行生活方式的改善和体重控制，有生育要求者继而三层次促排卵治疗流程；安全、防止多胎和 OHSS 的促排卵方案是未来发展的趋势，需要制定规范严格控制促排卵的并发症。

第二节　高泌乳素血症

一、定义

各种原因引起外周血清泌乳素（PRL）水平持续高于正常值的状态称为高泌乳素血症。正常育龄妇女 PRL 水平 $\leq$ 30ng/mL。

二、病因

引起血清泌乳素升高的原因可归纳为生理性、药理性、病理性和特发性四类。

（一）生理性高泌乳素血症

很多生理因素会影响血清 PRL 水平，血清 PRL 水平在不同的生理时期有所改变，甚至是每天每小时都会有所变化。比较明显的是泌乳素有昼夜节律，夜间会升高，白天会下降，上午 10：30 左右降到最低点。这也是我们有时需要复查泌乳素在这个时间点抽血的原因。

泌乳素是一种应激激素，在应激状态下血清泌乳素会有所升高，例如体力运动、精神创伤、低血糖、性交等。血清泌乳素在月经周期中会有轻度变化，卵泡晚期和黄体期会有所升高，但一般在正常值范围内。在妊娠期间，泌乳素的水平呈逐步升高趋势，至分娩时达高峰，但升高的幅度因人而异。其升高原因与孕期的高雌激素水平有关。

这些生理性因素均可导致 PRL 水平暂时性升高，但升高幅度不会太大，持续时间不会太长，也不会引起有关病理症状。

（二）药理性高泌乳素血症

许多药物可引起高 PRL 血症，这些药物大多数是由于拮抗下丘脑 PRL 释放抑制因子（PIF，多巴胺是典型的内源性 PIF）或增强兴奋 PRL 释放因子（PRF）而引起的，少数药物可能对 PRL 细胞也有直接影响。

常会引起泌乳素升高的药物有：多巴胺受体拮抗剂、含雌激素的口服避孕药、某些抗高血压药、阿片制剂和 H_2 受体阻滞剂等，以及抗抑郁、抗精神病类药物。药物引起的高 PRL 血症多数血清 PRL 水平在 100μg/L 以下，但也有报道长期服用一些药物使血清 PRL 水平升高达 500μg/L，而引起大量泌乳、闭经。目前可知的常用药物中使得泌乳素升高最显著的药为氯丙嗪和甲氧氯普胺（胃复安），25mg 氯丙嗪可使正常人血清催乳素水平增加 5～7 倍，长期应用甲氧氯普胺治疗时，催乳素水平可升高 15 倍以上。

（三）病理性高泌乳素血症

常见的导致高 PRL 血症的病理原因有：

1. 中枢性原因

（1）下丘脑 PIF 不足：常见于下丘脑病变，例如结核、梅毒、放线菌病、外伤、手术、动－静脉畸形、帕金森病、精神创伤等。

（2）下丘脑 PIF 下达至垂体的通路受阻（垂体柄效应）：常见于垂体柄病变，例如颅咽管瘤、类肉瘤样病、神经胶质细胞瘤、空蝶鞍综合征等。

（3）垂体性病变：自主性高功能的 PRL 分泌细胞单克隆株，见于垂体 PRL 腺瘤、GH 腺瘤、ACTH 腺瘤等。

2. 外周性疾病

（1）原发性和（或）继发性甲状腺功能减退，例如假性甲状旁腺功能减退、桥本甲状腺炎。

（2）肝硬化、肝性脑病时，假神经递质形成，拮抗 PIF 作用。

（3）慢性肾衰竭时，PRL 在肾脏降解异常。

3. 其他

（1）异位 PRL 分泌。

（2）传入神经刺激增强可加强 PRF 作用，见于各类胸壁炎症性疾病，例如乳头炎、皲裂、胸壁外伤、带状疱疹、结核、创伤性及肿瘤性疾病等。

（四）特发性高泌乳素血症

临床上当无病因可循时，长期观察可恢复正常。可诊断为特发性高 PRL 血症。主要见于以下三种情况：

（1）无临床症状且 PRL 轻度升高者，多因患者的下丘脑－垂体功能紊乱从而导致 PRL 分泌增加引起。

（2）无临床症状且血清 PRL 水平明显升高的部分患者，可能是巨分子 PRL 血症，这种巨分子 PRL 有免疫活性而无生物活性，所以无临床症状。

（3）部分伴月经紊乱而 PRL 高于 100μg/L 者，需警惕潜隐性垂体微腺瘤的可能，应密切随访。

三、诊断

高 PRL 血症的诊断包括确定存在高 PRL 血症和确定病因。

（一）确诊存在高泌乳素血症

（1）临床表现：女性常见的临床表现月经改变和不孕不育、溢乳、第二性征减退等。

另外，可能会有头痛、视野缺损等垂体前叶腺瘤的压迫症状。

（2）血清 PRL 升高：女性患者通常在月经第 2～4 天空腹抽血查性激素，其中包括泌乳素。如果发现有泌乳素升高，为避免应激及昼夜节律问题，可在安静清醒状态下、上午 10～11 点再次取血测定。当 PRL 测定结果在正常上限 3 倍以下时至少检测 2 次，以确定有无高 PRL 血症。

（3）有两种特殊的情况（临床表现和血 PRL 水平不一致）需要注意：某些患者血清 PRL 水平升高，但没有相关临床症状或者症状不能解释升高程度，需考虑的是可能存在巨分子 PRL。另外，有个别患者有典型高 PRL 血症和垂体腺瘤表现，而实验室测定值却很低或正常，可能因为 PRL 水平太高造成 HOOK 现象。这种情况需要用倍比稀释的方法重复测定患者血清 PRL 水平。

（二）高泌乳素血症的病因诊断

需要通过详细询问病史、相应的实验室检查、影像学检查等排除生理性或者药物性因素导致的 PRL 水平升高，明确是否存在病理性原因。其中最常见的病因为垂体 PRL 腺瘤。

1. 病史采集

需要有针对性地从高 PRL 血症的生理性、病理性和药理性原因（具体见前）这三方面了解患者相关的病史。应询问患者的月经史、分娩史、手术史和既往病史，有无服用相关药物史，采血时有无应激状态（如运动、性交、精神情绪波动）等。

2. 其他实验室检查

包括妊娠试验、垂体及其靶腺功能、肾功能和肝功能等，根据病史选择进行。

3. 影像学检查

经上述检查，证实为轻度高 PRL 而没找到明确病因或血 PRL > 100ng/mL 均应行鞍区影像学检查、MRI 检查，必要时行 CT 检查，以排除或确定是否存在压迫垂体柄或分泌 PRL 的颅内肿瘤及空蝶鞍综合征等。

四、治疗

（一）一般治疗

高 PRL 血症的治疗目标是控制高 PRL 血症、恢复女性正常月经和排卵功能或恢复男性性功能、减少乳汁分泌及改善其他症状。在确定高 PRL 血症后，首先要决定是否需要治疗。垂体 PRL 大腺瘤及伴有闭经、泌乳、不孕不育、头痛等表现的微腺瘤都需要治疗；仅有血 PRL 水平增高而无以上表现，可随诊观察。

其次是决定治疗方案，通常包括药物治疗、手术治疗（垂体瘤患者）、放射治疗等。垂体 PRL 腺瘤不论是微腺瘤还是大腺瘤，都可以首选多巴胺激动剂治疗；对于药物治疗无效，不能耐受药物不良反应及拒绝接受药物治疗的患者可以选择手术治疗。

对于治疗方法的选择，医生应该根据患者自身情况，如年龄、生育状况和要求，在充分告知患者各种治疗方法的优势和不足的情况下，充分尊重患者的意见，帮助患者做出适当的选择。

（二）药物治疗

溴隐亭是第一个在临床应用的多巴胺激动剂。为了减少药物不良反应，溴隐亭治疗从小剂量开始渐次增加，即从睡前 1.25mg 开始，递增到需要的治疗剂量。如果反应不大，可在几天内增加到治疗剂量。常用剂量为每天 2.5 ~ 10mg，分 2 ~ 3 次服用，大多数病例每天 5 ~ 7.5mg 已显效。剂量的调整依据是血 PRL 水平。达到疗效后可分次减量到维持量，通常每天 1.25 ~ 2.5mg。溴隐亭治疗可以使 70% ~ 90% 的患者获得较好疗效。

一般我们可在用药 3 ~ 6 个月后复查 PRL，如果水平较低，可酌情减量，一般可减掉 1/3 或 1/2 的剂量，以后每 3 ~ 6 个月逐渐减量，至减量到 1/2 片后，维持 1 ~ 2 年后停药。应注意的是溴隐亭只是使垂体 PRL 腺瘤可逆性缩小、抑制肿瘤细胞生长，长期治疗后肿瘤出现纤维化。但停止治疗后垂体 PRL 腺瘤会恢复生长、导致高 PRL 血症再现，因此可能需要长期治疗。

溴隐亭的不良反应主要是恶心、呕吐、头晕、头痛、便秘，多数病例短期内消失。口服反应大，也可以阴道用药。

约 10% 的患者对溴隐亭不敏感、疗效不满意，或有严重头痛、头晕、胃肠反应、便秘等持久不消失、不能耐受治疗剂量的溴隐亭，可更换其他药物或手术治疗。

（三）其他药物

（1）卡麦角林：是具有高度选择性的多巴胺 D2 受体激动剂，是溴隐亭的换代药物，抑制 PRL 的作用更强大而不良反应相对减少，作用时间更长。对溴隐亭抵抗（每天 15mg 溴隐亭效果不满意）或不耐受溴隐亭治疗的 PRL 腺瘤患者改用这些新型多巴胺激动剂仍有 50% 以上有效。卡麦角林每周只需服用 1 ~ 2 次，常用剂量 0.5 ~ 2.0mg/ 次，患者顺应性较溴隐亭更好。

（2）克瑞帕：又名甲磺酸 -α- 二氧麦角隐亭片，具有高度选择性的多巴胺 D2 受体激动剂，不良反应相对较少。起始剂量：5mg/ 次，每天 2 次。维持剂量：10 ~ 20mg/ 次，每天 2 次。

（四）女性高 PRL 患者的助孕治疗

对于有生育要求的微腺瘤患者随时可以备孕。如果为垂体大腺瘤患者，需要先采用药物或手术治疗的方式减瘤后方可允许妊娠，最大限度减少孕期中肿瘤复发问题。一般情况下，当应用药物治疗，使得 PRL 水平大致正常时，80% 可出现规律的月经，70% ~ 80% 可恢复排卵而怀孕。

（1）药物治疗 PRL 正常后仍无排卵者采用枸橼酸氯米芬促排卵高 PRL 妇女采用多巴胺激动剂治疗后，90% 以上血 PRL 水平可降至正常、恢复排卵。若 PRL 水平下降而排卵仍未恢复者可联合诱发排卵药物促排卵（如氯米芬）。CC 促排卵只适用于下丘脑 - 垂体轴有一定功能的患者，如果垂体大腺瘤或手术破坏垂体组织较严重，垂体功能受损则 CC 促排卵无效。

（2）术后低促性腺激素者采用促性激素促排卵，CC 促排卵无效时或垂体腺瘤术后腺垂体组织遭破坏、功能受损而导致低促性腺激素性闭经的患者，可用外源性人促性腺激素促排卵。

（五）高 PRL 患者的妊娠相关处理

基本的原则是将胎儿对药物的暴露限制在尽可能少的时间内。

未治疗者，PRL 微腺瘤患者怀孕后约 5% 的患者会发生视交叉压迫，而大腺瘤患者怀孕后出现这种危险的可能性达 25% 以上。

在妊娠前有微腺瘤的患者应在明确妊娠后停用溴隐亭，因为肿瘤增大的风险较小。停药后应定期检查。正常人怀孕后 PRL 水平可以升高 10 倍左右，患者血 PRL 水平显著超过治疗前的 PRL 水平时要密切监测血 PRL 及增加视野检查频度。一旦发现视野缺损或海绵窦综合征，立即加用溴隐亭可望在 1 周内改善缓解。若不见好转，应考虑手术治疗。

垂体大腺瘤患者孕期通常需要持续服用溴隐亭。所有患垂体 PRL 腺瘤的妊娠患者，在妊娠期需要每 2 个月评估一次。妊娠期间肿瘤再次增大者给予溴隐亭仍能抑制肿瘤生长，但整个孕期须持续用药直至分娩。药物对母亲和胎儿的影响可能比手术小。药物治疗需要严密的监测。对溴隐亭没有反应及视力视野进行性恶化时应该经蝶鞍手术治疗并尽早终止妊娠（妊娠接近足月时）。

高 PRL 血症、垂体 PRL 腺瘤妇女应用溴隐亭治疗，怀孕后自发流产、胎死宫内、胎儿畸形等发生率在 14% 左右，与正常妇女妊娠的异常相近。

没有证据支持哺乳会刺激肿瘤生长。对于有哺乳意愿的妇女，除非妊娠诱导的肿瘤生长需要治疗，一般要到患者想结束哺乳时再使用 DA 激动剂。

产后未哺乳，PRL 大多在产后 6～12 周恢复正常。如果不哺乳，产后 3 个月复查 PRL；如果哺乳，在停止哺乳后复查 PRL，以便评估是否再继续使用药物治疗。产后相当一部分高 PRL 患者病情会好转，可以不必再用药物治疗。

第三节 闭 经

"闭经"是妇科常见的疾病之一，虽然这一名词的确是一种妇科疾病的诊断，但其本身并不是一种具体的疾病，而是多种疾病的一个共同临床表现。正常女性是有规律月经的，闭经顾名思义就是不来月经的情况。作为一种不正常状态，不来月经并非不出血这么简单，出血也不是我们治疗的主要目的，主要是因为闭经的背后可能意味着各种结构性异常和功能紊乱，也就是意味着妇科内分泌激素的异常和各种器质性疾病的存在，这些才是治疗的主要目的。换句话说，如果结构性改变不引起患者的不适，不会造成什么严重后果，而且妇科内分泌功能也正常，其实并不需要治疗。反之，如果妇科内分泌功能已经异常，即使还有貌似正常的月经，如无排卵月经，也应该予以关注，采用适当辅助治疗。

还需要强调的一点是，很多女性认为月经量变少也是不正常的，把月经量少也认为是闭经而来就诊。前面已经说过，经血的主要成分就是血，月经量少就是出血少，只要周期规律，有定期排卵，假如患者没有生育要求，也没有结核等疾病，月经量减少，哪怕非常少，也是无须治疗的。

一、定义

闭经是指月经从未来潮或异常停止，可分为生理性闭经和病理性闭经。引起闭经的原因是多方面的，错综复杂。有遗传、内分泌和免疫问题，也有精神因素、肿瘤、创伤和药物影响而导致的闭经。青春期前、妊娠期、哺乳期以及绝经后期的月经不来潮均属生理性闭经。本节仅介绍病理性闭经，根据既往有无月经来潮，病理性闭经分为原发性闭经和继发性闭经。

闭经，特别是原发性闭经的年龄不是一成不变的，而是随着时代的变迁不断变化的，这主要是因为人类月经初潮的年龄在不断提前，20 世纪 40 年代时平均年龄 15～16 岁，而目前中国女孩的平均月经初潮年龄 12～13 岁，据认为，这主要是由于营养状况的改善所致。但近 20 年来，月经初潮的年龄已经处于一个平台状态，不再有明显的变化。

目前各种类型闭经的定义如下：

1. 原发性闭经

年龄超过 14 岁，第二性征尚未发育；或年龄超过 16 岁，第二性征已发育，月经还未来潮，约占闭经的 5%。这一年龄定义，在不同书籍里由于参考的统计资料来源不同，可能也略有不同，也有定义为 13 岁无第二性征发育和 15 岁有第二性征发育但无月经者为原发性闭经的。

2. 继发性闭经

以往曾建立正常月经，但现在停经时间超过 6 个月，或按自身原来月经周期计算停经 3 个周期以上者，约占闭经的 95%。

除外妊娠、哺乳期或者绝经期，闭经在人群中的发生率 3%～4%。虽然造成闭经的原因有很多，但是主要集中在以下四个方面：多囊卵巢综合征（PCOS）、下丘脑性闭经、高泌乳素血症以及卵巢功能衰退，其他原因所致闭经在临床就相对少见。原发性闭经通常是由于基因或者解剖学的异常所致，国外数据显示在人群中的发生率小于 1%，此外每年有 5%～7% 妇女会经历 3 个月以上的继发性闭经。并未有证据显示闭经的发生率在不同人种或民族之间存在差异性，而环境、营养差异以及相关疾病的流行病学差异无疑会影响到闭经的发生率。需要指出的是，原发闭经和继发闭经的病因在很大程度上是交叉的，原发和继发闭经不是两类完全不同的疾病群。例如结核破坏子宫内膜，可以发生在月经初潮之后，也可以发生在月经初潮之前，这样前者就是继发性闭经，后者即为原发性闭经；高泌乳素血症也是类似，幼年时即发生就会表现为原发性闭经。因此，所有闭经患者均应该按照标准程序进行鉴别诊断。

二、正常月经的必要条件

在介绍闭经诊断和治疗之前，有必要先来了解一下维持正常月经的必要条件。女性生殖系统分为内生殖器和外生殖器，要有正常规律的月经，这些都必须正常有的功能。首先，要有畅通的生殖道，这样可以保证产生的经血可以顺利流出来；其次，要有具有功能的子宫内膜，子宫内膜脱落是经血产生的来源；再次要有雌激素的作用，雌激素作用于子宫内膜使子宫内膜变为增殖期；再次，还要有孕激素的作用，使增殖期内膜转化为分泌期；最后，还必须有雌孕激素的突然下降，即雌孕激素撤退。在解剖结构正常的前提下，规律性排卵就会产生激素的周期性变化，即前半个周期只有雌激素作用，后半个周期有雌孕激素作用，而后雌孕激素突然下降。我们所说的人工周期就是模拟上面这种雌孕激素的周期变化。以上任何一点出现问题都会出现月经的异常甚至闭经。例如，各种先天和后天的生殖道的任何部分堵塞都会导致经血不能流出，从而闭经；先天性子宫缺如和后天子宫内膜破坏可致无经血产生，从而闭经；没有雌激素不能让子宫内膜发生增殖期改变，缺乏孕激素则不能让增殖期内膜转化为分泌期，都可导致闭经；最后，如果雌孕激素一直保持较高水平（如妊娠状态），子宫内膜也不会剥脱出血。

三、造成闭经的疾病分类

按生殖轴病变和功能失调的部位分为下丘脑性闭经、垂体性闭经、卵巢性闭经、子宫性闭经以及下生殖道发育异常性闭经。

世界卫生组织（WHO）将闭经归纳为 3 种类型，Ⅰ型：无内源性雌激素产生，卵泡刺激素（FSH）水平正常或低下，催乳素（PRL）水平正常，无下丘脑、垂体器质性病变的证据；Ⅱ型：有内源性雌激素产生、FSH 及 PRL 水平正常；Ⅲ型：FSH 水平升高，提示卵巢功能衰竭。

下面按照下丘脑－垂体－卵巢－子宫内膜轴解剖部位具体介绍引起闭经的相应病变：

（一）下丘脑性闭经

下丘脑性闭经是由中枢神经系统包括下丘脑的各种功能和器质性疾病引起的闭经。此类闭经的特点是下丘脑合成和分泌促性腺激素释放激素（GnRH）功能缺陷、失调或抑制，临床上按病因可分为功能性、基因缺陷或器质性和药物性三大类。

1. 功能性闭经

因各类应激因素抑制下丘脑 GnRH 分泌所致，及时治疗可逆转。

（1）应激性闭经：精神打击、环境改变等可引起内源性阿片类物质、多巴胺和促肾上腺皮质激素（ACTH）释放激素水平应激性升高，从而抑制下丘脑 GnRH 的分泌，使排卵功能发生障碍而致闭经。这种情况实际上非常常见，各种情绪的波动，包括吵架、纠纷和不愉快事件等，甚至搬家或更换工作单位，均有发生闭经的情况出现。

（2）运动性闭经：运动员，包括芭蕾舞演员，在持续剧烈运动后可出现闭经。与患者的心理、应激反应程度及体脂下降有关。若体重减轻10%～15%，或体脂丢失30%时将出现闭经。但往往，运动员并不是营养不良的状态，目前认为，运动性闭经的主要机制是由于不分昼夜地高强度活动使得生物钟受到极大干扰，从而导致闭经，这是与营养不良性闭经的本质区别。

（3）营养相关性闭经：慢性消耗性疾病、肠道疾病、营养不良以及神经性厌食症，致使体重急剧下降，最终导致下丘脑多种神经内分泌激素分泌水平降低，引起垂体多种促激素包括黄体生成素（LH）、FSH、ACTH等分泌水平下降，为低促性腺激素（Gn）性闭经。究其机制，除了极度营养不良外，这一类人往往有着很大的心理障碍，神经性厌食，实际上是强迫症的一种表现，也属于抑郁范畴。

2. 基因缺陷或器质性闭经

（1）基因缺陷性闭经：因基因缺陷引起的先天性GnRH分泌缺陷。主要包括伴有嗅觉障碍的Kallmann综合征与不伴有嗅觉障碍的特发性低Gn性闭经。陆续发现一些和其发病相关的基因，如Kallmann综合征1基因（KAL-1）、成纤维细胞生长因子受体1（FGFR1）、成纤维细胞生长因子8（FGF8）、前动力蛋白受体2基因（PROKR2）、前动力蛋白2基因（PROK2）和染色质解旋酶DNA结合蛋白基因7（CHD7）等。Kallmann综合征是由于染色体XP22.3的KAL-1基因缺陷所致，临床表现为原发性闭经，性征发育缺如，伴嗅觉减退或丧失；特发性低Gn性闭经是由于GnRH受体1基因突变所致。

（2）器质性闭经：包括下丘脑肿瘤，最常见的为颅咽管瘤，肿瘤沿垂体柄生长可压迫垂体柄，影响下丘脑GnRH和多巴胺向垂体的转运，从而导致低Gn性闭经伴垂体催乳素分泌增加；此外，尚有炎症、创伤、化疗等原因。

3. 药物性闭经

长期使用抑制中枢或下丘脑的药物，例如抗精神病药物、抗抑郁药物、避孕药、甲氧氯普胺和鸦片等，可抑制GnRH的分泌而致闭经。药物性闭经是可逆的，一般停药后均可恢复月经。

（二）垂体性闭经

垂体性闭经是由于垂体病变或损伤导致Gn分泌降低而引起的闭经。

1. 垂体肿瘤

位于蝶鞍内的腺垂体中各种腺细胞均可发生肿瘤，最常见的是分泌PRL的腺瘤，闭经程度与PRL对下丘脑GnRH分泌的抑制程度有关。

2. 空蝶鞍综合征

由于蝶鞍隔先天性发育不全，或肿瘤及手术破坏蝶鞍隔，使充满脑脊液的蛛网膜下腔向垂体窝（蝶鞍）延伸，压迫腺垂体，使下丘脑分泌的GnRH和多巴胺经垂体门脉循环向垂体的转运受阻，从而导致闭经，可伴 PRL 水平升高和溢乳。

3. 先天性垂体病变

先天性垂体病变包括单一 Gn 分泌功能低下的疾病和垂体生长激素缺乏症。前者可能是 LH 或 FSHα、β 亚单位或其受体异常所致，后者则是由于脑垂体前叶生长激素分泌不足所致。

4. Sheehan 综合征

Sheehan 综合征是由于产后出血和休克导致的腺垂体急性梗死及坏死，可引起腺垂体功能低下，是低 Gn 性闭经。

5. 手术和放射治疗损伤

由于治疗垂体或其邻近部位肿瘤的需要，进行手术或放射治疗而导致垂体受损。

（三）卵巢性闭经

卵巢性闭经是由于卵巢本身原因引起的闭经，属于高 Gn 性闭经，分为以下四种类型：

1. 先天性性腺发育不全

患者性腺呈条索状，分为染色体异常和染色体正常两种类型：

（1）染色体异常型：包括染色体核型为 45，X0 及其嵌合体，如 45，X0/46，XX 或 45，X0/47，XXX，也有 45，X0/46，XY 的嵌合型。45，X0 女性除性征幼稚外，常伴面部多痣、身材矮小、蹼颈、盾胸、后发际低、腭高耳低、肘外翻等临床特征，称为 Turner（特纳）综合征。

（2）染色体正常型：染色体核型为 46，XX 或 46，XY，称 46，XX 或 46，XY 单纯性腺发育不全。XX 型实际上应该视为卵巢早衰的极端表现形式，可能与基因缺陷有关，患者为女性表型，性征幼稚；而 XY 型者是由于睾丸不发育，因而也缺乏雄激素和雌激素，外生殖器保持在幼稚型，而且由于睾丸从未发育，因而未产生过抗米勒管激素（AMH），所以与 XX 型一样，均可有子宫。

2. 酶缺陷

17α- 羟化酶缺陷也有 46，XX 和 46，XY 两种类型，两型的共同表现是：由于上述酶缺陷，雄激素和雌激素合成障碍，导致雌激素缺乏以及 FSH 反馈性升高，临床多表现为原发性闭经、性征幼稚。而 46，XX 型患者有子宫，卵巢内还有许多始基卵泡及窦前卵泡和极少数小窦腔卵泡，在高水平 FSH 的作用下，可以有卵泡发育，但发育的卵泡也不能合成雌激素，因而卵泡逐渐长大，可形成囊肿，内膜始终无反应。

3. 卵巢抵抗综合征（ROS）

又称卵巢不敏感综合征（IOS）和 Savage 综合征（Savage 是发现的第一位患者的名字）。Gn 受体突变可能是发病原因之一。卵巢内多数为始基卵泡及初级卵泡，但对 Gn 不敏感，无卵泡发育和排卵，内源性 Gn 特别是 FSH 水平升高，但由于卵巢间质在高 LH 刺激下产生的雄烯二酮在外周组织可转化为雌激素，因此可有女性第二性征的发育。

4.原发性卵巢功能不全（POI）

又称卵巢早衰（POF），含义相同，改称"功能不全"是为了强调年轻者卵巢还有一定的自发排卵的可能，给患者一定的心理安慰。同时，为了更及时地关注这类患者，更早开始治疗，特别是促生育治疗，目前国际上的倾向是关口前移。因此，此症目前国际上流行的定义是指40岁以前，出现至少4个月的闭经，性激素紊乱，2次（间隔至少1个月）血清FSH浓度大于25IU/L（既往的定义为40IU/L），伴雌激素水平下降。与遗传因素、病毒感染、自身免疫性疾病、医源性损伤或特发性原因有关。其中，遗传方面已确定与FMR1基因前突变之间存在联系，该基因缺陷是造成脆性X综合征的原因。脆性X综合征是一种X连锁性疾病，它是遗传性精神发育迟滞最常见的原因。在家族性POI病例中，约14%的患者可发现存在基因前突变。在散发POI病例中，这种前突变的出现率约为2%。其他相关基因尚处于研究之中。

（四）子宫性及下生殖道发育异常性闭经

1.子宫性闭经

子宫性闭经分为先天性和获得性两种。先天性子宫性闭经的病因包括米勒管发育异常的MRKH综合征和雄激素不敏感综合征，以及其他子宫缺如的性发育异常疾病；获得性子宫性闭经的病因包括感染、创伤导致宫腔粘连引起的闭经。

（1）MRKH综合征：该类患者卵巢发育、女性生殖激素水平及第二性征完全正常，但由于胎儿期双侧副中肾管形成的子宫段未融合而导致先天性无子宫，或双侧副中肾管融合后不久即停止发育，子宫极小，无子宫内膜，并常伴有泌尿道畸形。

（2）雄激素不敏感综合征：患者染色体核型为46，XY，性腺是睾丸，血睾酮为正常男性水平，但由于雄激素受体缺陷，使男性内外生殖器分化异常。雄激素不敏感综合征分为完全性和不完全性两种。完全性雄激素不敏感综合征为完全没有雄激素作用的临床表现，外生殖器女性型且发育幼稚、无阴毛；不完全性雄激素不敏感综合征即有部分雄激素作用，可存在腋毛、阴毛，但外生殖器性别不清。

（3）子宫内膜损伤和宫腔粘连：一般发生在反复人工流产术后或刮宫、宫腔感染或放射治疗后；子宫内膜结核时也可使宫腔粘连变形、缩小，最后形成瘢痕组织而引起闭经；宫腔粘连时可因子宫内膜无反应及子宫内膜破坏引起闭经。

（4）各种医源性原因进行子宫内膜剥除术或子宫切除。

2.下生殖道发育异常性闭经

包括宫颈闭锁、阴道横隔、阴道闭锁及处女膜闭锁等。宫颈闭锁可因先天性发育异常和后天宫颈损伤后粘连所致，常引起宫腔和输卵管积血；阴道横隔是由于两侧副中肾管融合后其尾端与泌尿生殖窦相接处未贯通或部分贯通所致，可分为完全性阴道横隔及不全性阴道横隔；阴道闭锁常位于阴道下段，其上2/3段为正常阴道，由于泌尿生殖窦未形成阴道下段所致，经血积聚在阴道上段；处女膜闭锁是泌尿生殖窦上皮未能贯穿前庭部所致，由于处女膜闭锁而致经血无法排出。

（五）其他原因所致闭经

1. 雄激素水平升高的疾病

包括 PCOS、先天性肾上腺皮质增生症（CAH）、分泌雄激素的肿瘤及卵泡膜细胞增殖症等。

2. 甲状腺疾病

常见的甲状腺疾病为桥本病及毒性弥漫性甲状腺肿（Graves 病）。常因自身免疫抗体引起甲状腺功能减退或亢进，并抑制 GnRH 的分泌从而引起闭经。也可因抗体的交叉免疫破坏卵巢组织而引起闭经。

四、诊断步骤

详细询问病史，完成体格检查与妇科检查并排除妊娠后，闭经应该按照这样一个程序去诊断：

（一）取血检查激素水平

首先行生殖激素水平测定（停用雌孕激素类药物至少 1 个月后），对于肥胖或临床上存在多毛、痤疮等高雄激素血症体征时，尚需测定血糖、胰岛素、硫酸脱氢表雄酮（DHEAS）、性激素结合球蛋白（SHBG）、17- 羟孕酮等。激素测定的目的是协助诊断，测完激素不应当着急去分析化验单的结果，首先应当做的是进行下述试验明确病变部位，再结合血激素水平结果做出合理推断。

（二）孕激素试验

推荐使用注射黄体酮，因为试验的目的就是要求准确，口服药物由于其吸收受到多种因素的干扰，可能导致假阴性结果，用药方法为：黄体酮 20mg/d，肌内注射 3～5 天；口服多用于初步判断孕激素肯定会有撤退出血者，有以下几种方法：醋酸甲羟孕酮 10mg/d，口服 8～10 天；地屈孕酮 10～20mg/d，口服 8～10 天；微粒化黄体酮 100mg/ 次，每天 2 次，口服 10 天。

（1）如果孕激素试验来月经：补充孕激素可以来月经首先说明生殖道是正常的，经血可以流出体外；其次说明体内有一定水平的内源性雌激素分泌，即妇科内分泌轴有功能但功能异常，由于某种原因虽然卵泡能够发育，但不足以使卵泡发育成熟与排卵，故缺乏孕激素的分泌，不能使子宫内膜从增殖期转变为分泌期并脱落出血。闭经原因主要考虑一些系统性因素，例如 PCOS、高泌乳素血症、绝经或 POI 前期、其他一过性下丘脑 - 垂体 - 卵巢（HPO）轴功能紊乱（如情绪改变和心理因素等）。此时没必要再去进行雌孕激素试验，因此可以参考激素测定水平的结果了，例如泌乳素和雄激素。需要强调的一点是，很多医生仅凭超声所见子宫内膜厚度和（或）雌激素水平，就主观臆断用孕激素是否能够有撤退出血，这是不正确的。超声只是一项影像学检查，内膜厚度的测量是依据组织回声，雌激素测定的准确性也很难保证，更主要的是不同个体的子宫内膜对于雌孕激素的敏感性不一样，均会导致主观的判断不够准确。我们的研究表明，尽管内膜厚度在 0.5cm 以上和以下，撤退出血的概率显著不同，但内膜厚度在 0.5cm 以下者仍有部分病例可以发生孕激素撤退出血。因此，在面对一位闭经的患者时，进行孕激素撤退试验还是十分必要的。

（2）如果孕激素试验不来月经：则需要进行下一个步骤，也就是雌孕激素试验。

（三）大剂量雌激素孕激素试验

关键之处就是雌激素的剂量要足够大，服用雌激素有以下几种方法：戊酸雌二醇或 17β- 雌二醇 4mg/d，亦可用结合雌激素 1.25mg/d，20 ～ 30 天后再加用孕激素。

（1）如果雌孕激素试验不来月经：说明闭经的病因并不在内分泌范畴，而是生殖道原因，包括各种先天性或后天性的疾病，例如先天性无子宫、阴道或宫颈闭锁或者后天性子宫内膜破坏等。

（2）如果雌孕激素试验来月经：说明体内缺乏雌激素，但是生殖道正常，此时生殖激素的结果就变得尤为重要，需要根据它进行下一步判断。

（3）如果 FSH 和 LH 高，E2 低，说明病变部位在卵巢，属于卵巢性闭经，可见于 POI 或绝经（这里需要指出的一点是对于高 Gn 性原发闭经以及性分化异常者应进行染色体检查）。

（4）如果 FSH 和 LH 正常或者偏低、E2 低：说明为中枢性闭经，病变部位在下丘脑或垂体，为低 Gn 性闭经。需要注意的一点是：下丘脑－垂体性闭经并不一定伴随 FSH 和 LH 的降低，有些情况还在正常早卵泡期范围，在孕激素试验不能撤退出血且雌孕激素可以撤退出血的前提下，只要 FSH 和 LH 不高，即可初步判断病因在下丘脑垂体水平。

（四）垂体兴奋试验

为了进一步搞清到底是下丘脑还是垂体出了问题，还可以采用 GnRH 做垂体兴奋试验。但这样的试验对于治疗的意义并不大，因为无论患者的意愿是想要来月经还是想要生育，治疗的方法是一样的。

GnRH 刺激试验的具体做法是：连续 3 天每天晨 8 时给予 100μg GnRH ＋ 5mL 生理盐水（第 1 天静脉注射、第 2 天静脉注射，第 3 天肌内注射），在第三天用药前及用药后 15 分钟、30 分钟和 60 分钟取血测 LH。结果如下：

（1）正常：15 分出现 LH 峰值，高于基值 3 倍以上，绝对值增高 7.5ng/mL 以上。

（2）活跃反应：峰值超过基值 4 ～ 5 倍。

（3）延迟反应：峰值出现注射后 60 分钟或 90 分钟。

（4）低弱反应：峰值增高未及 2 倍。

此试验的意义是：

（1）病变在卵巢，LH 基值增高，注射 GnRH 后明显活跃。

（2）病变在垂体，LH 基值低，注射 GnRH 后低弱反应或无反应。

（3）病变在下丘脑，LH 基值低，注射 GnRH 后正常或延迟反应。目前，由于药物的限制，传统垂体兴奋试验难以进行，存在各种改良的试验方法，比如用短效垂体促性腺激素释放激素激动剂（GnRH-a）等，但其尚无统一的结果评估标准。

需要指出的是，当我们面对一个闭经的患者的时候，在明确闭经的诊断之后，病因的判断中一定要先搞清楚病变部位，再去判断是什么疾病，可以首先抽血化验性激素水平，但是激素水平的测定结果必须要结合临床的试验结果，应当完成试验以后再去查看性激素水平结果，做出综合判断，这是一个非常重要的思路。作为临床医生还是应该以临床作为判断指标，激素水平测定只能作为参考，不能过度依赖。例如，看 FSH、LH 和雌激素水平的高低，一定要在完成孕激素试验和雌孕激素试验的基础上。按照上述路径判断清楚病变部位之后，再有针对性地完善相关辅助检查与化验来确诊具体的疾病。

五、治疗原则

治疗之前首先要明确患者体内缺乏什么，对缺乏的激素予以补充，不缺乏的则无须补充，明确这一点后制定出对应的治疗策略，包括针对主要病因的特异性治疗（去除诱因、给予药物或手术治疗）；促进、维持第二性征发育并减轻症状的激素补充治疗；针对疾病病理生理紊乱的内分泌治疗以及对有生育要求，并适合生育的患者解决生育问题的促排卵治疗。这里需要指出的是，如果单用孕激素试验能来月经，用口服促排卵药才会有用；如果单用孕激素试验无法来月经，用人工周期才能来月经，用口服促排卵药是没有作用的。

下面来介绍以下几类疾病所致闭经的具体处理：

1. 生殖道闭经

患者体内不缺乏任何激素，治疗方法是手术，对经血引流障碍的阻塞部位行切开术，并通过手术矫正建立通道。

2. 卵巢性闭经

缺乏雌孕激素，可用人工周期建立规律月经周期，而且这种雌孕激素的补充可以维护健康，防止过早衰老；有生育要求者，因为卵巢功能已经基本衰竭，所以需要借助借卵 IVF 来完成生育。

3. 下丘脑垂体性闭经

通常缺乏雌孕激素，来月经可用人工周期治疗，由于卵巢功能本身正常，因此生育问题需要用 Gn 促排卵解决；神经性厌食症者主要是由于强迫症和过度营养不良造成闭经，可采用抗抑郁药物治疗，并辅以心理治疗和鼓励进食，同时在恢复自身妇科内分泌功能之前，可采用雌孕激素序贯治疗；过度运动造成的闭经如果单用孕激素不能撤退出血，也应该适当予以雌孕激素序贯治疗。

4. 精神因素

患者体内缺乏孕激素，可定期孕激素撤退恢复月经。精神因素解除后多数可自行恢复排卵，如果仍无排卵，可用枸橼酸氯米芬（CC）或芳香化酶抑制剂促排卵帮助生育。

5.PCOS

患者缺乏孕激素并且常伴有高雄激素，欲来月经可定期孕激素撤退，治疗高雄症状可用复方口服避孕药，促进生育则用三个层次的促排卵治疗，即口服促排卵药物、注射促排卵药物和体外受精－胚胎移植。

6.高泌乳素血症

主要缺乏孕激素（有时也会出现雌孕激素均缺乏），但治疗上不需要任何雌孕激素，可用多巴胺受体激动剂（常用药物有溴隐亭、卡麦角林和喹高利特）来解决月经和生育问题。

7.绝经过渡期

此时患者体内缺乏孕激素，欲来月经可定期孕激素撤退，如果在月经稀发和闭经的同时已经出现了更年期症状，则说明已经有雌激素的缺乏，可以用序贯的方法补充雌孕激素；但是，如果此类患者要求生育，应当劝说其放弃，因为生育会牵涉几代人，并涉及许多社会伦理的问题，我们的处理不能唯技术论，要体现出价值医学的理念，需要做的是让适合怀孕的人怀孕，孕期平顺地生出健康单胎。

六、总结

闭经的病理生理基础为下丘脑－垂体－卵巢－子宫轴结构和功能的完整性受损。诊断要有正确的思路，需要在排除妊娠后先做孕激素撤退试验，其目的是检测内源性雌激素水平和生殖道的功能状态以决定诊断及后续的治疗，性激素水平测定结果则应是试验之后的辅助参考，可协助诊断。正确的诊断有赖于缜密的思考、辩证的思维、哲学的逻辑，以及良好的沟通的能力。治疗原则主要强调"缺什么补什么"，针对病因进行个体化治疗，围绕这个原则，措施主要包括病因治疗、激素补充治疗以及对适合怀孕的患者促生育治疗。

第四节　经前期综合征

一、概述

经前期综合征（PMS）是指周期性出现在月经周期下半期的情感、躯体和行为障碍等的综合征，临床症状多种多样，并在月经或之后很快消失。PMS 的严重类型称为经前焦虑症。

二、临床表现

经前期综合征的女性症状很多，主诉超过 300 种，但主要可为情感症状、躯体症状和行为症状三大类。

（一）情感症状

精神紧张、易怒、急躁、情绪波动和不能自制，也可抑郁、情绪淡漠、疲乏、困倦以及睡眠和性欲改变等。

（二）躯体症状

头痛多为双侧性，但亦可单侧头痛，疼痛部位不固定，一般位于颞部或枕部，头痛症状于经前数天即出现，伴有恶心甚至呕吐，呈持续性或时发时愈。乳房肿胀及疼痛，以乳房外侧边缘及乳头部位为重，严重者疼痛可放射至腋窝及肩部。盆腔坠胀、腰骶部、背部疼痛。手足、眼睑的水肿，腹部胀满，少数患者体重明显增加。此外，还可出现便秘、低血糖等表现。

（三）行为症状

注意力不集中、记忆力减退、判断力减弱，工作效率低。严重者有判断力受损、暴力发作，犯罪或自杀倾向。

三、诊断

主要依据为经前周期性出现的典型症状，出现于月经前 7 ~ 10 天，逐渐加重，至月经前 2 天左右最重，月经开始即刻或之后症状可很快消失。在月经周期的卵泡期没有症状，是诊断 PMS 的先决条件。诊断多不困难，最有效的诊断工具是月经日记，可以了解症状出现与月经的关系。PMS 的诊断则需满足美国心理学协会（APA）推荐的标准（APA）《精神障碍诊断和统计手册（第 5 版）》的严格标准。本病应与其他在月经期症状加重的疾病（如癫痫发作、偏头痛、围绝经期综合征、痛经、子宫内膜异位症等）相鉴别，同时还需与其他间歇性发作的疾病相鉴别，例如间歇性抑郁症。还应排除外心、肝和肾疾病引起的水肿。

PMS 的治疗主要是对症治疗，强调个体化原则。

（一）心理疏导

精神安慰，适当增加体育锻炼等，可对相当一部分患者有效。

（二）饮食调节

选择高碳水化合物、低蛋白饮食、限盐、限咖啡、补充维生素 E 以及维生素 B_6。

（三）药物治疗

1. 复合维生素、钙剂、镁剂

经 3 个周期钙剂的治疗可改善水潴留、嗜甜食和疼痛的症状。2 周期镁剂治疗可减轻经前水潴留。补充维生素可改善经前症状和抑郁。

2. 利尿药

每天或黄体期给予螺内酯可有效缓解躯体症状，例如体重增加和水肿。

3. 止痛药

经前给予甲芬那酸可减轻疲劳、头痛和改善情绪；经前给予萘普生可缓解偏头痛。

4. 排卵抑制剂

（1）口服避孕药：可以抑制排卵，减少月经周期中激素的波动，主要用于改善躯体症状，例如头痛、乳房胀痛、腹痛等。新型含屈螺酮的口服避孕药可能更有助于症状改善。

（2）促性腺激素释放激素激动剂：通过降调节抑制垂体促性腺激素分泌，抑制排卵，缓解症状。但价格昂贵，其相关的低雌激素症状限制了它的长期应用，低剂量雌激素反向添加治疗可防止部分副作用。

5. 溴隐亭

溴隐亭对乳房疼痛有效。

6. 抗抑郁药

选择性 5- 羟色胺再摄取抑制剂，适用于保守治疗效果不理想的重度 PMS 和 PMDD 的患者。给药时间为月经开始前 14 天至月经来潮或经后停用，也可全月经周期连续服用，连续给药可能优于间断给药。常用药物有：氟西汀、帕罗西汀、舍曲林。

7. 抗焦虑药

适用于明显焦虑及易怒的患者。阿普唑仑，由于潜在的药物依赖性，通常作为选择性 5- 羟色胺再摄入抑制剂无效时的二线用药，于经前开始用至月经来潮 2 ～ 3 天。

第五节　痛　经

一、定义

痛经主要指发生于月经期间的盆腔疼痛，主要分为原发性痛经和继发性痛经。其中原发性痛经是无器质性疾病的月经期疼痛，多从妇女初潮后不久就开始出现，痛经仅存在于排卵周期，通常发作于月经来潮前的几小时；继发性痛经的症状与原发性痛经相似，但常常进行性加重，并与疾病相关，常见的有子宫内膜异位症、子宫腺肌病、子宫肌瘤、内膜息肉等。此处重点讨论原发性痛经。

二、发生机制

（1）前列腺素 F2α 在子宫内膜及经血中大量增加，直接使子宫痛觉神经更敏感。

（2）子宫肌层收缩活性在经期提高，肌层紧张度和收缩强度提高。强烈收缩时，供应内膜的血运减少，使其部分缺血，造成痛经时的疼痛。

（3）白三烯类：增加痛觉纤维的敏感性。

（4）孕酮下降：黄体萎缩来月经后，孕激素水平下降。

三、诊断

（一）病史

（1）无异常病史。

（2）痛经特点：原发性痛经通常在初潮后不久即开始，下腹部或盆腔疼痛通常在月经来前短时间内出现，在痛经开始后的 24 小时达峰值，1～2 天后缓解。

（3）可有伴随症状：头痛、恶心、呕吐、腹胀、腹泻、疲乏。

（4）一般不会进行性加重。

（二）妇科检查

原发性痛经的妇科检查三合诊及盆腔检查无异常发现。

（三）实验室检查

与鉴别诊断相关的检查：CA125 检查阴性。

（四）影像学检查

1. 超声

排除异位妊娠、卵巢囊肿、子宫肌瘤、宫内节育器位置异常等。

2. 必要时 MRI

排除子宫畸形、子宫腺肌病等。

四、鉴别诊断

原发性痛经与继发性痛经的鉴别如下：

1. 原发性痛经

（1）发生于有排卵的月经周期。

（2）多数起病于初潮后的 1 年内。

（3）随月经来潮而出现疼痛，持续 1～2 天。

（4）性质为在下腹部持续性疼痛的基础上的波动性、痉挛性疼痛，放射至骶背部及大腿内侧。

（5）妇科检查及辅助检查无异常发现。

2. 继发性痛经

（1）疼痛程度常进行性加重。

（2）不一定随月经出现，有时始于黄体期并逐渐加重，至月经期达到高峰。

（3）妇科检查及辅助检查有异常发现，例如发现子宫息肉、卵巢子宫内膜异位囊肿、后穹隆触痛结节、子宫肌瘤等。

3. 以下几种情况高度提示继发性痛经

（1）初潮的第 1～2 个周期即出现的痛经，应警惕生殖道梗阻。

（2）25 岁以后开始出现的痛经。

（3）NSAIDs 类药物和（或）口服避孕药治疗无效的痛经。

（4）进行性加重的痛经。

五、患病率

（1）原发性痛经的发生率为 36.06%。

（2）原发性痛经的患者中 13.55%严重影响工作，少女中的原发痛经占 76%。

（3）原发性痛经的发生率随年龄增长而下降，吸烟可增加原发性痛经的发生率。

六、治疗

痛经对学习、工作及社会活动的影响程度是确定是否需要治疗的决定因素。

（1）NSAIDs 类药物：

1）一线治疗。

2）规律应用，为避免对潜在妊娠的影响，应在来月经时开始用。

3）主要不良反应：胃肠道不适，极少严重副作用。

4）禁忌证：肾功不全、消化性溃疡、出血倾向等。

5）药物：双氯芬酸、布洛芬、酮洛芬、甲氯芬酸、甲芬钠酸、萘普生。

（2）口服避孕药（OCS）：对原发痛经患者有一定的疗效。除了缓解痛经外，还具有其他益处，尤其适用于有避孕需求的患者。但对 40 岁以上、肥胖、吸烟女性需警惕血栓的风险。

（3）长效甲羟孕酮避孕针剂。

（4）曼月乐环：仅适用于有性生活且一段时间内无生育要求的育龄期女性。

（5）手术：

1）腹腔镜：NSAIDs 类药物及口服避孕药治疗无效的痛经患者，合并其他有意义的临床症状、体征时可考虑进行腹腔镜检查，明确诊断并进行相应的处理。

2）对于难治性痛经，骶前神经切除术（PSN）证据有限，应注意权衡利弊。

（6）其他治疗：证据有限，有待于进一步研究。

1）针灸、推拿、中药。

2）饮食：低脂素食、鱼油、各种维生素、镁。

3）综合治疗。

第六节　围绝经期综合征

一、绝经生理

绝经是一个在进化中被忽略的状态，是现代人类寿命逐渐延长的产物。绝经的本质是卵巢中的卵泡完全或接近完全耗竭引起的卵巢功能衰竭。卵巢功能从育龄期的鼎盛状态到绝经后的衰竭状态是一个渐进的复杂过程。

（一）围绝经相关内分泌变化

1. 孕激素

从绝经过渡期开始最早出现的变化是排卵功能障碍，孕激素的相对不足和缺乏是最早出现的激素变化。

2. 雌激素

由于卵泡数目的继续减少直至耗竭，卵巢功能进一步衰退，雌激素水平从波动的不稳定状态渐渐继续下降，通常在绝经后的数年内达到稳定的低水平，然后基本稳定。女性体内的雌激素在绝经前以雌二醇为主，绝经后变成以雌酮为主，由雄烯二酮与睾酮在脂肪、肝脏、肾脏、脑等非内分泌腺部位芳香化后产生。雌激素的下降并非线性，甚至在绝经过渡期的某些时候还可能存在雌激素水平相对过高的情况。

3. 促性腺激素

促性腺激素包括促卵泡激素（FSH）和黄体生成素（LH）。围绝经期 FSH 水平升高，呈波动型，LH 仍可在正常范围。绝经后垂体释放 FSH 和 LH 增加，FSH 升高较 LH 更显著，FSH/LH＞1，绝经后 1～3 年达最高水平，约持续 10 年，然后下降，但绝经 30 年后仍高于育龄妇女。

4. 雄激素

绝经后雄激素来源于卵巢间质细胞及肾上腺，总体雄激素水平下降。

（二）绝经相关症状

1. 月经改变

月经周期模式异常，表现为无排卵月经和生育力下降，在绝经过程中月经改变多种多样，个体差异大，具体可表现为：

（1）月经稀发，经期缩短，月经量减少，以后逐渐停止。

（2）月经周期不规律，或月经频发，或月经稀发，严重者可出现无排卵性功能失调性子宫出血，进而贫血。

（3）月经突然停止，以后不再来潮。

2. 血管舒缩症状

即出现潮红、潮热、出汗等血管舒缩功能失调的症状。潮热是指患者突然感到上半身发热，特别是脸、颈及胸部阵阵发热，是围绝经的标志性症状，但其发生的病理生理尚不十分清楚。潮热的发作频率有些偶然发作、时间短促，一般一次发作可持续数秒至数分钟。严重者频繁发作，每天发作几十次，持续十几分钟。

3. 神经精神症状

包括心悸、睡眠障碍、皮肤感觉异常等自主神经系统不稳定症状，激动易怒、焦虑、情绪低落、情绪波动等精神心理症状，此外还可能出现记忆和认知能力下降等。

4. 泌尿生殖道症状

由于雌激素水平降低或缺乏可出现阴道干涩、性交困难、反复阴道炎、泌尿系统感染、尿失禁等泌尿生殖道症状。

5. 心血管系统症状及心血管疾病

围绝经期妇女常出现血压波动、心悸、心律不齐、假性心绞痛等。随着绝经年限增长，血压日益升高，冠心病发生率显著增加。

6. 骨量减少、骨质疏松

在绝经后的前 5 年内，雌激素下降最快，骨丢失最多。骨质疏松的临床症状包括背痛、身材矮缩、活动能力降低，脊椎骨、肱骨、股骨上端、桡骨远端和肋骨骨折等。

7. 躯体症状

涉及多个系统，骨关节痛、肌肉痛是最常见的躯体症状。可能与大脑皮质功能异常有关。

8. 其他症状

包括皮肤皱纹、瘙痒，毛发脱落，乳房下垂、体重增加、腹型肥胖等，与雌激素水平下降有关。

二、绝经相关术语

（一）绝经

绝经是指妇女一生中的最后一次月经，是一个回顾性概念，一般需要在最后一次月经 1 年之后方能确认。绝经的真正含义并非指月经的有无，而是指卵巢功能的衰竭。

（二）人工绝经

人工绝经是指通过各种医疗措施导致卵巢功能衰竭。单纯子宫切除的妇女，如卵巢功能正常，不是绝经，不需要进行 MHT，但其卵巢功能衰退可能早于未行子宫切除的妇女，应密切观察卵巢功能变化，及时开始绝经激素治疗。

（三）绝经前期

绝经前期是指卵巢有活动的时期，包括自青春期到绝经的一段时期。

（四）绝经后期

绝经后期是指从绝经一直到生命终止的这段时期。

（五）绝经过渡期

是从绝经前的生育期走向绝经的一段过渡时期，是从临床特征、内分泌学及生物学上开始出现绝经趋势（如月经周期紊乱等）直至最后一次月经的时期。绝经过渡期又分为绝经过渡期早期和绝经过渡期晚期。进入绝经过渡期早期的标志是 40 岁以上的妇女在 10 个月之内发生两次相邻月经周期长度的变化 ≥ 7 天，进入绝经过渡期晚期的标志是月经周期长度≥60天。

（六）围绝经期

其起点同绝经过渡期，终点为最后一次月经后1年。

（七）更年期

更年期是传统名称，指绝经及其前后的一段时间，是从生殖期过渡到老年期的一个特殊生理阶段，包括围绝经期前后。更年期综合征是指妇女在更年期出现的一系列症状。

（八）早发性卵巢功能不全（POI）

指40岁之前闭经或月经稀发，且间隔1个月以上两次FSH＞25U/L。以前常用卵巢早衰的概念，但近年来从国际到国内，POI的概念逐渐广为接受。

三、激素补充治疗

主要指对卵巢功能衰退的妇女在有适应证、无禁忌证的前提下，个体化给予低剂量的雌和（或）孕激素药物治疗。对于有子宫者需在补充雌激素的同时添加孕激素，称为雌孕激素治疗（EPT），而对于无子宫者则采用单纯雌激素治疗（ET）。既往采用的名词是激素补充治疗（HRT），但从2013年起国际绝经协会将其称为绝经激素治疗（MHT）。MHT是维持围绝经期和绝经后妇女健康的全部策略（包括关于饮食、运动、戒烟和适当饮酒等生活方式建议）的一部分。MHT是针对绝经相关症状的诸多治疗方法中最有效的方法。它可以有效缓解绝经相关症状，在绝经早期（"窗口期"）使用，还可在一定程度上预防老年慢性疾病的发生。但MHT也不是任何人、任何时候都可以使用的，与所有的医疗措施一样，有其适应证、禁忌证和慎用情况。

（一）MHT的适应证、禁忌证和慎用情况

1. MHT的适应证

（1）绝经相关症状（A级证据）：月经紊乱、潮热、多汗、睡眠障碍、疲倦、情绪障碍（如易激动、烦躁、焦虑、紧张或情绪低落等）。

（2）泌尿生殖道萎缩的相关症状（A级证据）：阴道干涩、疼痛、性交痛、反复发作的阴道炎、排尿困难、反复泌尿系统感染、夜尿多、尿频和尿急。

（3）低骨量及骨质疏松症（A级证据）：包括有骨质疏松症的危险因素及绝经后骨质疏松症。

2. MHT的禁忌证

已知或可疑妊娠；原因不明的阴道出血；已知或可疑患有乳腺癌；已知或可疑患有性激素依赖性恶性肿瘤；患有活动性静脉或动脉血栓栓塞性疾病（最近6个月内）；严重的肝、肾功能障碍；血卟啉病、耳硬化症；已知患有脑膜瘤（禁用孕激素）。

3. MHT的慎用情况

慎用情况并非禁忌证，是可以应用MHT的，但是在应用之前和应用过程中，应该咨

询相应专业的医生，共同确定应用 MHT 的时机和方式，同时采取比常规随诊更为严密的措施，监测病情的进展。包括子宫肌瘤、子宫内膜异位症、子宫内膜增生史、尚未控制的糖尿病及严重的高血压、有血栓形成倾向、胆囊疾病、癫痫、偏头痛、哮喘、高催乳素血症、系统性红斑狼疮、乳腺良性疾病、乳腺癌家族史。

（二）MHT 应用的总原则

1. 药物剂量

应用 MHT 时，应个体化用药；且应在综合考虑绝经期具体症状、治疗目的和危险性的前提下，选择能达到治疗目的的最低有效剂量；可考虑应用较现有标准用法更低的剂量；对于卵巢早衰妇女，MHT 所用药物的剂量应大于正常年龄绝经的妇女。

2. 用药时间

在卵巢功能开始减退并出现相关绝经症状后即开始给予 MHT，可达到最大的治疗益处。MHT 期间应至少每年进行 1 次个体化受益 / 危险评估，根据评估情况决定疗程长短，并决定是否继续应用。根据现有的循证医学证据，没有必要对 MHT 持续时间进行限制，只要受益大于危险，即可继续给予 MHT。对于提前绝经者，推荐 MHT 应至少用至正常绝经年龄，之后按照正常年龄绝经妇女对待。

3. 添加孕激素的基本原则

对于有子宫的妇女，单用雌激素会增加子宫内膜癌发生的危险性，雌激素的致癌危险性随剂量加大和治疗时间延长而增加；因此，该类妇女在 MHT 时应加用孕激素。MHT 中，孕激素应用的主要目的是对抗雌激素，从而保护子宫内膜。对于已切除子宫的妇女，通常不必加用孕激素。在雌激素持续用药的情况下，孕激素应持续或周期性添加，周期性添加者每月给予孕激素不短于 14 天。

（三）应用流程

（1）应用前评估：

1）评估目的：①是否有应用 MHT 的适应证。②是否有应用 MHT 的禁忌证。③是否存在慎用情况。

2）评估项目：①病史。②检查：准备激素治疗的女性需要做全面的体检，包括血压、体重、身高、宫颈脱落细胞检查、化验肝功、肾功、血脂，盆腔、乳腺、肝、胆、脾、胰、双肾的超声检查，根据检查结果判断有无用药禁忌，必要时行骨密度的检查，目的是判断有无骨量减少或者骨质疏松。

（2）权衡利弊：

1）应用 MHT 前需考虑的情况：①年龄。②卵巢功能衰退情况（绝经过渡期、绝经后期早期、绝经后期晚期）。③应用 MHT 前的评估结果。

2）结果判断：①无适应证或存在禁忌证时不应用 MHT。②有适应证同时合并其他疾病时，在排除禁忌证后，可于控制其他疾病的同时，应用 MHT。③有适应证、无禁忌证时建议应用 MHT。④症状的发生可能与绝经有关，也可能与绝经无关，难以即刻辨明，并且无禁忌证时，可行短期试验性应用。

（3）患者知情同意。

（4）个体化用药方案：

1）考虑因素：①是否有子宫。②年龄。③卵巢功能衰退情况（绝经过渡期、绝经早期或绝经晚期）。④风险因素。

2）根据每个妇女的不同情况，制订个体化用药方案：①单纯孕激素补充治疗：适用于绝经过渡期，目的是调整卵巢功能衰退过程中出现的月经问题。地屈孕酮 10 ～ 20mg/d 或微粒化黄体酮胶丸或胶囊 200 ～ 300mg/d，或醋酸甲羟孕酮 4 ～ 6mg/d，每个月经周期使用 10 ～ 14 天。②单纯雌激素补充治疗：适用于已切除子宫的妇女。戊酸雌二醇片 0.5 ～ 2.0mg/d 或半水合雌二醇帖 1/2 ～ 1 帖 /7d，或雌二醇凝胶 1.25g/d 经皮涂抹，连续应用。③雌、孕激素序贯用药：适用于有完整子宫、围绝经期或绝经后期仍希望有月经样出血的妇女。这种用药方式是模拟月经生理周期，在用雌激素的基础上，每月加用孕激素 10 ～ 14 天；按雌激素的应用时间又分为周期序贯和连续序贯，前者每周期停用雌激素 2 ～ 7 天；后者连续应用雌激素。雌激素多采用戊酸雌二醇 1 ～ 2mg/d，也可采用半水合雌二醇帖 1/2 ～ 1 帖 /7d，或雌二醇凝胶 1.25g/d 经皮涂抹；孕激素多采用地屈孕酮 10mg/d，或微粒化黄体酮胶囊或胶丸 100 ～ 300mg/d，或醋酸甲羟孕酮 4 ～ 6mg/d。也可采用复方制剂，在周期序贯方案中，可采用戊酸雌二醇片 / 雌二醇环丙孕酮片复合包装，按 1 片 /d，用完 1 盒后停药 7 天，再开始下一个周期的治疗；连续序贯方案可采用雌二醇 / 雌二醇地屈孕酮片（1/10 或 2/10 剂量），按序 1 片 /d，用完 1 盒后直接开始下一盒，中间不停药。④雌、孕激素连续联合用药：适用于有完整子宫、绝经后期不希望有月经样出血的妇女。该法每天均联合应用雌、孕激素，一般为连续性（连续用药不停顿）给药。雌激素多采用戊酸雌二醇 0.5 ～ 1.5mg/d 或半水合雌二醇帖 1/2 ～ 1 帖 /7d，或雌二醇凝胶 1.25g/d 经皮涂抹，孕激素多采用地屈孕酮 5mg/d，或微粒化黄体酮胶囊 50mg/d，或醋酸甲羟孕酮 1 ～ 3mg/d。也可采用复方制剂，例如雌二醇屈螺酮片 1 片 /d。⑤连续应用替勃龙：推荐 1.25 ～ 2.50mg/d，适合于绝经后不希望来月经的妇女。

（5）应用 MHT 过程中的监测及注意事项：

1）监测目的：判断应用目的是否达到；个体风险与受益比是否发生改变；评价是否需要继续应用 MHT 或调整方案。

2）开始激素治疗后，可于 1 ～ 3 个月复诊，以后随诊间隔可为 3 ～ 6 个月，1 年后的随诊间隔可为 6 ～ 12 个月。若出现异常的阴道流血或其他不良反应，应随时复诊。每次复诊应仔细询问病史及其他相关问题。推荐至少每年重复 1 次上述检查，每 3 ～ 5 年测定骨密度 1 次。根据患者情况，可酌情调整检查频率。

第七节　性早熟

一、定义及分类

提前出现的性征与性别一致称为同性性早熟，与性别不一致时称为异性性早熟。

女性同性性早熟，目前临床上应用的诊断标准是：女性 8 岁前乳房发育与 10 岁前月经来潮。

根据病因，性早熟主要分为三类：促性腺激素依赖性性早熟（中枢性性早熟）、非促性腺激素依赖性性早熟（外周性性早熟）、不完全性早熟（又称部分性早熟）。

二、病因

（一）中枢性性早熟（真性性早熟、促性腺激素依赖性性早熟）

中枢性性早熟的患儿体内发生的激素变化过程实际上是妇科内分泌轴提前启动引起的。

特发性 - 无器质性疾病，称为特发性中枢性性早熟。约有 80％的女性性早熟患者属于特发性中枢性性早熟。

（1）大脑病变：中枢神经系统病变包括：出生缺陷；脑肿瘤；感染／炎症；头部创伤，放射损伤等。

（2）基因异常。

（3）综合征：结节性硬化；多发性神经纤维瘤。

（4）早期暴露于大量性激素：通过任何途径（内源性或外源性）接触性激素时间过长都能引发真性性早熟。

（二）外周性（假性性早熟、非促性腺激素依赖性性早熟）性早熟

（1）卵巢肿瘤颗粒细胞瘤是引起性早熟最常见的卵巢肿瘤，约占 60％。

（2）卵巢囊肿：特发性的或 McCune-Albright 综合征。

（3）肾上腺疾病。

（4）原发性甲状腺功能减退。

（5）医源性疾病。

（三）不完全性早熟（又称部分性早熟）

不完全性早熟包括乳房早熟、阴毛早熟及单纯月经初潮提前而无其他青春期发育的表现。

尽管单独的乳房发育或阴毛发育通常是自限性的，但它们可能是真性性早熟的首发症状，应该严密随访。

单纯月经初潮提前可能是性早熟或良性卵巢囊肿的表现，但应排除外阴道局部损伤引起的出血。严格来讲，这不属于性早熟的范围，但医生应对患儿进行细致的鉴别诊断。

三、诊断

（一）病史

对于初次就诊的性早熟患者的评估应该包括详细的病史采集和体格检查。

注意寻找引起中枢神经系统（CNS）损伤的病史，如产伤、脑炎、放射性损伤等。食欲增加、身高突增及情绪不稳定有可能是患者体内雌激素作用的表现。性早熟的发育过程同正常青少年的发育过程相似。家族史调查必须包括其遗传情况。

一些患儿仅有反复的月经来潮而没有青春期发育的表现，可能是真性或假性性早熟患者的首发症状。可能是一种良性自限性疾病，但需要排除其他病因。

（二）体格检查

体格检查应该包括身高和体重检查，还应做神经系统的检查。注意检查皮肤上有无痤疮、腋臭、咖啡斑及阴毛腋毛的情况。神经纤维瘤患者的咖啡斑为多个边缘平滑的棕色斑丘疹，而 McCune-Albright 综合征患者则表现为一个或多个边界不规则的大斑丘疹。

应进行甲状腺触诊，观察有无严重甲状腺功能减退的表现。记录乳房大小及发育情况。检查外生殖器有无雌激素作用的表现（小阴唇增大、阴道黏膜增厚、分泌物增多）。一些女性如果出现男性化的表现，如阴蒂肥大、声音变粗、肌肉发达及多毛，应警惕有雄激素增多导致异性性早熟的可能。

腹部超声检查对于检查卵巢包块更敏感，必要时可肛查。中枢性性早熟患儿的卵巢与正常青春期儿童的卵巢相似，常轻度增大，且含有多个小的卵巢囊肿。单独的卵巢囊肿可单独发生也可合并 McCune-Albright 综合征。

（三）实验室检查及辅助检查

可以根据病史和体检的结果来选择。

如果怀疑性早熟，应该查骨龄：

（1）如果生长速度及骨龄均正常：每 3 个月随诊 1 次，观察性发育进展及有无身高增长过快。如果性早熟进程很慢而无快速的骨成熟属于青春期早现的变异表现，不经干预，他们的身高通常在成年后均可达到正常范围。

（2）如果生长速度及骨龄异常：如有进行性的性发育、骨龄提前、生长加速或阴道表现有雌激素作用，这时要：

1）测血 LH、FSH、雌二醇、硫酸脱氢表酮（DHEAS）和 TSH 水平。

2）盆腔检查评估卵巢囊肿及大小、子宫大小及形态。

3）通过增强 MRI 检查中枢神经系统。

对于 LH 和 FSH 浓度高低的解释取决于所使用的检测方法。由于青春期 LH 和 FSH 的分泌与睡眠有关，所以白天的随机血 LH 和 FSH 水平对于鉴别乳房早熟、假性性早熟及早期中枢性性早熟方面意义不大。真性性早熟早期患者的随机 LH 和 FSH 水平常在青春期前范围。

GnRH 兴奋试验：①有助于真性性早熟与乳房早熟的鉴别诊断。②真性性早熟的患者常有夜间 LH、FSH 分泌峰，青春期儿童对 GnRH 试验主要为 LH 反应。③外周性性早熟或卵巢分泌性囊肿或肿瘤对 GnRH 为抑制反应。④部分性早熟患者（乳房早熟）为似青春期前的 FSH 峰反应。

四、治疗

(一) 中枢性性早熟

（1）GnRH-a：已经成为中枢性性早熟的主要治疗方法。

每 28 天肌内注射一次。患者在使用 GnRH-a 治疗时应注意密切监测。监测中应通过体格检查来测量身高、体重、乳房发育以及雌激素对阴道黏膜的作用效果。GnRH-a 治疗期间应该补钙，有利于改善骨密度。一些患者在使用 GnRH-a 治疗后其最终身高明显地增加。

通常 GnRH 兴奋试验对于追踪观察女孩对 GnRH-a 治疗情况的反应特别有用，能够了解青春期发育是否已经被控制住。在治疗开始后 3 个月进行第一次检查，以后每隔 6～12 个月复查一次。

（2）伴随的卵巢囊肿：伴随真性性早熟的正常卵巢滤泡囊肿可不必切除。中枢性性早熟伴发的卵巢囊肿仅需观察，因为通过抑制促性腺激素水平就可以使之退化。

（3）生长激素：如果身高不满意，必要时可以考虑加用生长激素治疗，最好参考内分泌科专家的意见。

(二) 外周性早熟

主要是对于原发病的治疗。

(三) 部分性早熟

1. 乳房早熟的治疗

对乳房早熟患者应仔细询问其曾使用的药物和护肤品。

治疗应该包括心理安慰及密切随访，以确认乳房发育是否为性早熟的首发表现。每次随访都应进行全面的体检。监测身高生长线和骨龄。

2. 肾上腺早熟（阴毛早熟）的治疗

体格检查可以发现有阴毛腋毛、无乳房发育、阴唇阴道无受雌激素作用的特征，以及有男性化的表现（阴蒂肥大）。

实验室检查包括测骨龄、血 DHEAS、ACTH 及清晨（早上 7～8 点）17- 羟孕酮。如果发现一些患者有胰岛素抵抗，则应检测血糖及胰岛素水平。必须排除其他诊断，如性早熟、先天性肾上腺皮质增生症及肾上腺或卵巢肿瘤。

对肾上腺早熟的治疗是解释、安慰及随访。患儿最初应该每隔 3～6 个月检查 1 次以确认初步的诊断。一般来说，患儿的青春期发育可以恢复正常。一些患者在青春期时会有多毛及月经不规律。

第八节 青春期发育延迟

一、定义及分类

女孩在 13 岁没有乳腺发育，或在 16 岁没有月经来潮，则视为青春期发育延迟。男孩 14 岁时，睾丸体积仍为青春期前考虑为延迟。

二、病因

青春期延迟的病因诊断包括中枢性病变（慢性病、营养缺乏、垂体功能减退和肿瘤）、甲状腺功能减退、肾上腺病变和卵巢功能衰退。做出诊断前首先要排除生理原因所致的青春期发育延迟。

三、诊断

青春期发育延迟最基本的检查是完整的病史和体格检查。

（一）病史

如果女孩 13 岁仍无性发育，就应当进行检查。慢性消耗性疾病，芭蕾或田径、体操等竞技体育训练可使青春期发育时间推迟，如果其他生长发育指标与延迟的性发育状况一致，须年满 14 岁才可诊断。对生长和性发育情况应进行持续观察。一旦发现发育停止就需要进行全部内分泌检查。

相关既往史应围绕目前的主诉来询问，包括以下内容：

（1）家族史：所有家族成员的身高（如果是身材矮小症）；祖母、母亲、姨妈、姐妹的初潮年龄和生育情况（家族疾病包括青春期延迟、初潮延迟、雄激素不敏感、先天性肾上腺增生、某些性腺发育不全和脆性 X 染色体前突变携带者）；卵巢肿瘤史（如性腺母细胞瘤）；自身免疫内分泌疾病史，如甲状腺炎、糖尿病、Addison 综合征和自身免疫性卵巢衰竭。

（2）新生儿病史：母亲摄入雄激素可导致阴蒂增大；母亲流产史；出生体重；先天异常；疝；淋巴水肿；新生儿问题，例如低血糖提示垂体功能减退。

（3）既往手术（双侧卵巢切除）、放射治疗、化疗史。

（4）系统回顾：着重于有无慢性病、腹痛、腹泻、头痛、神经系统症状、嗅觉、体重变化、进食障碍、热量摄入、性活动、溢乳、药物治疗、吸毒、情感压力、竞技性运动、痤疮和多毛。

（5）青春期发育开始的年龄和程度。

（6）绘制生长图表，计算中位父母身高。

（二）体格检查

全面的体格检查包括身高、体重、血压、甲状腺触诊和乳房及阴毛发育的 Tanner 评分（SMR）。虽然患者可能以"未发育"为主诉就诊，但查体可能发现乳房发育为 SMR2级，继续观察 3～6 个月患者可能就会进入青春期。

先天性发育异常的表现包括：疝、肾发育异常、骨骼不匀称（提示软骨发育不全）。如果目测时怀疑身体比例异常，则应测量两臂伸展距离和上下肢比率（U/L）。两臂伸展距离为两臂完全伸展时两中指指尖的距离。下肢长度为耻骨联合至地面的距离（上肢长度为身高减去下肢长度）。身体比例正常的儿童两臂伸展距离大约等于身高。U/L大约为 0.95。

Turner 综合征的躯体特征可以作为青春期发育延迟的诊断线索。

对于青春期延迟或中断的患者，神经系统检查是非常重要的，包括嗅觉的评估（如Kallmann 综合征）、视野镜检查和面对面的视野检查（有效的视野检查可以提示是否存在垂体瘤）。同时，应注意是否存在雄激素过高的体征（痤疮、多毛）。

对尚无性发育的青少年，妇科检查应观察外生殖器，注意是否有阴蒂增大，处女膜和阴道下段是否有雌激素作用的迹象。青春期延迟者由于缺乏雌激素的作用，阴道黏膜较薄而且变红；反之，有雌激素作用的阴道黏膜为粉红色而且较湿润。由于青春期发育延迟的病因可能为卵巢问题（如 Turner 综合征或卵巢早衰）或下丘脑－垂体问题（低促性腺激素性性腺功能减退），通常仅做外生殖器检查就已足够。

相反，对性发育正常的原发闭经患者，就需要检查内生殖器以除外生殖器畸形。

青少年生长图常常能够提供有价值的信息。青春期前的生长速度每年 5.08～6.35cm，青春期生长速度增加，然后骨骺闭合。青春期前连续几年身高无明显增长的现象可见于 Crohn 病，这是一种全身性疾病，是获得性的内分泌紊乱。

（三）实验室及辅助检查

完成病史采集、体格检查和绘制生长发育图表后，应进行实验室检查，包括血常规、尿常规、性激素、肝肾功、甲状腺功能、染色体核型分析等。影像学检查包括头颅 MRI或 CT 检查及骨龄等。

除非考虑 FSH 升高与先前的放射治疗、化疗或身材矮小症有关，单纯的 FSH 升高应该在 2 周内重复检查，两次检查结果一致，才能做出卵巢功能衰竭的诊断。

青春期发育延迟原因不明或有慢性病的患者还应检查血沉、肌酐以及其他生化检查和腹部平片。对身高增长慢的女孩，检查胰岛素样生长因子 1 和结合蛋白 3 有助于发现生长激素缺乏。

手、腕 X 线检查确定的骨龄结果。计算父母身高指数有助于判定女孩的预期身高是否达到家庭身高的目标范围。

病史采集和检查对临床医生很重要，可以确定青春期延迟或闭经的原因在下丘脑还是在性腺。通过病史、生长图、体格检查和有限的实验室检查进行评估可初步确定或排除青春期女孩发育延迟的病因。

1. 低促性腺激素性性腺功能减退 FSH（和 LH）降低或正常

青春期发育延迟的大多数女孩 FSH 水平正常或降低，其原因为先天发育延迟、营养不良、慢性疾病、应激、进食混乱、体重下降、竞技运动、内分泌疾病（如甲状腺功能减退）。其他少见的原因有下丘脑功能减退（如 Kallmann 综合征或肿瘤）、垂体疾病（如微腺瘤）或浸润性疾病。还需除外青春期发育的正常生理性延迟。

青春期发育延迟的最常见原因为营养不良。通常见于慢性病患者，例如囊性纤维病、镰状细胞贫血、肾病、腹部疾病和 Crohn 病。青春期前这些诊断就可以明确，但 Crohn 病患者可以仅有轻微的表现（如生长不足）。通过详细的询问病史可以发现大多数 Crohn 病患者都有间断性痉挛性腹痛、腹泻、便秘。血沉通常升高但并非绝对，轻度贫血和低蛋白血症，这些都是诊断线索。青春期女孩常常认为自己超重，不恰当地节食，导致体重下降，生长发育不足。对具有明显进食障碍的儿童，临床医生理应排除下丘脑肿瘤、吸收不良和慢性疾病。女运动员三联征（闭经、进食障碍、骨质减少），芭蕾舞演员或竞技运动员（如田径或体操运动员）出现青春期生长发育延迟。营养不良引起的发育延迟是否会影响成年身高，这一问题存在争议。

内分泌疾病也可导致青春期发育延迟和线性生长差，包括甲状腺功能减退、未控制的糖尿病和库欣综合征。

精神问题（如严重抑郁症）会影响青春期的发育。

另外，遗传缺陷与青春期发育延迟有关系，例如 X 连锁 I 型 Kallmann 综合征，与 GnRH 神经元和嗅觉神经元未迁移有关（因而导致嗅觉丧失）。青春期发育延迟或月经初潮晚的患者需考虑是否存在中枢神经系统病变包括肿瘤、脑积水、脑脓肿和浸润性病变等。由于以上情况可以引起显著的青春期延迟，应该密切随诊以确定是否存在发育异常。

血色素沉积所致铁沉积和重度地中海贫血患者输血所致铁超负荷可以导致发育延迟。地中海贫血患者铁沉积可引起甲状腺功能减退、甲状旁腺功能减退、糖尿病、心衰和（或）垂体功能异常。

发育延迟的垂体原因包括先天性或获得性垂体功能减退和肿瘤。如可继发于头部创伤等。在多种垂体激素缺乏的儿童中，1/3 有空泡蝶鞍。在青少年中最常见的垂体瘤是泌乳素瘤，但发病率较低，它是原发或继发闭经而非未发育的最常见原因。

总之，FSH 正常或降低时需除外全身性疾病、营养不良、中央神经系统疾病或内分泌疾病。应寻找其他疾病存在的证据，例如肾衰竭、糖尿病或肝病。如果考虑存在下丘脑或垂体肿瘤，或有明显的发育延迟，检查应包括颅脑 MRI。对于全垂体功能减退和某些肿瘤患者，进一步神经内分泌检查是非常重要的。因白血病行中枢神经系统放射治疗的患者应密切监测生长发育情况，如果线性生长异常则应进行神经内分泌检查。垂体瘤患者应检查视野。青春期发育延迟特别是低体重患者骨量低，应补充钙片和维生素 D，适当补充营养，并可补充激素。

2. 高促性腺激素性腺功能衰退 FSH（和 LH）水平升高

如果青少年 FSH 持续升高，应诊断卵巢早衰（POF）。卵巢早衰患者可为染色体异常（Turner 综合征、少见的 X 染色体前突变携带者或 46，XY 性腺发育不全）或染色体正常（自身免疫性卵巢炎，特发性卵巢早衰，半乳糖血症或放射治疗、化疗所致的早衰）。Turner 综合征的典型表现为发育延迟，但也有些患者表现为在青春期发育完全或部分发育后出现原发或继发闭经。

如果 FSH 升高的患者没有卵巢放射治疗或化疗史，或没有明确诊断（如半乳糖血症），则应检查染色体核型。染色体核型为 46，XX 的卵巢早衰患者，进一步的检查应针对自身免疫性卵巢衰竭（如抗卵巢抗体、抗甲状腺抗体和抗肾上腺抗体）。同时，具有高血压、FSH 升高和青春期发育延迟，应进一步检查血清孕酮，以除外 17α- 羟化酶缺乏症这一少见疾病。腹腔镜或开腹性腺活检的方法很少采用。

（1）性腺发育不全：超过 1/2 的性腺发育不全患者染色体核型为 45，X（Turner 综合征）。

Turner 综合征患者特征为：身材矮小、胸廓宽、颈蹼、低发际、第四或第五掌骨短、肘外翻、膝外翻、上睑下垂、低位耳、小下颌、淋巴水肿和多发性色素痣。据报告未用生长激素治疗的 Turner 综合征患者，其最终身高在 142～148.8cm，平均身高为 143cm。嵌合体患者身高标准差评分与正常染色体组成比例呈正相关。目前，儿科内分泌医生通常会给予合成生长激素治疗 Turner 综合征。Ranke 和同事发现生长激素治疗使身高增加 6cm。应告知患者及其父母生长激素治疗的效益、费用和潜在的风险。

除生长激素外，低剂量雌激素早期治疗能提高最终身高。早期应用雌激素的优势在于可使第二性征与同龄人相同，改善骨量。

Turner 综合征患者随诊应包括肾脏超声，心脏评估，高血压、糖耐量、糖尿病和甲状腺功能和腹部疾病的监测。应终生注意是否有轻微听力丧失和语言缺陷。

患者手术时应告知有瘢痕疙瘩形成的风险。Turner 综合征患者应进行定期心脏检查和超声心动图监测主动脉根部直径以及时发现异常。高达 40％的患者有高血压，因此高血压监测很重要并应积极治疗。高危患者应进行心脏 MRI。

（2）导致卵巢衰竭的染色体异常：单纯性腺发育不全指患者身高正常或偏高，性腺呈条索状和 FSH 升高。染色体核型通常为 46，XX 或 46，XY（Swyer 综合征）。这些 46，XY 患者需切除性腺。47，XXX 核型患者亦有卵巢早衰，神经心理测试显示功能缺损（尽管选择前偏倚会影响结果）。

染色体核型为 46，XX、卵巢衰竭的患者常有早绝经家族史，如 X 染色体长臂负责维持卵泡的区域发生缺失。

（3）继发于放射治疗和化疗的卵巢衰竭：既往因恶性肿瘤而进行化疗和（或）盆腔、腹部放射治疗的青少年出现性发育延迟或闭经，提示卵巢早衰。化疗药物剂量越大，患者年龄越大，卵巢损伤的可能越大。儿童较成年人更能耐受化疗药物的毒性。

（4）17α- 羟化酶和芳香化酶缺乏：17α- 羟化酶缺乏（P450c17）是非常少见的疾病，它并非真正的性腺衰竭，而是由于 17α- 羟化酶缺乏导致肾上腺功能不全、高血压和性腺性激素缺乏。染色体核型为 46，XX 的患者具有女性的表型，但无第二性征和性毛。染色体核型为 46，XY 的患者有女性表型，阴道发育不全，无青春期乳房发育，这一点与雄激素不敏感（睾丸女性化）患者不同。孕酮水平上升。

芳香化酶（P450arom）缺乏症患者不能将睾酮转化为雌激素，已有该病的单个病例报告。该患者出生时外生殖器有男性化表现，但内生殖器为女性结构。14 岁时患者乳房未发育，有轻度男性化表现（阴蒂增大）、多囊卵巢、睾酮和促性腺激素升高以及骨龄延迟。

（5）卵巢早衰的其他原因：半乳糖血症的患者中有 70%～80% 会发生卵巢早衰（POF）。其他与卵巢早衰有关的疾病包括营养不良性肌强直、21- 三体、脆性 X 染色体突变前携带者、结节病等。卵巢破坏见于流行性腮腺炎性卵巢炎。自身免疫性卵巢炎可致性发育延迟，但更易导致原发或继发闭经。

四、治疗

（1）应针对青春期发育延迟的已知病因进行治疗。

（2）对无第二性征的女孩，临床医生首先应为激素治疗做好准备，回顾生长发育表，根据手和腕骨 X 线判断骨龄、预计成年身高，与患者及家人沟通，在合适的年龄开始激素补充。

（3）虽然青春期发育延迟还有很多未知因素，但临床医生需要在无数的具体情况下制订治疗方案，平衡利弊。对有子宫的患者，激素治疗需要使用雌激素和孕激素。

（4）卵巢功能不全患者需要长期激素补充治疗。

（5）对于体质性发育延迟的女孩在建立第二性征和月经后可以停止治疗，重新评估患者是否存在正常延迟或下丘脑功能失调。如果自然发育停止，则需重新应用激素治疗。

（6）青春期患者特别是雌激素缺乏者应每天从膳食或营养品中摄入 1300mg 钙和最少 400IU 维生素 D（每天多种维生素）。

（7）关注患者的心理状况。

第三章 妇科肿瘤

第一节 宫颈癌癌前病变

一、宫颈上皮内瘤样病变

（一）筛查指南

由于对宫颈可以直接检查并取得细胞学和组织学标本，得以开展对其恶性病变性质的深入研究。尽管对其发生的机制还不完全清楚，已有的研究显示大多数宫颈肿瘤发生是一个渐进的，而不是突发的过程。宫颈的癌前病变可以一种可逆的黏膜表面或原位疾病的形式存在若干年，但也有一些例外情况。

克莱姆和卡尔特发布的第二届癌症普查数据显示，宫颈原位癌的平均发病年龄比浸润性鳞状细胞癌的平均年龄小 15.6 年，不同于其他研究者得出的两者发病相差 10 年的结论。这种差异至多提示由上皮内病变发展至临床浸润癌的大致时间。此类数据有助于强调细胞学筛查的本质，即使不是每年都例行检查也能发现病变。

虽然这些早期病变可以没有症状，但其病变可被目前的一些方法检出。宫颈恶性肿瘤逐渐进展的观点已经确信，在可预见的未来，人们能够完全掌握许多控制这种疾病的方法。应用现有的诊断和治疗技术，有可能消除大多数因宫颈癌所致的死亡。

已有确切的证据证明细胞学筛查可以有效地降低宫颈癌死亡率。宫颈癌死亡率降低的程度，与筛查所占的人口比例直接相关。事实上，全球所有的研究均表明进行癌症筛查不仅能够降低癌症的死亡率，也可以通过降低发病率从而降低死亡率。没有筛查方案的实施，宫颈癌的发病率就不会下降。

已有大量的文献报道和长期的讨论关注宫颈病变最佳的筛查间隔。令人遗憾的是，在过去 10 多年的时间里众多的建议已经导致公众的迷惑和专业人员的不满。1988 年，美国妇产科医生学会（ACOG）和美国癌症协会（ACS）联合提出建议，其后被其他组织所接受。该建议 2002 年修订，并于 2009 年再次修订。

筛查不仅降低了宫颈癌的发病率和死亡率，还鉴定出许多癌前病变的患者。据估计，有 50％的宫颈癌患者从未做过宫颈涂片检查，1/3 的人有过一次宫颈涂片检查且在多年之前。在美国，每年有多达 400 万女性宫颈涂片检查结果异常，占涂片总数的 5％～7％，其中 90％或 90％以上为诊断意义不明的非典型鳞状细胞（ASCUS）或低度鳞状上皮内病变（LSIL）。另外，做过筛查但后来发展为宫颈癌者常为较早期的患者。

在美国，宫颈癌病死率已从女性所有癌症中的第 1 位降至第 12 位。ACS 估计 2009 年美国新发现宫颈癌 11270 例，死亡 4070 例，大约 55000 例新诊断为 CIS 和早期浸润癌。虽然尚无前瞻性随机研究证明，但是所有的研究人员都认为筛查对降低宫颈癌死亡率发挥着重要作用。与发达国家相比较，宫颈癌仍是第三世界国家女性死亡的主要癌症之一。2009 年，全球范围内大约有 50 万宫颈癌新发病例，占女性癌症总数的 12%，几乎 50% 患者将死于宫颈癌。

关于更改和建议启动筛查指南的理由有几点。已经公认宫颈癌的发生需要人乳头瘤病毒（HPV）的感染，但是大多数感染 HPV 的女性并不发生宫颈癌。通过性传播的高危型 HPV 导致移行带区的病变。移行带是指宫颈发生鳞状上皮化生的部位，鳞状上皮化生主要发生在青春期。对于大多数女性，尤其是年轻女性，其免疫系统能有效地清除 HPV 感染。大多数情况下，HPV 在 1～2 年被清除而不会引起恶性改变，持续存在感染的女性发生肿瘤的风险增加。

青少年的确存在 HPV 高感染率，30 岁达到高峰，之后下降。在 Wright 等关于 10090 名 12～18 岁女性宫颈涂片的筛查结果中，只有 5% 的女性为 LSIL，高度鳞状上皮内病变（HSIL）不足 1%。发生在青少年的病变大多数会自行消退。Moscicki 等对 187 例 18～22 岁的 LISL 女性进行随访，其中 61% 在 1 年内病变自行消退，91% 在 3 年内病变自行消退，仅 3% 的病例进展为宫颈上皮内瘤样病变Ⅲ级（CINⅢ）。

另外，尽管青少年中有高 HPV 感染率，但 21 岁前女性很少发生浸润性宫颈癌。21 岁或更小被确诊为宫颈癌者仅为 0.1%。监测、流行病学及最终结果（SEER）数据库的资料估计，15～19 岁女性宫颈癌的发生概率是 1/1000000～2/1000000。因此，从 21 岁开始肿瘤筛查的建议是基于年轻女性宫颈癌发生率低的特点，而不论其何时有性生活。对涂片筛查异常的年轻女性积极干预可能存在着潜在的不利影响。最近的一篇综述和 meta 分析显示，因非典型增生而接受过宫颈切除的女性发生早产的人数显著增多。

是否对 70 岁以上的女性停止筛查非常重要。调查显示随着年龄的增加发生宫颈癌的危险性增加。Mandelblatt 等的研究显示 25% 的宫颈癌患者和 41% 宫颈癌病死者年龄在 65 岁以上。这一年龄段异常 Pap 涂片比例增高（16/1000），发生浸润癌的机会和以往筛查习惯并没有必然的关系。另一项调查显示肿瘤期别增加与年龄增长相关，但当肿瘤期别得到控制后，年龄和无病生存率无关。65 岁以上女性宫颈癌的发病率是 16.8/10 万，而年轻女性发生率为 7.4/10 万；年龄大于 65 岁女性宫颈癌的死亡率是 9.3/10 万，而年轻女性是 2.2/10 万；65 岁以上的黑人美国女性的宫颈癌发病率和病死率均高于同年龄段的白人女性。据估计在过去 3 年间，美国 10% 的女性没有进行定期细胞学检查，82% 女性接受过筛查。65 岁以上的女性中，25% 没有进行过定期的筛查，15% 筛查间隔 3 年，随着年龄增加，这个比例分别为 50% 和 20%。估计宫颈癌患者中 50% 从来没有进行过筛查，10% 在过去 5 年内没有接受筛查。尽管她们比年轻女性接受筛查的次数少，但是她们就诊内科的频率与年轻女性一致，显然需要教育老年女性和她们的保健提供者，强调 Pap

涂片筛查的重要性。一项国家综合调查项目调研了女性对 Pap 涂片筛查的认识、态度和行为。18 岁以上女性，82％认为 Pap 涂片很重要，这一人群中 82％认为筛查是为了发现癌症。18 ～ 24 岁的女性中，仅 61％理解筛查是为了发现癌症，这组对象中，35％认为 Pap 涂片重点是发现阴道感染和性传播疾病。即使是在认为筛查重要的人群中，超过 1/4 的人在近 1 年内未行涂片筛查。老年和低收入女性较其他人群更不认可筛查的重要性。只有 51％的女性确信 Pap 涂片是为了发现宫颈癌和子宫内膜癌，7％认为 Pap 涂片可以发现乳腺癌。鲜有人明了宫颈癌的危险性，大约 2/3 女性认为家族史是危险因素，1/5 女性无法说出任何一种危险因素。她们认为医生没有详细解释进行 Pap 涂片筛查的原因和结果，显然医生与女性之间需要更好的沟通。

尽管一些习惯一直保持不变，但筛查模式在某种程度上是不断变化的。拥有健康保险、接受高等教育和有工作的女性人数与使用 Pap 涂片相关。最近接受 Pap 涂片筛查的黑人女性增加，比例甚至超过了白人女性，这和年龄有关。29 岁以上白人和黑人的筛查比例类似，但在 30 ～ 49 岁年龄段，黑人女性的依从性更高，70 岁以上白人女性的依从性较高。尽管表面上黑人女性接受筛查的比例较高，但白人女性宫颈癌的病死率却较低。年龄也和筛查依从性有关，年轻女性的依从性高于年长者。美国的最高危人群是拉丁美洲移民，尤其是只说西班牙语的女性。在美国，大概 160 万的西班牙女性从未接受过筛查。西班牙裔是人口增长最快的人群，这也许可以解释她们不接受筛查的缘故。缺乏依从性有如下的原因：没必要、自己没病、拖延、医生没有推荐、子宫已切除和花费负担。研究显示，在去年有 72％女性接受了宫颈涂片筛查，然而在过去 2 年内没有接受宫颈涂片筛查的女性中，几乎 80％与医疗机构接触过，90％以上在 5 年内接触过。过去的 40 ～ 50 年，有组织的筛查计划使宫颈癌的发病率降低了 75％。虽然宫颈癌是一种可能的预防性疾病，仍有约 4000 位美国女性死于宫颈癌，最主要的原因是相当数量的女性（100 万或者更多）没有接受过筛查。60％的宫颈癌患者在过去至少 5 年或更长时间内没有接受宫颈癌筛查，她们多属于低收入、教育程度低、未婚和没有保险的人群。有一项关于女性的长期、提前付费健康计划研究也提及有相似的特征：年长、贫穷地区居民、文化程度低。50％以上的宫颈癌患者在过去 3 年内没有进行宫颈涂片筛查，尽管 81％曾看过医生，63％在这段时间就医次数在 3 次或以上，但超过 50％在近 3 年没有接受宫颈涂片。新的筛查指南适时地应运而生，但是很大一部分从业人员对此指南并不满意。

另一需要关注的是，Pap 涂片在美国有相对较高的假阴性率。美国及其他国家的数项研究显示：在宫颈涂片阴性结果之后较短的时间内，被发现患有浸润性宫颈癌的患者数量惊人。一项西雅图的研究显示，27％的Ⅰ期宫颈癌患者在诊断之前的 1 年内 Pap 涂片结果阴性。Bearman 指出，末次筛查 3 年之后发展为宫颈癌的危险性与未筛查的女性相同。尚不清楚宫颈涂片假阴性率的具体数据。宫颈摄影和阴道镜研究表明，多数由以上两种技术诊断的 CIN，同期的宫颈涂片结果阴性。假阴性率可能因为取材方法不当未取到细胞，或者实验室未能正确识别异常细胞。每年宫颈癌新发病例中的 30％是由于 Pap 涂片假阴性结果导致。由于细胞学诊断在一定程度受主观因素的影响，不同的细胞学家有时会对同一标本给出不一致的解释。LSIL 阴性标本在被质控病理学家复审时，只有 50％的符合率，复检时，许多都被低估为更轻度的诊断。曾有报道诊断意义不明确的 ASCUS，39％是阴性结果，即使最初诊断为 HISL 的标本，超过 50％解释为 LSIL、ASC-US 或阴性。

尽管 Pap 涂片筛查降低了宫颈癌的发病率，显然它的敏感性有待提高。通过 HPV 检测和 Pap 涂片的比较研究，开始采用了 Pap 涂片联合 HPV 检测对 30 岁以上女性进行常规筛查。

加拿大的一项研究比较了 HPV 检测与传统的 Pap 涂片。1 万名以上受试者随机进行检测，在相同的时间段内所有女性以随机顺序都接受 Pap 涂片与 HPV 检测，两种方法对 CIN Ⅱ＋的诊断敏感性分别是 94.6％和 96.8％，联合检测的敏感性是 100％，特异性是 92.5％。

一项在芬兰超过 58000 人参与的研究，评估 HPV DNA 筛查联合 Pap 涂片在 CIN Ⅲ、原位腺癌及宫颈癌中的作用。与传统的细胞学比较，HPV 组与 CIN Ⅲ 相关性为 1.44（CI：1.01～2.05），在全部受试者中为 1.77（CI：1.16～2.74）。

（二）流行病学

大量的流行病学研究文献显示宫颈癌的确与多种相互独立的社会因素相关。已经观察到在黑人及墨西哥裔美国人中宫颈癌的发生率较高，这无疑与她们的社会经济地位较低有关。多产女性宫颈癌的发病率升高可能与其他因素有关，如初婚和初次妊娠时的年龄。结合妓女宫颈癌发病率高的事实，得出的确定结论是初次性交年龄小和多个性伴侣增加罹患 CIN 概率。社会经济状况也与此相关，因为长期强调贫穷、早婚及早育与宫颈癌发生的关联。因此，最终的共同因素是青少年时期过早性生活、长期接触多位性伴侣。宫颈癌确实在独身女性（如尼姑庵等人群）中很少发生，因此许多人给宫颈癌贴上"性病"的标签。

有许多研究围绕女性的性活动情况，因为这可能影响女性发展为 CIN 的危险。越来越多的数据显示，即使女性本人没有过早性交或多位性伴侣，她的性伴侣也会增加其患病危险性，性伴侣的性交史与她本人的同等重要。Zunzunegui 等对同样来自加利福尼亚州已婚低收入西班牙裔移民中的宫颈癌患者和选定对照人群进行比较研究，采集男女双方的性生活史。病例组初次性交年龄早于对照组（分别为 19.5 岁和 21.7 岁），一生中平均性伴侣数两组没有差异。而病例组丈夫的性伴侣数高于对照组，他们第一次性生活的时间早，性病史较对照组长。召妓数在两组也没有差异，但病例组中丈夫与对照组相比更加频繁，病例组男性吸烟者较对照组多。男性的性伴侣数在 20 个以上时，妻子患宫颈癌的危险性较丈夫性伴侣数 20 个以下者增加 5 倍。可能与其从丈夫处获得"感染"因子和暴露时间都增加有关。

致癌物与宫颈的相互作用依赖于有危险因素的特定女性。流行病学数据提醒青春期是特定危险期。此时宫颈移形带形成，宫颈细胞由柱状上皮转变为鳞状上皮，细胞增殖活跃，致癌物质对宫颈上皮潜在作用增强，一旦化生过程完成，宫颈可能就不再是高风险，尽管处女也有可能发生 CIN。与其他和吸烟相关的癌症分布相似，吸烟也被认为是宫颈癌的高危因素。长期吸烟者，尤其是当前长期吸烟、大量吸烟以及吸无过滤嘴香烟者，罹患浸润前期及浸润性癌的危险性上升。在控制性行为因素之后仍如此，所以吸烟似乎是独立的危险因素。一项病例对照研究发现，随着吸烟时间及数量的增加，HSIL 的危险性也随之增加，但是这项研究仅限于鳞状细胞癌，并未提及与腺癌的关系。有研究报道在宫颈黏液内发现的突变剂含量是血液中的数倍。

一项评价吸烟（成瘾者）是否导致宫颈上皮 DNA 变异的研究发现，吸烟者 DNA 变异高于不吸烟者。宫颈 Pap 涂片异常的女性，其 DNA 变异较涂片结果正常的女性为高。因此，女性烟瘾者罹患宫颈癌的风险增加。直接的生化证据也说明吸烟引发宫颈癌。

曾有报道，维生素缺乏在包括宫颈癌在内的一些恶性肿瘤的发生中发挥作用。Butterworth 研究利用细胞学和阴道镜发现的 294 例宫颈不典型增生患者和 170 例对照，比较两组非空腹血标本中的 12 种营养指标，结果发现血浆营养物水平并非危险因素，但是红细胞叶酸水平低于 660nmol/L 与 HPV-16 感染相关。维生素 A 可以化学预防一些癌症。维生素 A 衍生物，尤其是维 A 酸在体内、体外，调节正常上皮细胞的生长，主要是通过抑制增殖、促进细胞分化和成熟。Meyskens 在一项前瞻性随机研究中，将全反式维 A 酸或类似的安慰剂直接放置于 CIN II 期和 CIN III 期患者宫颈，结果 CIN II 患者组织学改变复原正常者中，占维 A 酸组的 43%，占对照组 27%（$P = 0.041$）；CIN III 期患者中，实验组与对照组无差异。这项研究及其他研究的结果表明化学预防在预防宫颈新生物中的作用。

（三）人乳头瘤病毒

流行病学研究已证实宫颈新生物与性活动相关，最初的相关性研究历史已超过 150 年。多年来研究探索与引发和促进宫颈瘤样病变相关的性传播介质，数年间几乎涉及每一种存在于生殖道内的物质，包括精液、包皮垢、阴道毛滴虫、真菌、生殖道单纯疱疹病毒（HSV-2）以及 HPV。20 世纪 70 年代，HSV-2 作为宫颈癌病因的推测受到广泛研究，这些尝试主要应用病例对照研究，发现宫颈癌中 HSV-2 的感染率远远高于对照组。但由于存在 HSV-1 和 HSV-2 的交叉反，和标准化检测不能确定病毒感染是否早于癌症。当其他危险因素控制后，很多研究并未发现病例组与对照组体内 HSV-2 抗体之间的差别。尽管有人推测 HSV-2 在某些方面是协同因子，但多数研究者并不认可 HSV-2 是宫颈肿瘤的病因。

20 世纪 70 年代中期以来，关于 HPV 的信息井喷式增加。事实上，zur Hausen 在 20 世纪 70 年代中期提出，HPV 可能是生殖道肿瘤的性传播疾病病原体。使他因此获得诺贝尔医学奖。在随后的 10 年间，Meisel 发表了一系列文章描述病毒导致宫颈疣状病变。尽管早先已经提及"挖空细胞",这些研究者发现挖空细胞核内 HPV 与 CIN 相关。与长期以来定义的菜花样疣比较,在阴道镜下,人们注意到 HPV 同样导致扁平、白色病变,这种改变被认为是宫颈肿瘤的前期改变。免疫过氧化物酶实验技术的发展确定 HPV 导致了这种病变。随后,HPV 从生殖器病变中分离出来,杂交技术可以区分 HPV DNA 型别。

全球大约有 63000 万人感染 HPV,其中美国大约 2000 万人。美国每年的新感染人数约 620 万,25 岁及以下的性活跃人群所占比例最高。HPV 阴性的年轻女性,24 个月内 HPV 感染率是 32%,36 个月内则为 43%。大约有 35 种 HPV 亚型感染生殖器,HPV-16 和 HV-18 占到了 70%宫颈鳞癌和 80%宫颈腺癌。

已经明确 HPV-16 和 HPV-18 是有致癌性。在一项 2 万名女性参加的大样本研究中,10%的 HPV-16 感染者及 5% HPV-18 感染者在 36 月内发展为 CIN Ⅲ,招募时阴性者仅 1%发展为 CIN Ⅲ或宫颈癌。10 年内,10%的 HPV-16 感染者和 14%的 HPV-18 感染者进展为 CIN Ⅲ或宫颈癌。在西雅图大学生中,研究开始感染 HPV-16 或 HPV-18 的 CIN Ⅱ或 CIN Ⅲ患者,27%完成历时 36 个月观察,从 HPV 感染到发展为 CIN Ⅱ或 CIN Ⅲ的中位时间是 14 个月。

女性一生中感染 HPV 的概率约为 80%。大多数感染,尤其是青年女性,病毒可被自身免疫系统清除。能被机体清除的 HPV 亚型可以提供保护,免受同型 HPV 再次感染,临床消退多在 6～12 个月。对于病毒被检测出来之前是否存在潜伏期尚有疑问,有观察在器官移植前 HPV 阴性的女性在器官移植和免疫抑制后 HPV 阳性。多数女性感染某种类型的 HPV 后,再感染相同 HPV 亚型的可能性微乎其微。从 HPV 感染至出现临床病变的时间差异很大,可以如生殖器疣出现在 4 周以后,也可以像 CIN 进展期为 2 年,多数病变在 2 年内完全清除。低危型 HPV-6 和 HPV-11 主要导致生殖道疣,最常见的是喉乳头瘤(也称为再发型呼吸道乳头瘤 RRP)。据估计在美国约有 1400 万男性和女性生殖器疣,每年的门诊量高达 90 万,RRP 虽然很罕见,但有潜在致死性,多由 HPV-6 或 HPV-11 感染所致。RRP 多见于 5 岁以内的幼儿,也可见于成人。分娩时可发生母婴传播。这种疾病很难治愈,在多数情况下只是对症处理。

HPV 是最容易传播的病毒之一,每一次性交传播 HPV 的可能性是 40%(根据计算机模型计算)。避孕套降低 HPV 传播的观点仍存在争议,许多研究显示避孕套并没有降低 HPV 的危险性。一项研究对年轻女性随访平均 34 个月,结果发现性交时性伴侣 100%使用避孕套者比性伴侣使用避孕套时间不到 5%者,HPV 的感染率降低了 70%。

HPV 型别分布显示 70%的宫颈癌由 HPV-16、HPV-18 所致,20%与 HPV-45、HPV-31、HPV-32、HPV-58、HPV-52、HPV-35 有关。HSIL 大多数是由 HPV-16、HPV-31、HPV-58、HPV-18、HPV-33、HPV-52、HPV-35、HPV-51、HPV-56、HPV-45、HPV-39、HPV-66、HPV-6 所致(按照流行程度降次排列)。北美 13 项研究显示 80% LSILHPV 阳性,而其他国家的数据较低。1/4 的 HPV 阳性为 HPV-16。ASCUS 中,HPV 阳性率与年龄相关。在 ASCUS～LSIL Traige Study(ALTS)研究中,61%的病例

HPV 阳性，HPV-16 阳性率是 24％，HPV-18 阳性率 8％，18 岁～ 24 岁的 HPV-16 和 HPV-18 阳性率是 35％，35 岁以上者阳性率 19％。

迄今已经分离鉴定出约 120 个型别 HPV。新亚型的认定主要基于与已确定的 HPV 原型的比较，新亚型 DNA 与任一已确定的亚型的 DNA 的同源性必须小于 50％。分类则依据 DNA 的组成，大约 30 个型别主要感染男女肛门下生殖道的鳞状上皮。所谓的低危型 HPV（6、11、42、43、44），主要与良性病变有关，如尖锐湿疣，罕见进展为恶性。在上皮内瘤样病变和浸润性癌中检出的是高危型 HPV（16、18、31、33、35、39、45、51、52、56、58），超过 85％宫颈癌检出高危型 HPV 序列。良性前期病变中，HPV DNA 呈附加体（有额外的染色体复制），癌症时，HPV DNA 整合入人类基因组。所有的 HPV 含有 7 个早期基因（E1 ～ E7）和 2 个晚期基因（L1、L2）。

基因整合常发生于 E1 和 E2 区域，破坏基因完整性和表达，这些开放阅读框编码 DNA 结合蛋白，调节病毒转录和复制。在 HPV-16、HPV-18 中，E2 蛋白抑制 E6 和 E7 基因转录的启动子。因为整合，E6 和 E7 基因表达在 HPV 阳性的宫颈癌中。E6 和 E7 是人类生殖道上皮细胞永生化唯一的病毒必须因素，这两个癌基因与宿主调节蛋白如 p53 和视网膜母细胞瘤易感基因 pRb 组成复合体。高危型 HPVE6 与 p53 结合，造成 p53 迅速降解，阻碍 p53 对由于射线、化学物质导致 DNA 损伤应答的正常功能。两者不结合时，会发生由于 p53 水平升高的生长抑制，允许细胞进行 DNA 修复或凋亡（程序性死亡）。E7 蛋白与包括 pRB 在内的几个蛋白相结合，导致 PRB 失活，促使细胞进入 S 期和诱导 DNA 合成。其他调控基因，如 c-myc 也可能参与。其他因素的参与也很重要，因为只有一小部分感染高危型 HPV 的女性发展为癌症，如在裸鼠体内，HPV 永生化人角化细胞只有转染其他癌基因时才有恶性表型。在人体内，免疫应答可能参与了这一复杂的现象。

HPV 的遗传信息存在细胞的双链 DNA 分子内。病毒性的感染通常导致局部感染征象，而非全身性，如局部微小乳头样疣状突起。感染 HPV 的细胞同时含有成熟的病毒颗粒和 DNA，病毒复制仅在 DNA 合成水平较低的细胞核内进行。成熟的 HPV 颗粒很难在复制着的基底层及副基底层细胞内见到，通常存在于表层挖空细胞内。像 HSV-2 一样，HPV 的核内潜伏形式就是只表达病毒 DNA 片段。

最初人们认为在所有的癌症中 HPV DNA 是整合的，CIN 病变中 HPV DNA 是附加体，说明较强的 HPV 毒株的作用（如 HPV-16、HPV-18）。最近，已经报道有较多数量的癌症还有附加体 HPV DNA。在 CIN 病变中见到整合状态，因此表明整合并非癌症的永恒表现。尽管已经揭示了 HPV-16 的整合，但其在癌症发展中所起的重要性并不明确。

HPV-18 毒力可能强于 HPV-16，也可能是影响预后的因素。Kurman 等注意到 HPV-18 在 CIN 中阳性率低于癌症中，但 HPV-16 在二者之间分布并无明显差别。作者假设 HPV-18 在 CIN 中的缺乏可能代表癌前病变阶段有一快速转变时段，显然在现阶段，这只是一个猜想。Walker 等发现，HPV-18 阳性宫颈癌的预后较同期病变 HPV-16 阳性者预后差。同时另有研究表明，无 HPV 感染的宫颈癌患者预后较同期各型 HPV 感染致癌者预后差。目前普遍认为HPV-18与宫颈腺癌相关更紧密，而HPV-16与宫颈鳞状细胞癌关系密切。

两种组织类型的宫颈癌与性行为和生育危险因素关系明显不同。多次妊娠与鳞状细胞癌呈正相关，而与腺癌呈负相关。初次性交年龄、性伴侣数与鳞癌的高危相关性大于腺癌。在过去的几年间，世界范围内许多研究试图确定特定类型HPV DNA与宫颈癌发展过程之间的关系。尽管HPV DNA在宫颈癌中的致癌作用已得到验证，仍缺少流行病学研究。以目前的技术来看由于检测不敏感，许多研究在几年前使用的当时恰当的实验方法，如今被认为多有不足。很长时间内HPV DNA的Southern杂交分析被认为是诊断的金标准，但此方法费时费力、个体差异极大，在不同的实验室间重复性较差。此后其他检测技术应运而生，如HPV原位杂交及斑点印迹，后者已被开发成商业化检测试剂盒，Vira-Pap涂片和Vira-type，这两种技术特异性欠佳。试剂盒可检测的HPV亚型数量从7种增至14种，曾在1993年被广泛推广，该技术比较耗费人力，需要使用放射性物质，后来被杂交捕获技术取代。杂交捕获具有更高的特异性且省时，使用化学发光试剂代替放射性物质，第二代杂交捕获技术（HC2）获FDA推荐用于宫颈HPV检测。这一技术需要特殊的RNA探针，可确定高低风险HPV类型，但是低危型感染不建议使用，高危型探针可以识别16、18、39、45、51、52、56、58、59和68。根据样品发光的强度，完成病毒载量的半定量检测。许多情况下会出现多个亚型的复合感染。

依据目前的认识水平，HPV分型作为筛查和分类的常规，这表示我们知道其他几个问题的答案（如正常人群的发病率；影响阳性率的因素；诊断的金标准；HPV DNA检测是否可以预测未来宫颈肿瘤）。一些研究者指出，HPV DNA存在普遍，有地域分布特点。最常见的传播方式是性行为，然而非性传播并不少见。Jenison发现，28%～65%的10岁以下儿童体内存在HPV-6、HPV-16、HPV-18融合蛋白抗体，20%口腔黏膜HPV-6、HPV-16聚合酶链反应阳性。HPV DNA检测阳性率在妊娠期间升高，分娩过程中由母体传播给胎儿是可能的传播机制。虽然HPV DNA的出现与性活动有关，但在校期间的处女亦可检出HPV DNA。HPV DNA最常在15～25岁没有CIN的女性中被检出。研究性活跃期青少年的结果发现，HPV DNA检出率为15%～38%，HPV DNA检出率在性伴侣较多的女性较高；然而，一项研究显示，检出率随性伴侣数的增加显著降低（>10名性伴侣）。检出率与性活动的时间没有关联。当限制其他相关因素后，检出率随年龄而下降。Mao等评估了516名性活跃期大学生（18～24岁），4年间每隔4个月收集生殖道标本检测HPV，研究期间共获得超过4000个完整标本，除了HPV-6、HPV-11以外，HPV阳性率大约为20%，仅有5%的被检者HPV-6和HPV-11阳性。除HPV-6和HPV-11的感染者外，其他HPV亚型感染往往无症状。

Ho等对608名女大学生进行了每6月1次、为期3年的随访，30个月内HPV感染的累计发生率是43%。年龄较轻、性伴侣数较多、性交频繁、性伴侣的伴侣数较多均是高危因素。新发感染的中位持续时间是8个月。HPV感染持续6个月或更长与年龄较大、

HPV 类型、多个亚型混合感染等因素相关。异常 Pap 涂片与 HPV 持续感染相关，高危型 HPV 更甚。

Woodman 等招募了 15 ～ 19 岁、近期开始性生活的 2001 名女性。每 6 个月进行 1 次宫颈涂片检查，招募时细胞学正常且 HPV 阴性的女性有 1075 名，HPV 感染的累积风险为 44%。3 年内不同类型 HPV 的最初风险与目前相比增加了 26%。受试者中，246 例涂片结果异常，其中 28 例 CIN 进展为高级别病变。HPV-16 阳性者风险最高，但 40% HPV 检测结果阴性，其他 33% 阳性者只在初次就诊时 Pap 涂片结果异常，5 例 HPV 检测持续阴性的女性进展为高级别 CIN。

Moscicki 等采用 PCR 和斑点印迹法对一小部分 HPV DNA 阳性的女性进行了为期 2 年以上的随访。12/27 检测出 HPV-16、HPV-18 阳性。初次检查 HPV 阳性者 50% 以上自然转阴（由两种或以上实验技术鉴定）。此数据表明病毒粒子的数量在相对短的时间内减少和推测感染终止。感染新型别 HPV 的女性多数是在上次就诊之后获得了新的性伴侣，反映出是新感染发生而并非原感染病毒的复活。Rosenfeld 等发现 50% 以上的城市女性在初次访问或随访 6 ～ 36 个月，会出现 Southern 杂交分析 HPV 阳性。因此，HPV 流行和 HPV 感染发生率依赖年龄、性行为、就诊次数、实验技术，会有很大差异。美国每年有超过百万人因病毒导致的病变就诊，在女性生殖道 HPV DNA 发现率也会非常高。即便是高危型 HPV 感染，通常仅导致轻微短暂的细胞学改变，极少导致特异性 CIN 或浸润癌。因此，对年轻患者应用 HPV DNA 探针进行常规筛查没有任何临床指征。

HPV 检测已被评定为宫颈癌初筛的辅助手段。Cuzick 等通过半定量型特异性 PCR 方法分型出 HPV-16、HPV-18、HPV-31 和 HPV-33。1980 年，他们研究评估在过去 3 年内无 CIN 病史、Pap 涂片检查结果阴性的女性，结果显示 11.6%（231 例）女性细胞学异常或高荷载 HPV，4%（81 例）CIN Ⅱ或Ⅲ。在 CIN Ⅱ或Ⅲ的病例中，HSIL 阳性预测值（PPV）是 66%。61 例 CIN Ⅱ或Ⅲ HPV 检测阳性（敏感性为 75%，PPV 42%）。81 例 CIN Ⅱ或Ⅲ中，33 例细胞学阴性，20 例 HPV 阴性。虽然研究注意到敏感性和 PPV，但并未提及特异性和阴性预测值（NPV）。

最近有很多关于 HPV 细胞增殖通路的研究报道，探讨基因与生长因子。数据显示，CIN 进展为癌症可导致表皮生长因子受体（EGF-R）的上调。这种上调是所有鳞状细胞癌的共同特征，然而宫颈癌的 EGF-R 的上调导致胰岛素样生长因子Ⅱ（IGF-Ⅱ）上调。IGF-Ⅰ的水平（而非 IGF-Ⅱ水平）上调，见于其他妇科肿瘤、乳腺癌和前列腺癌，提示 IGF-Ⅱ水平可监测 CIN 和宫颈癌的疗效。血清 IGF-Ⅱ升高伴随血清 IGF 结合蛋白-3（IGF-BP3）水平的降低。IGF-BP3 是一个细胞调节和促凋亡因子，此因子水平升高可以通过下调 EGF-R，IGF-Ⅱ和血管内皮生长因子（VEGF）提示宫颈癌的预后较好。VEGF-B 在多种肿瘤转移时升高。用 VEGF 处理 HPV 阳性或阴性细胞株，可以造成 IGF-BP3 水平下降。现已发现，VEGF-C 在宫颈癌或 HSIL 的女性中显著升高，显示其早期有效诊断转移性宫颈癌。VEGF-C 与 IGF-Ⅱ和 IGF-BP3 通过 EGF-R 的相互作用，是宫颈癌独特表现。在宫颈癌细胞株中，尼古丁可上调 VEGF-C 水平。这种转化研究，不仅可以更好地理解宫颈癌和其前期病变，也可以提高预测 CIN 进展的能力，监测宫颈癌治疗效果，更早发现肿瘤持续状态和再发性宫颈癌。

曾有人建议，CIN 与 HPV 感染女性的性伴侣应同时接受治疗以控制感染进程。Campion 等评估了 140 例活检证实的 CIN 女性，对照组是 280 名年龄和病变程度相匹配的女性（2 名对照∶1 名患者）。两组均进行 HPV 分型，激光治疗非典型病变移行带（TZ），6 个月后重复 HPV 分型。研究组目前的性伴侣也接受评估和治疗 HPV 病变，对照组的男性伴侣不进行治疗。二组之间 CIN 首次治愈率没有差异（实验组 92%，对照组 94%），治疗男性伴侣似乎无益于疾病控制。

目前普遍认为，现有任何治疗方法都无法清除病毒本身，不仅 HPV 在正常（非CIN）人群中的感染率高达 80%，在激光治愈后 20 例 CIN 患者中，HPV 的阳性率仍为100%。Riva 等治疗 25 例不典型挖空细胞病变、CIN 和阴道上皮内瘤样病变（VAIN）或外阴上皮内瘤样病变（VIN）患者，她们都接受了外阴、阴道、宫颈的激光治疗，治疗后仍有 88% 病例组织学提示为 HPV 亚临床感染，性伴侣接受治疗或禁欲也都不能改善治疗效果。

（四）疫苗

目前经 FDA 批准在美国上市的 HPV 疫苗有两种，一种是 HPV-6、HPV-11、HPV-16和 HPV-18 型的四价疫苗，另一种是 HPV-16 和 HPV-18 的双价疫苗。两种疫苗都是由不含 HPV DNA 的空病毒衣壳组成的病毒样颗粒，除了不含病毒的遗传物质外，疫苗与自然病毒的衣壳相同。因为这些病毒样颗粒不含遗传物质，排除了接种后导致 HPV 感染和癌症的可能性。双价疫苗由杆状病毒产生，四价疫苗由酵母产生，它们的佐剂也不相同，双价疫苗佐剂包含 ASO4，四价疫苗佐剂含铝，这一差异使得二者在治疗方案上有细微差别，尽管二者的免疫接种都是 6 个月 3 次。FDA 推荐两种疫苗都适用于 9～26 岁的女性。最近，四价疫苗也被批准用于男性。

几项大样本Ⅱ期及Ⅲ期临床研究已经完成并显示出 HPV 疫苗的有效性。FUTURE 的Ⅰ及Ⅱ期评价了四价疫苗的研究，对 16000 多位女性随访 3 年，评判终点是 CINⅡ阳性和 AIS。两项试验人群中，疫苗有效性是预防靶向 HPV 高级别瘤样病变，达 98% 和 100%。"意向治疗"人群，包括研究中的所有女性，忽略入组时 HPV 的状态，疫苗在 3 年内减少靶向 HPV 相关的高级别病变仅为 29% 和 50%。在"意向治疗"人群中，有许多女性在入组时就感染了疫苗的靶向 HPV，在最初的 18 个月这些女性进展为 CINⅡ和Ⅲ，但在更长时间的随访中，累计病例持平，而对照组中病例数量持续增加，表明疫苗在长期随访中确实是有效的。因此，有人推荐所有性活跃的青少年和年轻女性在 26 岁前接种疫苗。最近出版物更新了 FUTUREⅠ和Ⅱ期的研究情况。超过 17000 位年龄 15 岁～26 岁的女性参与这项研究，她们均无性经历、14 种亚型 HPV 均是阴性，将她们与 HPV 暴露组和未暴露组女性混合在一起（"意向治疗"组），随访时间中位数是 3.6 年（最长时间 4.9 年）。14 种 HPV 亚型均阴性的受试者，疫苗预防与 HPV-16、HPV-18 相关的高级别宫颈、外阴、阴道病变和与 HPV-6、HPV-11 亚型相关的生殖道疣的有效率 100%。在"意向治疗组"中，疫苗同样使高级别病变的发生率下降 19%，外阴和阴道病变发生率下降 50.7%，生殖器疣发生率下降 62%，异常宫颈涂片减少 11%，无论 HPV 型别的宫颈治疗下降 23%，这些差异均有统计学意义。14 种 HPV 的型别中高危有 12 种，低危型有 2 种。

在一项超过 15000 位女性参与的Ⅲ期试验中，试验终点为 CIN Ⅱ 或以上，用以评价双价疫苗的效果。在 15～25 岁、未感染 HPV-16 或 HPV-18 的女性中，疫苗有效率达 93% 以上，HPV-16、HPV-18 相关的 ASCUS 有效率达 88%，同一研究中，15～17 岁年龄组的数据与此相似。

HPV 似乎有交叉免疫，在双价疫苗的研究中，疫苗对 HPV16、HPV-18 以外的 CIN Ⅱ 的有效免疫率为 37.4%。如果包含 HPV-16、HPV-18 的复合感染，有效率则上升至 54%。预防 HPV-3、HPV-45 感染时，对 HPV-31、HPV-33、HPV-45 有交叉保护免疫，如果接种前未曾感染 HPV 病毒，那么对 HPV-31、HPV-33、HPV-45、HPV-52、HPV-58 有 28% 的交叉免疫。

疫苗接种的副作用已有报道，90% 反应并不严重，症状包括眩晕、晕厥、恶心、注射部位疼痛、头痛、发热及皮疹。少数严重副作用有格林－巴利综合征、静脉血栓栓塞，甚至死亡。但是美国疾病控制和预防中心（CDC）和 FDA 认为这与疫苗本身无关。免疫持续时间及临床效果目前尚不清楚。随着未来长期随访得到的更多经验，疫苗远期影响的信息会更加全面。虽然还不了解疫苗对男性的有效性，但四价疫苗导致的免疫反应，男性和女性相同。

孕期禁用疫苗。如果在不知孕情的情况下注射了疫苗，剩余剂量在分娩前不再续用，分娩后和哺乳期女性均可接种疫苗，因为疫苗不会对婴幼儿造成影响。使用免疫抑制剂的患者亦可接种疫苗，但体内的免疫效应低于免疫功能正常的人群。

（五）HIV 和宫颈肿瘤

人类免疫缺陷病毒（HIV）是威胁所有人群且发病率不断上升的疾病。最初 HIV 感染者仅限于男性同性恋及静脉用药成瘾者，越来越多的女性感染 HIV，罹患获得性免疫缺陷综合征（AIDS）。截至 2006 年底，估计美国约有 110.64 万人携带 HIV 病毒，包括超过 46.8 万人罹患 AIDS 和 21% 尚未确诊的病例。2006 年 CDC 报告 HIV 新发病例约 56000 例，27% 是女性，其中 60% 以上是非洲裔女性。历史数据显示 56% 以上的女性由高危异性恋接触传播，42% 从静脉成瘾者获得。2007 年，74% HIV 感染女性源于与高危异性性接触。1993 年 1 月 1 日，CDC 扩大的 AIDS 的定义包括 HIV 阳性的浸润性宫颈癌，此定义基于早期的数据确定，至今仍存有争议。这些数据显示 HIV 阳性患者罹患 CIN 的概率高，Pap 涂片结果不可靠，因而需要对此类患者采用其他检查方法（如阴道镜）作为常规评估手段。有人呼吁应该摒弃这种命名，其理由是 HIV 阳性者罹患宫颈癌的概率低，而且使用"高效抗逆转录病毒治疗（HAART）"并不能降低发病率，与卡波西肉瘤及非霍奇金淋巴瘤相比，二者与 AIDS 的关系已经确立。

与 HIV 阴性女性相比，HIV 阳性者的宫颈细胞学检查结果异常的风险升高，似乎 HIV 阳性的女性更易感染 HPV。最初人们以为是感染 HIV 的女性宫颈癌的发病率上升，但是女性 HIV 研究协作机构（WIHS）在美国进行的最大样本女性 HIV 感染的研究并未发现 HIV 感染增加宫颈癌的患病风险。其他国家的研究也得出了相同的结论。

作为 WIHS 的成员，Massad 等报道了一项正在进行的、与有高危风险的未感染者相比的，关于 HIV 自然病程和血清阳性女性的健康状况多中心队列研究，报告包括随访中位时间 8.4 年的 2623 名 HIV 阳性女性，1931 名 HIV 阳性和 533 位 HIV 阴性的女性共 23843 次 Pap 涂片。HIV 阳性者 Pap 涂片结果异常的发生率显著高于 HIV 阴性者（RR：2.4，CI：2.0～2.8），并且 HSIL 及癌症的风险升高（RR：3.4，CI：1.2～9.5）。虽然在定期筛查的女性中，HIV 阳性者 Pap 涂片结果异常的风险较高，但随着时间推移，异常涂片的发生率下降。即便如此，该项研究中 Pap 涂片结果异常率仍高于 25%。在随访在 10 年以上的女性中，77% 曾有至少 1 次异常的 Pap 涂片，而在每次随访中，HIV 阳性者 25% 以上 Pap 涂片结果异常。

其他研究也得出类似的结论。Ellerbrock 等发现 HIV 阳性者的 Pap 涂片异常中，91% 属于低级别和没有癌症证据。Delmore 等发现仅有 3% 的 HSIL。Cubie 和 Schuman 两个团队发现 HIV 阳性女性中，Pap 涂片异常的病例多数为低级别。显然，虽然这一人群 LSIL 和 HSIL 的风险升高，但是总体发生率仍比较低（大约 4/1000 是 HSIL），提示大多数 Pap 涂片结果异常仅反映感染 HPV 的可能性。

无论采用何种方式，治疗 CIN 并 HIV 阳性患者的失败率较高。尽管宫颈环形电切术（LEEP）后的再发反映切除治疗的疗效，经破坏性方法治疗后，此类患者病灶持续存在和再发概率尤其高。HIV 阳性比阴性者更容易出现边缘累及，甚至在宫颈锥形切除术或子宫切除术后，HIV 阳性女性的再发率明显高于 HIV 阴性者。Massad 等报道了两项 WIHS 和心脏与雌激素 / 孕激素替代研究（HERS）中心的前瞻性队列研究。研究个体在每次 CIN 治疗后接受 HPV 检测、细胞学联合阴道镜检查随访 6 个月，6 个月内出现异常视为治疗失败，6 个月之后则为再发。其中 45% 的女性 6 个月内病灶持续存在，大多数失败的病例属于低级别，甚至初始治疗是 HSIL 者。治疗前感染高危型 HPV 的女性中，67% 治疗后持续存在的仍是同型 HPV。多元分析发现，HIV 阳性并且 CD4 淋巴细胞计数低、HPV DNA 是治疗失败较高可能性的唯一相关因素。101 例治疗后 6 个月内细胞学阴性的女性中，56 例随后再发，其中 49 例为低级别病变，7 例为高级别。作者认为许多治疗失败和再发的女性，并不是恢复原有病变，而是由新的 HPV 感染导致的低级别改变。阴性结果至再发的时间取决于 HPV 状态、基底层致癌 HPV 的存在和 CIN 级别。由于术后高再发率与所接受的治疗无关，此类患者的严密随访非常必要。

（六）自然病程

对 CIN 自然病程的认识得益于文献回顾和 meta 分析，这些信息可以为临床处理提供指南。在一篇对 14000 例患者进行为期 1～20 年随访的综述中，发现 60% CIN Ⅰ消退，仅 10% 进展为 CIS；1/3 CIN Ⅲ消退至正常，最初的诊断依据细胞学、病理活检，或二者联合。超过 15000 例患者中，1.7% 发展为浸润癌，其中 1% 属于 CIN Ⅰ，而 12% 的 CIN Ⅲ会进展为癌症。在一项对约 28000 例患者的 meta 分析中，Melnikow 等发现，24 个月内 7.3% ASCUS 进展为 HSIL，21% 进展为 LSIL，0.25% ASCUS 会进展为癌症，LSIL 概率为 0.15%，HSIL 为 1.44%。68% ASCUS 消退至正常，而 LSIL 和 HSIL 的消退率分别为 47% 和 35%。

CIS 的平均发病年龄比浸润性宫颈癌早 10～15 岁。但是，也有很多例外，在过去的 20 年内，年长青少年与 20 岁左右的 CIS 和浸润性宫颈癌的报道逐渐增多。尚不清楚是否所有的浸润癌都起源于原位癌，但 Peterson 报道 127 例未经治疗的宫颈中，9 年间 1/3 原位癌发展晋级成为浸润癌。Masterson 等发现 25 位未经治疗的患者，28% 在 5 年内进展为浸润癌。

CIS 通常没有症状，常规检查很少发现病灶，采用细胞学检查和阴道镜有助于病变识别。有时很易出现接触性出血，CIS 的患者相对来说普遍出现宫颈外口糜烂和浅表缺失，但是这些表现均无病理意义。确诊必须依靠病理活检的组织切片。

考虑到早期 CIN 的自然病程对患者至关重要，因为这关系到处理原则。一项对过去 40 年的文献回顾建议：更高级病变（CIN Ⅰ）较 CIN Ⅰ更容易持续存在或进展。CIN Ⅲ可以自然消退，但更重要的是 CIN Ⅲ进展为癌症的概率超过 15%，而 CIN Ⅲ进展为癌症的概率仅是 1%。CIN Ⅰ和 CIN Ⅱ消退和进展概率相似。如果根据一位患者的 Pap 涂片结果可以预测最终结果，问题将明显简单化。当然，不是所有宫颈细胞学异常的患者都会发展成宫颈癌或进展为 CIN。

许多关于本病自然病程的研究都缺乏现代诊断技术——阴道镜。多数研究采用细胞学涂片或者活检作为诊断方法，造成消退率和进展率偏离。Kessler 回顾了许多研究宫颈不典型增生生物学行为的文献。CIN 进展成更严重的病变或者发展为癌的概率为 1.4%～60%，两项差异最大的研究都仅用了细胞涂片随访。仔细研究所用的诊断方法，注意到即使是技术最好的检查者也存在相当大的变异，活检时，尤其是病变特别小时，疾病的自然病程会被打破，使得病程完整性的评估更加复杂化。即使 CIS 的生物学行为的研究结果不尽相同，有报道 CIS 进展成浸润癌的概率高达 50%，不同结果可能与确定 CIS 后随访时间的不同有关。一些 CIN 患者进展成为浸润癌，而另外一些患者尽管随访了很多年，既没有发展成更严重的 CIN，也没有演变成浸润癌。

细胞学检查正常而突发癌症的患者经常是讨论的话题，然而评估时发现这些细胞学检查通常没有充分记录。加拿大的一项研究发现，95%以上的"突发癌"（3年内宫颈涂片结果"正常"）患者的结果都不全面、细胞涂片假阴性、没有评价异常结果。在意大利的一项研究中，115例宫颈癌中，70%患者未进行过 Pap 涂片检查，7% 是在第一次检查时被确诊，10% 的细胞涂片假阴性。其他的患者要么依从性差，要么是评价不全面。

从最近的研究明显可以看出诊断 CIN 的年龄趋于年轻化。在作者的资料中，CIS 发病的中位年龄已经从约 40 岁降至 28 岁，这也许仅反映了高危患者的较早期筛查使得诊断年龄提前。由于这些女性很多尚未结婚，渴望保留生育功能，因此保持宫颈和子宫的完整性非常重要。在杜克大学医学中心大约 800 例 CIN 患者中，30% 在 20 岁或更早确诊，25% 是未产女性，60% 育有 1 子或者未生育。95% 以上患者初次性交在 20 岁以前，其中50% 性活跃在 16 岁时，超过 50% 的患者有 3 个或者更多的性伴侣，约 50% 的患者在开始性交的最初 5 年内确诊为 CIN。对这些患者的筛查年龄要提早，要在她们寻求避孕和其他医学关怀时常规进行。新指南已经采纳了根据 CIN 的自然病程所得的最新数据。

刚满 20 岁的宫颈原位癌患者并不少见。因此，在疾病的早期就可以发现病变，即使发展成 CIN Ⅲ，患者可能长期稳定在 CIN 阶段。表 3-1 列出了 CIN 的转归时间，在短时间内进展成原位癌的患者，达到此种水平后，可稳定在很长一段时间内。迄今尚无法预测哪些患者会保持 CIN 不变、哪些患者进展成更高级别的 CIN，或者发展成浸润癌，或者在哪个时间段发生转变。

表 3-1　宫颈上皮内瘤样病变的转变时间

分期	平均时间 / 年
正常至轻度、中度增生	1.62
正常至中度、重度增生	2.2
正常至宫颈原位癌	4.51

美国阴道镜与宫颈病理协会（ASCCP）在 2001 年就 CIN 的治疗指南达成共识，出于某种考虑，回顾了宫颈肿瘤的自然演变史文献。对 4504 例 CIN Ⅰ级病例的回顾分析发现，57% 患者自然消退，11% 进展为 CIN Ⅱ、Ⅲ或者宫颈癌，进展至宫颈癌的概率是 0.3%。另一项 CIN Ⅰ 的自然转归的 meta 分析中也得出相似的结论。

（七）细胞学

如前所述，宫颈细胞学对宫颈癌的发生率和死亡率有很大的影响。无论这一发现的共识如何，宫颈细胞学的最大问题是假阳性和假阴性率。临床医生主要关注不断变化的术语，这使得结果与临床脱节。Pap 涂片分类改变了很多次，很多改变没有固定意义。许多细胞学家改用描述术语（不典型增生或最近多见的 CIN）来提示涂片诊断性印象。许多情况下，这些术语对临床很有帮助。然而，目前采用的术语多趋向于，如"炎症不典型、鳞状不典型"而非"不典型增生"，不能传达任何有用的临床提示，1988 年发明了巴氏

（TBS）分类系统，尝试澄清多变的术语。由于国家的强制推行，这一新系统随后被越来越多的细胞学实验室采用。但是，在短时间内 TBS 分类中令人困惑的命名和分类方法给临床医生带来了矛盾的印象。最终在 2001 年进行了 TBS 新分类方法的修订，于 2002 年公布，这就是美国现行的细胞学报告系统。更新的改进消除了不同的解释类别，很快被广泛接受。TBS（2001）对标本满意度评估仅分为满意和不满意两大类，不满意标注具体原因。最初的一般分类中的"在正常范围内"和"良性细胞变化"，在 2001 年合并为"未见上皮内病变细胞或恶性细胞"，这些变化增强了与临床医生的沟通。

一个主要的变化是根据异常上皮细胞进行分类。ASCUS 是最常见的 Pap 涂片检查结果，美国每年约为 300 万例。虽然少数涂片已经达到了 CIN II 或 CIN III，但绝大多数并未发现宫颈上皮异常。建议细胞学家将 ASCUS 定义为一个尽应过程或者更倾向于鳞状上皮内病变（SIL），但是这些涂片大多只是归类为 ASCUS-NOS，这对临床帮助不大。2001 年 TBS 重新定义这个类别，并命名为 ASC（非典型鳞状细胞），是 ASCUS（意义待定）和 ASC-H（不能排除 HSIL）的一个亚分类，后者约占所有 ASC 的 5%～10%，可避免大多数 ASC 的女性过度治疗。低级别 SIL（HPV，CIN I）和高级别 SIL（CIN II、CIN III）分类保持不变。

关于腺细胞，很多临床医生解释之前的 AGUS（不典型腺体细胞性质未定）是 ASCUS 类似的过程，处理也以此为根据（重复进行 Pap 涂片检查）。AGUS 涂片结果使宫颈和子宫内膜病变包括癌症的风险大大增加。2001 年，TBS 重新将不正常腺细胞分类为：非典型腺细胞（细胞来源于颈管、子宫内膜，或无特殊指定 AGC-NOS）；非典型腺细胞倾向瘤样病变；颈管原位腺癌（AIS）和腺癌。

尽管 Pap 涂片极大地降低了宫颈癌的死亡率，但假阴性导致巨额诉讼赔偿屡见不鲜。已经公认，无论何种检测的判定标准如何绝对精确，实际上 Pap 涂片的精确性也不会是 100%，所以人们发明新的检测技术以降低假阴性率。人们已经很早认识到，如果每位女性都能进行定期筛查和恰当的评判涂片，癌症死亡率会大幅降低。

薄层液基制片技术发明的出发点就是为细胞学家提供一个统一、分布清晰的单层细胞涂片，减少因血液、宫颈黏液、炎性细胞碎片造成视野扭曲或模糊。收集装置并不直接与玻片接触，细胞悬浮在装有酒精缓冲液的小瓶内。悬浮细胞通过一个滤过装置，清除血液和宫颈黏液，之后样品以单层排列的形式分布在直径 20mm 的样品室内。这样的制备得到的样品更纯净。新柏氏这项技术已被 FDA 批准。

现在美国大多数细胞学检查所用技术均是液基薄层，替代了传统的 Pap 涂片。最初数据显示液基技术的精确度较传统技术有所改善，但是最近的 meta 分析显示二者尚有可比性。有些国家仍在使用传统的 Pap 涂片技术，因为液基薄层技术花费昂贵，性价比不好。

（八）病理学

宫颈上皮内瘤样病变或者 CIN 是囊括宫颈上皮内所有异常表现的术语。上皮细胞是恶性的，但是只局限在上皮。在过去的术语中，用不典型增生和 CIS 来描述疾病两个层面的发展，至少在过去，这样区分会影响治疗 —— 如果仅表现出不典型增生，不需要治疗或仅局部治疗；如果诊断为 CIS，常建议子宫切除术，这样的观念是不恰当的，尤其是当宫颈病变不到 0.25mm。尽管 CIN 被武断的划分成三个等级，却也能看出 CIN 是一个单一瘤样病变过程。CIN 组织学分类依据异倍体细胞数、非正常有丝分裂细胞数量和成熟上皮细胞的减少。依据异常细胞在宫颈上皮的范围将 CIN 分为 Ⅰ、Ⅱ、Ⅲ级。CIN Ⅰ级时，尽管上皮的上 2/3 细胞有一些细胞核异常表现，但仍有细胞分化，下 1/3 细胞层缺少细胞分化或成熟的证据（细胞极性消失），有丝分裂少或表现正常。CIN Ⅱ级时，CIN Ⅰ 的变化累及下 2/3 层。CIN Ⅲ级病变涉及全层，并有未分化不分层的细胞，细胞多形性改变普遍、细胞有丝分裂异常。根据对 DNA 核型研究，一些研究者建议大多数 CIN Ⅰ 级病变事实上是含 HPV-6/11 的扁平疣，需要谨记的是，比起其他亚型（包括 HPV-6、HPV-11 亚型在内），HPV-16、HPV-18 更常见于 CIN Ⅰ 级。总的来说，当上皮组织更多地参与上皮内瘤样病变时，这些病变与肿瘤的发生无明显相关性，并且与 HPV-16、HPV-18 导致的病变相比，很少进展为癌。业已证实 HPV-16、HPV-18 有较强的侵袭潜能，HPV-16、HPV-18 可以在 CIN Ⅰ 级中出现，HPV-6、HPV-11 也可出现在更高级别 CIN。

（九）异常宫颈细胞学的判定

如前所述，宫颈细胞学是一种筛查手段，过去几十年来，西方国家宫颈癌发生率和死亡率显著下降归功于宫颈细胞学的可靠性和可重复性。ALTS 研究了 3488 名女性，比较 ASCUS 女性首次处理的不同策略，共有 4948 份单层细胞样本，4 个临床中心参与其中。首先在各自的机构进行细胞学检测，然后送到中心复检，样品被病理学质量控制组（QC）独立审查，使用盲法审查。1473 份初诊为 ASCUS 的标本，复检符合率只有43％，余下部分大多数达不到诊断标准。观察者之间差异也表现在对有明确病变的细胞学结果解释中，QC 复检者的 HSIL 符合率仅有 47.1％，剩下样本中 22％是 LSIL，22.6％为 ASCUS。更有意思的是，活检组织学解释的可还原性并不好于细胞学的可重复性。

针对细胞学可重复性存在的问题，ALTS 给出了一些重要信息以处理从 Pap 涂片得到的异常问题。基于一些研究结果，考虑到在美国，约有 7％被诊断为细胞学异常的 Pap 涂片，绝大部分只有轻微改变，美国阴道镜与宫颈病理协会（ASCCP）发起在马里兰州举行共识会议，普及处理指南，合理利用时间和资源。指南有助于医生处理异常细胞学结果。

（十）非典型鳞状细胞

如前所述，Bethesda 指南将 ASC 分为两类：ASCUS 和 ASC-H。ASCUS 患者中有 5％～ 17％的经病检证实是 CIN Ⅱ 或Ⅲ。ASC-H 患者中的 24％～ 94％是 CIN Ⅱ、CIN Ⅲ。ASC 者罹患浸润癌的危险性较低（0.1％～ 0.2％）。

曾有数个方法探讨 ASC 患者的处理。单一的重复的细胞学检查诊断 CIN Ⅱ、CIN Ⅲ的敏感性为 0.67 ～ 0.85，也可使用阴道镜，它的优点是患者可以立即知晓是否患有有意义病变。阴道镜鉴别宫颈正常与异常组织的敏感性是 0.96，加权后特异性是 0.48。几个大型的研究正在探讨采用 DNA 检测分类处理 ASC 的机制，HPV DNA 诊断活检 CIN Ⅱ、CIN Ⅲ的敏感性为 0.83 ～ 1.0，据报道，高危型 HPV 的阴性预测值高达 0.98 或以上。31%～ 60%的 ASC 女性感染高危型 HPV，随年龄增加，总发患者数会减少。近期研究数据指出，年轻女性（一项报道是≤ 20 岁，另一报道是≤ 29 岁）感染高危型 HPV 的危险度高达 80%，使得 HPV DNA 作为分类方法的适用性变差，所谓的"回头"（reflex）HPV DNA 的检测技术已被作为分类标准，这项技术使用 ASC 细胞学的剩余标本。在以上背景之下，随后部分就是 2006 年关于异常宫颈细胞学的一些共识。

（十一）ASCUS

已被接受的对 ASCUS 患者的处理方法是重复的细胞学检查、阴道镜或者高危型 HPV DNA 检测。应用液基细胞学后，人们更青睐"映象"检测。ASCUS 患者，如果高危型 HPV DNA 检测结果阴性，12 个月后重复细胞学检查。对 HPV DNA 检测结果阳性但未被活检证实的 CIN 患者，建议在 6 ～ 12 个月重复细胞学检查；如果仍为 ASCUS 或更严重者，或者 12 个月时转为高危型 HPV DNA 阳性者，最好进行阴道镜检查。

间隔 4 ～ 6 个月重复宫颈细胞学检测，直到连续两次结果为"阴性上皮细胞内病变或恶性肿瘤"；重复检测时 ASCUS 或更严重者行阴道镜检查，连续两次重复细胞学均阴性时，患者可以重返常规细胞学筛查；阴道镜未发现 CIN 者，12 个月内重复细胞学检测。强烈推荐对缺乏病理证据 ASC 的女性，不能把诊断性切除（如 LEEP）作为常规处理方式。

应考虑 ASCUS 女性的几点特殊情况：

青春期女性：最新的指南不推荐在 21 岁之前开始常规筛查，青春期女性 Pap 涂片异常发现常常是 ASC-US。LSIL 青少年的前瞻性研究表明，自然消退的发生率较高，36 个月内高达 91%，因此可以保守治疗。如果出现 ASC-US，需要每年例行 Pap 涂片。12 个月后随访时，仅仅是 HSIL 或重复细胞学更严重者，需要阴道镜检查。青少年的 ASC-US 并不推荐 HPV 基因检测和阴道镜。在这些年轻和未育的女性中，诊断性 LEEP 是禁忌证。

绝经后女性：ASC-US 或有萎缩细胞学证据的女性，阴道内局部使用雌激素数天，治疗完成 1 周后重复细胞学检查。结果阴性者，需要 4 ～ 6 个月后重复检测，结果异常者，需要阴道镜检查。

免疫抑制的女性：每例 ASC-US 均推荐进行阴道镜检查。这包括感染 HIV 的女性，不论 CD4 细胞计数，HIV 病毒载量，或者抗逆转录病毒治疗的情况。

孕妇：ASC-US 处理和未孕女性一样。

（十二）ASC-H

因为 ASC-H 较 ASC-US 发生 CIN Ⅱ和 CIN Ⅲ的概率更高，ASC-H 女性均应进行阴道镜检查。如果没有明显病变，需要复习细胞学、阴道镜和组织学检查，处理应该遵从指南中与复检修订解释相应的原则；如细胞学支持 ASC-H，在随后 6 ～ 12 个月重复细学检查，12 个月后检测 HPV，复检结果仍是 ASC-H 或更严重病变，或者 HPV DNA 检测阳性的患者需要阴道镜检查。

（十三）低度鳞状上皮病变（LSIL）

大多数实验室里 LSIL 的平均发病率是 1.6%，如果针对高危人群，则发病率将会上升至 7%～8%。15%～30% 的 LSIL 患者随后活检确诊为 CIN Ⅱ 或 CIN Ⅲ。在 ALST 研究中，细胞学 LSIL 的女性 83% HPV DNA 阳性，由于病毒感染发生很高不推荐将 HPV DNA 检测纳入 LSIL 的分类处理方法之中，因为 HPV DNA 阳性者都应进行阴道镜检查，阴道镜检查是推荐给这些人群的处理选择。随后的处理依赖于是否存在病变、阴道镜检查结果是否满意和患者是否妊娠。对缺乏活检证实 CIN 的 LSIL 患者，不应常规施行诊断性切除或消融处理。对非妊娠女性、阴道镜满意的患者，如果未发现病变时，可以进行宫颈内口取材。如果没有证实有 CIN，处理原则是 6～12 个月重复进行细胞学检查，如发现 ASCUS 或更严重疾病时，进行阴道镜检查如果随访 12 个月内发现高危型 HPV DNA 阳性，可行阴道镜检查。

阴道镜检查结果不满意的未孕女性，可采用宫颈内取样。如果活检未能诊断 CIN，阴道镜检查不满意，可行的处理是 6～12 个月后重复细胞学检查，如果发现 ASC-US 或更严重病变，或者 HPV DNA 阳性，可行阴道镜检查。如果证实是 CIN，可依照随后章节中的指南进行。

（十四）高度鳞状上皮内病变（HSIL）

在 1996 年，仅 0.5% 细胞学检查诊断为 HSIL，HSIL 中活检证实的 CIN Ⅱ 或 CIN Ⅲ 有 70%～75%，1%～2% 的浸润癌：以往的最佳处理是阴道镜下观测 HSIL 患者宫颈内改变，如果阴道镜检查仍不能确诊高级别宫颈或阴道病变，需要复查细胞学、阴道镜或者组织学检查。如果细胞学检查支持 HSIL，对多数未孕女性施行诊断性切除术，不提倡消融治疗。对于阴道镜检查怀疑高度病变者，选择切除术也是可行的，不进行重复细胞学或 HPV 检测。

妊娠期患者，可在中期妊娠中间阶段进行阴道镜检查，高级别病变或者癌症时可行病理活检，若诊断为浸润癌，孕妇不应进行宫颈管诊刮术。除非确诊浸润癌，否则治疗都应推迟至分娩后。只有在怀疑浸润癌时行诊断性切除术，推荐在分娩后 6 周进行细胞学复查和阴道镜检查。

生育年龄的女性，如果活检诊断 CIN Ⅱ 或 CIN Ⅲ 的证据不足，4～6 个月后复查阴道镜和细胞学检查，如果阴道镜检查理想，宫颈内样本阴性，1 年后可复查 1 次；如果细胞学仍是 HSIL，阴道镜检查和切除后活检进一步评估。

（十五）非典型腺上皮细胞（AGC）和原位腺癌（AIS）

如前所述，在 2001 年 TBS 系统重新定义了非典型腺上皮细胞（AGC）。在 "AGC" 报告中，9%～41% 的 AGCNOS（未指明来源）和 27%～96% 的 "AGC 倾向瘤样病变者"，活检证实为高度病变或者浸润癌。细胞学检查 AIS 中，AIS（48%～69%）或浸润性宫颈腺癌（38%）风险很高，所有 AIS 或 AGC 女性必须进行进一步的评估，不推荐重复细胞学检查。CIN 是 AGC 最常见的肿瘤形式，因此对于此类患者，推荐包括阴道镜在内的检查，同时进行宫颈管取样。绝经前女性 AIS 中 CIN Ⅱ 或 CIN Ⅲ 的风险高于绝经后，大约 50% 活检证实 AIS 同时合并有鳞状上皮异常。

推荐各种 AGC 亚型的女性接受阴道镜检查联合宫颈管取样，如果出现非典型子宫内膜细胞，要进行子宫内膜取样。子宫内膜取样联合阴道镜检查适用于 35 岁或以上的 AGC 和 AIS 女性，不必重复细胞学检查。目前，AGC 或 AIS 患者 HPV DNA 检测的意义尚无定论。如果初诊浸润癌未被确定，推荐对 AGC" 内瘤样病变倾向 " 和 AIS 女性施行诊断性切除术，冷刀宫颈锥形切除术优于 LEEP。如果 AGCNOS 的女性初诊肿瘤未明确，间隔 4～6 个月重复宫颈细胞学检查，连续 4 次阴性，可转回常规筛查程序。如果 Pap 涂片重复异常，重复阴道镜检查或转到擅长复杂细胞学的临床医生处就诊。

二、宫颈腺上皮细胞异常

越来越多的宫颈腺上皮异常通过细胞学和组织学检查确诊。1979 年，Chrisophereon 基于大规模的系列研究，估算出宫颈 AIS 与鳞状细胞 CIS 的比值 1:239。自此，相对于鳞状细胞癌，宫颈腺癌的发生率进行性升高。极有可能癌前腺上皮异常也在增加。数据显示 50% 以上的 AIS 合并 CIN，虽然可累及整个子宫颈管，但 95% 以上的 AIS 发生在鳞柱交界处。一些研究提示腺上皮异常和 HPV-18 有关，其中包括 AIS 和腺癌。AIS 与鳞状细胞 CIN 流行病学因素可能相同的猜测尚未得到证实。当细胞学确定腺上皮异常，必须进行子宫颈管评估，通过取材刷或类似的器械自子宫颈管取材进行细胞学检查。尽管细胞学检查为 AGUS，组织活检后相当数量的患者病变更严重。虽然阴道镜检查结果可能不典型，微小的改变可能被忽视，但大多数提示是很有价值的。阴道镜检查可发现不成熟化生的白色区域，此处绒毛比正常厚且钝，可能存在长、无分支的水平血管。疑似浸润癌（包括腺癌或鳞癌）时可通过活检确诊。宫颈诊刮（ECC）有助于诊断，应推广。绝大多数研究者认为除非先前已确定为浸润癌，宫颈锥形切除术可作为一种诊断技术。越来越多的数据显示对于原位腺癌（CIS）或病灶特别小、手术边缘无异常的病例，宫颈锥形切除术足以达到治疗目的。Muntz 发现，1/12 边缘无累及，7/10 边缘阳性病例，残留子宫切除标本中有病变残余。他们对 18 例标本边缘无累及的患者进行了平均 3 年（1.5～5 年）的随访，无一例再发。其他文献的数据与此相同。

Hitchcock 等报道了 21 例宫颈非典型腺上皮（包括 AIS）锥形切除术后细胞学及妇科检查随访结果。尽管 13 例锥形切除得到的异常组织并不完整，13 年后无一例细胞学异常或浸润性宫颈癌。然而，其他研究结果则不容乐观。Poynor 评估了 28 例锥形切除术诊断 AIS 的患者，9 例（43%）锥形切除前 ECC 诊断为宫颈腺细胞病变，4/10 锥形切除边缘阴性，全子宫切除或重复锥形切除后被证实有残留 AIS。4/8 锥形切除的边缘阳性的患者，二次手术发现有残留病灶（3 例 AIS，1 例浸润性宫颈癌）；7/15 的患者采取保守治疗，即密切随访或重复锥形切除，1 例再发，2 例发展为浸润性腺癌。越来越多的数据显示需要保留生育功能者，只要手术切缘没有病变即可采用冷刀锥形切除进行治疗。这种情况下病变的残存率仅为 8%，而边缘阳性患者锥形切除后病变残存率高达 60%。边缘阳性需要保留生育能力者可考虑再次锥形切除。对于不能排除 ACIS 的患者，冷刀锥形切除优于 LEEP，因为后者更易导致手术边缘残留病灶和高再发率。对于无生育要求的 AIS 患者，许多人首推单纯性全子宫切除。在临床实践中，对 Pap 涂片异常的患者，进行阴道镜下活检和 ECC，根据以上的检查结果决定是否需要进一步的检查（如锥形切除）。

（一）阴道镜

随着阴道镜的应用，普遍接受了对 Pap 涂片异常患者采用保守治疗的方案。只要严格遵照程序进行，安全性可得到保证。对于 ECC 结果阳性者，即使病变区域完全暴露，阴道镜仍具有特别的意义。在这种情况下，只有经验丰富的阴道镜操作者可以进行局部治疗，否则就需要进行诊断性锥形切除。另外，还应考虑到合并意外宫颈内膜腺癌的可能性。诊断评估过程中的任何疏忽都可能导致漏诊浸润癌。Sevin 等报道了 8 个类似的案例，3 例死亡，强调冷冻治疗前缺少规范检查的危险性。

阴道镜于 1925 年由德国学者 Hinselman 发明，他希望设计一个省时、全面检查宫颈的实用方法。在 Hinselman 所处时代的人们相信宫颈癌是由宫颈上皮微小结节发展而来，这些病变可以通过放大局部和增加照明度而发现。对数以千计病例的认真细致地观察，使他能够清楚地辨别多变的生理现象和宫颈的良性病变，并且将不典型变化以及癌前病变和早期浸润癌联系起来。遗憾的是，Hinselman 只是临床医生，并没有多少病理学知识的背景，而这又与癌结节发生发展的理论有关。受理论知识限制，导致 Hinselman 阴道镜使用中的一些概念和术语的混乱。

20 世纪 30 年代初期，阴道镜作为早期宫颈癌检查方法被引入美国。那时涉及阴道镜的术语很烦琐，所以该方法并不受重视。20 世纪 40 年代，随着更可靠的细胞学检查的引入，北美的医生对阴道镜失去了兴趣。20 世纪 50 年代和 60 年代初期，重新燃起对阴道镜的兴趣，但由于细胞学检查更具竞争性，例如价格便宜、操作简便、假阴性率较低等，所以一定程度阻碍了对阴道镜的接受。最近的 30 年，该项技术获得了普遍的认可，被认为是宫颈细胞学检查的辅助技术。阴道镜因为可以发现形态学改变而慢慢被接受，同时术语更加逻辑化和进一步简化，增加了它的可接受度。

阴道镜是由低度放大的立体双目显微镜组成，配置中心照明装置，一个可调节的平台和一个转换器。有不同水平的放大倍数，最实用的是 8～18。一个绿色滤过器安置在光源和被观察组织之间，重点观察正常组织和病变组织之间的血管和颜色的差别。利用阴道镜观察女性生殖道上皮可在短短几分钟内完成。

阴道镜以对转化区的研究为基础。转化区是指宫颈和阴道之间的区域，最初由柱状上皮覆盖，之后通过所谓"化生"的过程，柱状上皮被鳞状上皮替代。阴道镜下这个区域范围广而变化的特征是阴道镜的科学基础。血管的变异模式、残余柱状腺体和镶嵌，决定了转化区模式多样性。曾经认为由鳞状上皮被覆宫颈，例如宫颈外口存在宫颈管柱状上皮即视为异常。Coppleson 等明确了，至少 70％年轻女性宫颈外口存在柱状上皮，并有 5％扩展至阴道穹隆，这种由柱状上皮向鳞状上皮的化生过程可发生在女性一生中。已经证明女性这一正常的生理化生在最活跃的三个阶段为胎儿发育期、青春期和首次妊娠期。这种化生在酸性 pH 环境中增强，受雌激素及孕激素水平的影响很大。

经过改进和简化的阴道镜检查发现的分类法，便于识别异常状况：白色上皮、小斑点、镶嵌结构和异性血管。黏膜白斑病是指较重较厚、肉眼下可见的白色病变；白色上皮、镶嵌和斑点是异性上皮（CIN）病变的早期改变，提示活检取材的定点部位；异形血管的病变区通常提示浸润癌，应在此优先活检取材。尽管阴道镜异常情况标志着细胞学和组织学改变，但最终诊断的特异性不足，必须活检确诊。阴道镜最大的价值是指导最具特异性的组织学活检部位。

阴道镜检查时需遵从标准程序。首先暴露宫颈及穹隆部，仔细观察宫颈及穹隆部情况，然后用 3％的醋酸溶液清除宫颈表层的黏液和细胞碎片，醋酸还可以增强阴道镜下正常和异常区域的区别。阴道镜主要聚焦于宫颈和转化区，包括鳞柱交接处，顺时针观察宫颈一周。至此，大多数情况下，就能够了解整个病变的大致轮廓和选择出活检的不典型区域。如果病变延伸到宫颈管内，超出了阴道镜医生的视野，患者需要进行诊断性宫颈锥形切除。当病变延伸到宫颈管内时，可行宫颈管搔刮术（ECC）。无论何时发现浸润癌则无须锥形切除活检，因为如果在阴道镜下的确看见病变的上限，宫颈管上方确实没有 CIN 或更高级别病变。换句话说，CIN 从转化区开始，逐渐向宫颈的其他区域延伸，如果能看见病变的上限，就能确定宫颈管不存在更高级别病变。阴道镜仅能提示异常，最终诊断依赖于病理医生的组织检查。阴道镜引导下不典型病变区域定点活检联合细胞学检查，诊断准确性最高，同时也评估子宫颈情况。阴道镜最大的价值在于：在绝大多数情况下，富有经验的阴道镜医生通过直接的活检确定浸润癌并与 CIN 区别，避免宫颈锥形切除手术，这对于有生育要求的年轻患者尤为重要，可以避免宫颈锥形切除活检后生育能力受损的可能性，也减少了麻醉风险和额外手术延长的住院时间。

所有非妊娠女性进行阴道镜检查时，即使可见全部病变，很多人仍建议行 ECC，为宫颈管内无病变提供客观证据。有人相信，如果进行了 ECC，可以杜绝在门诊治疗后方被确诊的浸润癌的患者。ECC 不仅可以较早发现癌症，还可避免不恰当的治疗。

ECC 是从宫颈解剖学内口到解剖学外口取材。打开阴道窥器可以看见宫颈解剖学外口。Pap 涂片结果异常的患者需要使用合适的阴道窥器评估宫颈。刮取组织时，最好使用刮匙对整个宫颈管刮取一周，共 2 遍。短距离、固定的环绕宫颈管一周的操作模式是最满意的。开始操作时患者会感轻微不适，但极少有人因此要求医生停止操作。如有可能，最好取得带有间质的颈管内膜标本。搔刮结束后，收集所有血、黏液和细胞碎片，放置在一张 5.08cm×5.08cm 吸水强的纸巾或类似的材料上。随后折叠成堆，随同吸水纸巾一起放入固定液。如果病理医生在刮出物中发现任何肿瘤组织，即为阳性结果。搔刮结束后，阴道镜引导下直接进行宫颈钳夹活检，使用 Kevorkian-Younge 活检钳钳夹取材（或使用相似带有收集标本容器的工具）。活检标本应该选择合适的方向铺在小纸巾上减少标本分离。

评价任何一位宫颈细胞学异常患者的目的是排除宫颈浸润癌，诊断手段可应用门诊设备或收住院。没有一项单独的技术能够有效地排除所有的浸润性宫颈癌，但是多种技术联合基本可以消除浸润性癌的漏诊。即使宫颈锥形切除也可能漏诊，因此细胞学筛查、阴道镜、阴道镜下活检、ECC 和盆腔检查必须全部排除浸润性宫颈癌。在某些情况下，即使完成了全部的门诊评估，仍有宫颈锥形切除的指征。更重要的是，如果门诊评估没有排除宫颈浸润癌，就必须进行宫颈锥形切除术，ECC 阳性的患者也要行宫颈锥形切除术。如果细胞学检查、活检。阴道镜检查提示宫颈微小浸润癌，宫颈锥形切除术可以全面评估浸润的范围，便于选择适宜的治疗方法。绝经后患者的病变常局限在宫颈管内，门诊检查不能充分地评估，因此这些患者通常要行宫颈锥形切除术确诊。绝经后患者在阴道镜和活检前连续数天局部使用雌激素，可以增加诊断的成功率。

必须接受宫颈锥形切除的患者，阴道镜有助于实施个体化的锥形切除范围。如果病变广泛延伸到宫颈侧面，采用标准的圆锥形切除，可能会漏掉侧面病灶，在阴道镜的指示下则能够避免遗漏。病变偶尔会扩展到阴道穹隆，阴道镜能够识别病变、确定切缘的正确位置。然而，如果侧缘未受累只考虑宫颈管的病变，狭窄的宫颈锥形切除术仅能切除宫颈管组织。使用卢戈碘溶液替代阴道镜确定宫颈病变的扩展范围是不恰当的，可能有误导的作用。识别 CIN 时，卢戈碘溶液可能出现假阳性和假阴性，宫颈锥形切除前，卢戈碘溶液有助于评估宫颈和阴道。阴道镜下病变和卢戈碘溶液未着色区应该是相符的，如不相符，则应在宫颈锥形切除时做出相应的调整。

这种依据阴道镜发现（加阴道镜下活检结果）和 ECC 结果的评定流程允许对患者进行分类。如果 ECC 结果阴性、阴道镜指导下活检结果仅是癌前瘤变，患者已获得充分的评定，可以开始治疗。治疗方法依赖于患者年龄、生育要求、随访的可靠性、组织学特征和病灶的范围。希望保留生育能力的患者，可以采用双冷凝技术或激光破坏病灶；病灶范围广者在门诊施行简单切除活检就能充分治愈；无生育要求的患者，术前不需要宫颈锥形切除时，推荐阴式或腹式全子宫切除术。全子宫切除术时，除非有证据显示异常上皮扩展到阴道（不到 3% 患者存在这种情况），否则没必要切除阻道壁。最终的治疗可能是行宫颈浅层锥形切除或环形活检。

如流程中注明，评定 Pap 涂片异常的患者时，希望对所有非妊娠的患者进行 ECC。数据显示，如有满意的阴道镜检查，可不需要 ECC。还有数据显示宫颈内刷细胞学检查与 ECC 是等效的。当 ECC 显示有恶性细胞或阴道镜检查不满意（不能看见全部病灶），必须进行诊断性锥形切除术。因为 ECC 的刮除是从内口到外口，所以刮匙经常获取蔓延到宫颈管内的轻微病变，导致 ECC 假阳性结果较高。

阴道镜评定宫颈涂片异常者的宫颈，彻底改变了受累患者的孕期处理。流程在前面提及妊娠过程中需要严密随访，当宫颈转化区外翻，整个病灶几乎肯定清晰呈现时，一般不主张孕期锥形切除活检。如果钳夹活检是微浸润癌，需要进一步评定。在多数病例中，可疑区楔形切除可确定微浸润癌，不需进行宫颈锥形切除术。如不能确定，可考虑锥形切除活检。确诊为宫颈癌前病变或微小浸润癌的孕妇，可经阴道分娩，分娩后根据患者需要拟订进一步治疗。妊娠期宫颈血管非常丰富，避免锥形切除活检可使母婴成为最大的获益者。在诊断性评估时，阴道镜下明显异常的区域小块活检可以减少出血。妊娠中晚期，可疑浸润癌的阴道镜检查的结果会呈阴性，大多数阴道镜医生会将活检推迟至产后。Lurain 和 Gallup 报道 131 例妊娠期 Pap 涂片异常患者依照这种模式处理，取得了很好的结果，无一例浸润癌漏诊。

Roberts 等发现仅有 2 例产前诊断 CIN Ⅲ 患者，产后冷刀宫颈锥形切除发现是微小浸润癌（Ⅰ A1 期），难以判定这一结果是由于疾病进展还是取样时误差。Post 等报道了 279 例分娩前活检为 CIN Ⅱ 和 CIN Ⅲ 的患者，产后消退率分别为 68% 和 78%，无一例进展为癌。与剖宫产相比，消退率与阴道分娩无关。避免过度治疗的指征就是产后重新进行全面的评估。

（二）治疗选择

CIN Ⅰ 患者只需随访而不需要具体的治疗，尤其是之前 Pap 涂片结果为 ASCUS、ASC-H 或 LSIL 者，这些女性可以 12 个月进行一次 HPV-DNA 检测或间期 6 ～ 12 个月重复宫颈细胞学检查，如果结果仍然异常，则重复阴道镜检查，对于结果持续异常或发展者，需要进行治疗。CIN Ⅱ 和 CIN Ⅲ 有治疗指征，CIN Ⅰ 的适宜方案是观察随访。目前有多种方案可供选择，应全面考虑审慎决定。CIN 的治疗选择取决于多种因素，包括患者的意愿和医生的经验等，患者选择门诊治疗还是住院治疗，最主要的原因可能是患者的年龄和有无生育要求。青少年或 20 岁左右的年轻 CIS 必须全子宫切除的观念已经过时，没有一种治疗方法 100% 有效，风险和益处都要告知患者，确保患者在充分知情后，选择理性的治疗方式。

随访观察也是一种治疗选择。经选择的、高度个体化的患者，尤其是病灶范围小和组织学 CIN Ⅰ 的患者，以及病灶非常小、用活检钳完全去除的患者。一些患者的病灶可以用这种技术清除掉，部分研究者认为应该破坏整个宫颈转化区。显然，选择观察和局部切除只能由经验丰富的医生决定，并且必须高度个体化，取决于患者的需求、意愿和随访的依从性。

（三）门诊处理

1.电烙术

CIN 的数项治疗可以在门诊实施，事实上，这些治疗方式与在手术室进行的操作效果相同，成本 - 效益比更高。电烙破坏宫颈上皮的方法已经应用多年，用电烙术破坏分娩后宫颈"异常组织"曾经非常流行，事实上，这是宫颈柱状上皮或转化区。一些未设对照的研究显示电烙术减少了治疗患者可见的 CIN 病变，证实电烙术治疗 CIN 有效。这种治疗方法在欧洲和澳大利亚比在美国更普遍。Wilbanks 等报道了一个小样本对照研究，与阴道用四环素栓剂的对照组相比，电烙术有效破坏早期 CIN。Ortiz 等对各级 CIN 在门诊均采用电烙术治疗，CIN Ⅰ 和 CIN Ⅱ 无一例失败，CIN Ⅲ 的失败率约为 13%，与 CIS 患者的失败率没有区别，不管是否累及腺体；Chanen 和 Rome 在澳大利亚广泛使用这一技术，表 3-2 显示他们报告的良好的治疗结果，1700 多例患者的治疗失败率仅为 3%，电烙术的同时行宫颈扩张诊刮术（D&C），因此术后无一例宫颈狭窄。累及腺体的患者住院麻醉下行电烙术，保障烧灼深度足以破坏深部病变。Chanen 和 Rome 认为只有这样做才能获得好结果。电灼的组织比较深会有痛觉，需要在麻醉下才得到这样的结果，失去了电烙术较宫颈锥形切除术简单易行的优势，住院的费用、即使是简易住院，仍比门诊高出许多。

表 3-2 宫颈上皮内瘤样病变（CIN）的保守治疗

方法 (基于单一的治疗方法)	失败率 /%
电烙术	2.7(47/1734)
冷冻术	8.7(540/6143)
激光	5.6(119/2130)
冷凝固术	6.8(110/1628)
宫颈环形电切术 (LEEP)	4.3(95/2185)

2. 冷冻术

冷冻术治疗 CIN 已经获得非常丰富的经验。冷冻术没有电烙术的副作用（主要是治疗过程疼痛），因此就患者舒适度而言，冷冻术是门诊理想的治疗方法。文献报道了大量冷冻术的经验。1980 年，Charles 和 Savage 总结 16 位作者约 3000 名患者的诊治经验，成功率为 27%～96%，造成巨大差异的因素很多，包括术者的经验、治疗例数、治愈标准、冷冻技术、设备和制冷剂。随后，几篇文献报道了他们的研究结果，包括全部组织学分级的总体失败率是 8%。冷冻术与电烙术报道的结果基本一致，冷冻术的优点是几乎无痛，可在门诊有效开展。

丰富的经验源自对接受冷冻术治疗患者的长期随访。Richart 等随访近 3000 例接受冷冻治疗的 CIN 患者 5 年以上，再发率不到 1%，约 50% 的 CIN 再发发生在冷冻术后第 1 年内，从某种程度上说，可能是病变持续存在而并非真正的 CIN 再发。这些患者中无一例发展为浸润癌，对这些患者再次治疗选择冷冻术或其他门诊治疗能降低最初的失败率。

Townsend 认为治疗失败的 CIN 患者，再次冷冻术可获得成功。初次治疗失败后再次治疗会降低总失败率，CIN Ⅱ 失败率为 3%，CIN Ⅲ 为 7%。尽管冷冻技术简单，必须掌握一些重要的技术要点，从而达到理想的冷冻效果。可以使用 N_2O 或 CO_2 作为制冷剂，较大 "D" 型的容器罐好于狭窄的 "E" 型容器罐，特别是在短时间内对多位患者实施冷冻术时。由于气体的冷却，即使容器里可能有充足的气量，容积较小的容器内压力下降较快。压力对于取得满意的冷冻效果非常重要，如果在冷冻过程中压力降在 $40kg/cm^2$ 以下，应该停止治疗，更换容器之后治疗重新开始。在探针的尖端涂一薄层水溶性润滑剂，可以更均匀和更快地冷冻宫颈，这使探针和宫颈之间发生更好的热传导。当患者宫颈不规则（经产妇中很常见）时，这点尤其重要。探针应该覆盖整个病变，使得宫颈被充足冷冻，探针周围应形成 4～5mm 小冰球。这一过程在现今的多数冷冻装置需要 1.5～2 分钟完成。如果在这一时间内没有形成 4～5mm 小冰球，设备的运行可能出现异常，需要查找问题。双极冷冻技术较受青睐，宫颈解冻 4～5 分钟后再次使用同样的技术冷冻。术后阴道排液一般持续 10～14 天，告知患者术后避免性生活，阴道排液期间可以使用护垫。4 个月后宫颈 Pap 涂片评估疗效。如果 Pap 涂片阳性，可能是疾病愈合过程中的正常现象，4～6 周后再次 Pap 涂片检查，如果细胞学在宫颈冷冻术后 6 个月持续异常，认为冷冻术失败，患者应该接受重新评估和重新治疗。

有几位患者宫颈冷冻术后发展为浸润癌的报道引起关注。一份来自迈阿密的报道详细叙述了 8 例因不同指征进行冷冻术后发展为宫颈浸润癌的病例。这些患者中 5 名患者仅有宫颈细胞学异常，3 例接受了阴道镜检查；2 例接受了阴道镜下活检；仅 1 例接受了 ECC。Townsend 和 Richart 报道了 SGO 成员中类似的 66 例患者，这些患者中多数在冷冻术前评估不恰当，也有接受门诊其他治疗的患者发展为浸润癌的报道，这些再次强调了在门诊治疗前恰当评估的重要性。

3. 激光手术

激光（Laser）是 "受激发放射的放大光束" 英文首字母缩写。二氧化碳激光束是不可见的，通常由发射可见光的第二激光引导。激光的能量可以被水高效吸收，主要通过汽化作用破坏组织。激光安装在阴道镜上，激光束在阴道镜控制下进行治疗，大多数的设备有一个较大范围的能量波动，有脉冲和连续两种操作模式。光斑的大小可以固定，但通常是可调节的，输送到组织的能量大小取决于光斑大小和功率。激光技术的独特优势在于组织可以吸收高效能的激光，激光发出的光束方向定位精确，激光也可控制破坏程度。通过汽化作用破坏组织，组织的底部清洁，极少有坏死组织，并且愈合快。从这种物理疗法中获得的经验又促进了技术的改进，由于激光可以精确导向，最初只用激光破坏异常区域，避免伤及正常宫颈，但这导致激光技术最初的失败率过高，因而有人建议破坏整个宫颈转化区。Masterson 等发现，与仅破坏病变区相比，破坏整个宫颈转化区并没有明显增加成功率。只有当破坏程度轻微时（1～2mm），破坏的深度显然是治疗失败需要考虑的重要因素。随着破坏深度的增加，失败案例下降，现在多数激光的破坏深度可以达到 5 ～ 7mm。Burke、Lovell 和 Antoniolo 总结，治疗成功与组织分级无关，但与病灶的大小相关。连续光束的效果好于间断模式，破坏的深度非常重要，必须包括固有层，宫颈腺体囊肿并不妨碍治疗成功。在使用 CO_2 激光时，必须采取一些防护措施，包括避免使用易燃物，使用适合的防护眼镜和不反光的物件。当光束传递和组织发生汽化时，通过窥器附带的吸引器抽吸阴道内的烟雾。激光治疗的并发症包括疼痛和出血，疼痛较冷冻术严重，但通常可以忍受；点滴出血多于明显出血，出血量随着组织破坏深度增加，激光伤及大血管时出血量增加。组织破坏深度达 5 ～ 7mm 时，发生出血的可能性更频繁。

与冷冻术相比，激光手术有 2 个缺点：

（1）在门诊接受激光治疗，与冷冻术比较，疼痛较严重。

（2）除极小的病灶外，破坏所有的病灶，需要耗费患者和医生很多时间。

尽管数据显示激光能够有效地破坏 CIN，但是表现并没有优于其他门诊可用技术，与冷冻术相比，必须考虑选择激光的成本 – 效益。

1983 年，Townsend 和 Richart 报道了一项研究，研究尽可能地随机选择病例，以 CIN 组织学分级和病灶大小为基础，比较冷冻和 CO_2 激光技术的效果，激光和冷冻各治疗 100 例患者。接受冷冻治疗者 7 例失败，CO_2 激光治疗者 11 例失败，治愈率无显著差异。他们认为如果治疗效果相同，应该合理地选择治疗方式，在门诊用最少费用提供相同等级的治疗，由此可见，似乎冷冻术较激光治疗更受青睐。

Mitchell 等对冷冻、激光汽化术和 LEEP 切除进行了前瞻性随机研究。研究对象为 390 例活检证实的 CIN 患者。各组间 CIN 级别、病灶大小、累及的象限数、年龄、吸烟史和 HPV 感染状态相似，三种治疗方法的并发症、病变持续或再发率无统计学差异，病灶大者持续存在的风险较高，年龄大于 30 岁、HPV-16 或 HPV-18 阳性、既往接受过 CIN 治疗史者再发率较高。

根据 Parashevadis 等对 2130 例激光治疗患者的评估，年龄大于 40 岁和 CIN Ⅲ 的患者失败率较高。CIN Ⅲ 占治疗失败的 75%，仅有 7% 是 CIN Ⅰ，3 例患者在激光治疗后 2 年内诊断为浸润癌，119 例（5.6%）治疗失败。在失败的病例中，18% 治疗后细胞学阴性，由阴道镜检查发现病变。与很多年前相比，现在已经很少使用激光治疗 CIN。

4. 冷凝固术

Duncan 报道了应用 Semm 冷凝器治疗 CIN Ⅲ 的经验。在 14 余年间，1628 例患者接受了冷凝固术的治疗，最初 1 年的成功率为 95%，5 年的成功率为 92%，各个年龄段的成功率相似，226 名女性治疗后妊娠、流产、早产或手术分娩的概率均未增加。

冷凝固术的本质是在较低温度的环境中使组织凝结，通过使用热探针的重叠敷贴，破坏宫颈转化区和宫颈内口下段。大多数的病例需要 2 个～ 5 个敷贴，所需时间不到 2 分钟（每个程序 20 秒）。

破坏的确切深度很难确定，一些研究者发现破坏的深度达 4mm，此破坏深度对

CIN Ⅲ已经足够：果真如此的话，为什么在激光治疗时，为达到满意的治疗，破坏深度达到 6～7mm 呢？即使由经验丰富的阴道镜医生操作，使用任何一种门诊治疗技术，随后也有患者进展为宫颈癌。以上患者中 2 例微小浸润癌、4 例浸润癌。这种技术廉价、省时、基本无痛而且副作用很少，效果良好，此项技术在美国还却未被评估和使用。

5. 宫颈环形电切术（LEEP）

旧设备开辟新用途的做法非常普遍。如果说冷冻治疗兴起于 20 世纪 70 年代，激光手术是 20 世纪 80 年代的主导治疗方式，那么宫颈环形电切术（LEEP）从 20 世纪 90 年代使用并持续至今。LEEP 的使用在短时间内发生了巨大的变化。阴道镜检查下暴露整个宫颈转化区，在局部麻醉下使用低电压电凝环环形切除宫颈。局部麻醉药通常少于 10mL，加入肾上腺素或血管升压素减少出血，在宫颈 12、3、6、9 点位置注射。3～5 分钟后，选择一个大小合适的电切环来切除整个病灶。

LEEP 机器的电机功率设置在 25～50W，功率的选择依据电切环的大小（电切环越大，所用的功率越大）、混合电切或电凝。与手术室相同，也使用一次性接地板，电切环由绝缘杆和附着在其上的环形金属丝组成，消毒金属丝直径 0.2mm，有不同规格。LEEP 在阴道镜或卢戈碘溶液的指引下进行。卢戈碘溶液使组织脱水，在 LEEP 之前应用生理盐水洗脱。LEEP 操作时注意避免电切环伤及阴道壁。像激光治疗一样，建议使用烟雾吸引器。对一些病例来说，1.5cm 的环太小，不能切除所有的病灶，需要再补切 1～2 次以切除残留病灶。切除的深度不同，通常是 5～8mm，保证有足够组织进行评估。使用球形电极电凝切除组织的底部，随后将 Monsel's 膏敷在底部。

这一技术具有如下几方面的优势：可以在门诊操作、组织可供做研究使用、一次手术可达到诊断和治疗的双重目的。目前为止的所有大型研究显示，LEEP 发现了数例阴道镜检查未发现的早期浸润癌，该技术弥补了破坏性手术的固有缺陷。主要的副作用是继发性出血（最初报道继发性出血发生率为 10%，但是随着经验的积累，出血率为 1%～2%）。远期影响，如对妊娠的影响目前尚不清楚。一项报道 1000 例 LEEP 术后有 48 例妊娠。一些研究报道 LEEP 术增加早产的发生率。

一项大型研究结果显示，1000 例患者中 897 例患者只需就诊一次，其余 103 例需要有更多的就诊次数，包括 9 例微小浸润癌或浸润癌。969 例术后 4 个月进行了宫颈细胞学检查，41 例（4.1%）结果异常；9 例浸润性宫颈癌中，仅有 4 例宫颈涂片和阴道镜检查可疑。

LEEP 似乎是现在最常选择的治疗方法。估计美国每年实施数千例 LEEP。可将"视诊、诊断和治疗一次完成"的理念很受欢迎，尤其受欧洲同事的青睐。一些病例中 LEEP 使用早于在阴道镜或其他的诊断方法，正如早先对异常宫颈细胞学的处理指南中所提及的，美国国立癌症研究所的研究者在专题讨论会上发起倡议，"不主张常规电切除宫颈转化区不着色区域评估宫颈 Pap 涂片结果为 LSIL 或 ASCUS 的患者"。不加选择地使用 LEEP 是不能被原谅的，所有的研究基本上都强调这一事实，50% LEEP 标本没有发现异常上皮

（大多数的研究显示 15%～25% 组织学阴性）。许多细胞学 LSIL 或 ASCUS 的患者进行 LEEP 是没有依据的。应该摒弃对异常 Pap 涂片患者进行"看见就治疗"的不当行为。

据报道 LEEP 可以导致宫颈管狭窄，最初的发生率约为 1%。最近数据显示，宫颈管狭窄的发生率是最初报道的 4 倍多，与冷冻术和激光术相比，这一数字仍然是较低的。已有的经验表明，与日俱增的 LEEP 数量会导致越来越多的不孕或早产。许多 CIN 患者都很年轻，希望保留生育能力。在英国，LEEP 是治疗 CIN 最常见的方法。一项研究评估了 1000 例接受宫颈转化区大环形切除的患者随后的妊娠情况，149 例单胎妊娠女性妊娠超过 20 周；在年龄、经济状况、身高、父亲的社会地位以及吸烟情况与对照组相匹配的情况下，妊娠 37 周或以上者的婴儿平均出生体重无差异；LEEP 术后，9.4% 的分娩是早产（< 37 周），与对照组相比（5%），无显著差异。一项小样本的研究，比较了 LEEP 和宫颈锥形切除术后的生育能力（每组 79 例），LEEP 组 12 名希望生育的女性中有 11 名妊娠，锥形切除组 17 名希望生育者都如愿妊娠。

在一项对 LEEP 治疗过的 2315 例患者回顾性研究中（Kennedy），在医学院不孕症门诊就诊的 924 例新病例中仅有 15 例接受过 LEEP 治疗，其中 10 例月经中期宫颈黏液的质量较好，另有 3 例患者自然怀孕。很多医生不愿意为年轻未生育的患者施行 LEEP 治疗，因为宫颈小，手术会切除较多的宫颈组织。在实践中作者看到少数患者的宫颈变平，与阴道边界模糊，尚没有对这些人的生育能力和早产进行任何程度的评估。

已有一系列大型研究的原始数据表明病变持续存在 / 再发率很低，但是随访的时间比较短，许多病例仅随访了 4 个月。Bigrigg 报道了一项较长时间随访的研究结果，在接受 1000 名 LEEP 的患者中随访了 250 例，68 名患者在随访期间因为病变持续存在或再发而接受了二次治疗。

有几项研究评估了 LEEP 术后预测病变持续存在或再发的因素。Baldauf 等通过多元分析发现，初始病变位于宫颈管内和切除不完全可以预示治疗失败。Robinson 等发现，与切缘阴性患者相比，切缘阳性不能确定患者的疾病再发风险增高；预测疾病再发时，未发现 ECC 阳性者较 ECC 阴性者预后差。一些学者发现 LEEP 治疗后有很高的再发率（40%）。Barnes 等研究发现 LEEP 治疗后 ECC 阳性预示着可能是 HSIL，经随访 Pap 涂片证实 [16/219 或（7%）]，切缘状态不是影响因素。冷刀锥形切除后的经验显示，很多切缘阳性的患者，随访没有发现病变持续存在。这一结论是否也适用于 LEEP 患者，尚需要进一步的评定。希望常规细胞学随访能够确定治疗失败患者，对切缘阳性的患者可以尽快追加治疗进行弥补。

尽管一系列的报道认为热效应可以忽略不计，但在通常的操作中，有报道显示大概 10% 的标本难以辨别，20%～40% 有显著的凝结物。这可能是设备的能量设置和技术问题，如"种停顿"。

据报道，约 5% 的病例会发生出血，主要在治疗后，严格遵守操作程序可减少这一问题发生。阴道存在明显感染的情况下进行 LEEP 会增加出血的机会。几乎所有大型系列研究在评估组织学标本时均发现意外的微小浸润癌，促使一些学者建议 LEEP 替代冷刀锥形切除，评估可疑宫颈癌患者。Murdoch 等发现 1143 例 LEEP 标本中有 44 例浸润癌（18 例 Ⅰ A 期，17 例 Ⅰ B 期，9 例 Ⅰ B 期腺癌），其中 33 例（75%）患者阴道镜结果不满意或阴道镜检查怀疑癌症。在高度怀疑微小浸润癌的 63 例患者中进行了 LEEP 和宫颈锥形切除术的比较，所有这些患者随后进行了子宫切除，LEEP 术比宫颈锥形切除术的疾病横断率明显升高（17% vs 0）。为切除全部病变进行多次环切，组织碎裂发生率高，造成 LEEP 评估的不全面。颈管内较高部位的病灶不用 LEEP 处理。

由于 LEEP 术标本组织学不支持范围小于根治术的治疗，对 2 例 LEEP 标本组织学为浸润癌的患者进行了根治性全子宫切除和淋巴结清扫术，其中 1 例子宫切除的标本中没有发现癌的证据。鉴于此，这些学者认为 LEEP 不应该替代锥形切除。

（四）宫颈锥形切除术

阴道镜清楚地确定宫颈外口上皮组织的受累范围后，就能确定宫颈锥形切除基底部的界限。宫颈外口黏膜的切口必须包括所有病变区域。很多人认为在手术开始之前，在切口边缘注射稀释的去甲肾上腺素（脱氧肾上腺素）或加压素溶液可以减少出血。切口不一定是圆形的，但必须切除所有的非典型上皮。锥形切除时，向宫颈管方向的深度取决于宫颈管长度和可能累及的深度。通常整个病灶的范围可见时，较浅的锥形切除就足够了。宫颈锥形切除术并无一个固定程序适用所有患者，但应该充分切除所有病灶区域。锥形切除创面的出血可以通过电凝或覆盖 Monsel's 膏止血。多数情况下，除非去除了大量的宫颈内膜，不必要进行宫颈整形缝合。宫颈明显狭窄、宫颈功能不全和因为宫颈原因的不举是罕见的并发症（表 3-3）。一些医生提倡使用激光代替传统的手术刀进行宫颈锥形切除术（表 3-4）。

表 3-3 宫颈锥形切除的主要并发症

早期	晚期
出血	出血（术后 10～14 天）
子宫穿孔	宫颈狭窄
麻醉风险	不孕
妊娠期	宫颈闭锁不全
早产	早产增加（低体重儿出生）

表 3-4　激光锥形切除

设备	CO_2 激光、阴道镜、显微操作器
输出功率	25 ～ 30W
能量密度	1400W/cm^2
光斑大小	直径 0.5mm
操作模式	连续
切除边缘	病灶外 5mm
宫颈管边缘	手术切除
止血	侧面缝合，加压素浸润
麻醉	全身麻醉，局部麻醉

目前，几项研究都表明激光锥形切除的出血、感染和宫颈狭窄的发生率与冷刀锥形切除基本相同。一些研究表明，激光锥形切除后，痛经发生较少。至少一项研究结果表明，与激光锥形切除相比，激光汽化手术并发症的发生率是相同的。开放性宫颈锥形切除的并发症，与闭合性宫颈锥形切除（宫颈整形缝合或其他缝合）似乎一样。尽管声明激光不会破坏宫颈边缘的病理评定，但有一篇文献表明并非如此。作者复习了 77 例激光锥形切除术，其中 28 例（36%）有广泛的上皮剥脱；10 例（13%）标本含有凝固物，造成 CIN 识别极为困难或不可能；11 例（14%）激光造成边缘很难或不可能判定。

如前所述，在美国，对年轻、希望保留生育能力的患者，宫颈锥形切除术首先用于诊断，其次是作为治疗的手段。然而在其他国家，锥形切除则用于最终的治疗，并已从操作中积累了丰富的经验，尤其是在重度 CIN 的治疗当中。在欧洲，尤其是斯堪的纳维亚半岛，锥形切除术已经广泛用来治疗 CIN，并发表了研究数据。Bjerre 等报道因宫颈涂片异常进行锥形切除术的 2099 例病例，并发症的发生频率非常低，1500 例患者诊断为 CIS，这 1500 例患者中治愈率为 87%，失败主要与切缘病理学是否阴性有关。如果锥形切除术后一年 Pap 涂片重复阴性，随后仅有 0.4% 涂片异常。Kolstad 和 Klerm 对 1121 例宫颈原位癌患者进行了为期 5 ～ 25 年的随访，795 例接受了治疗性宫颈锥形切除，其中 19 例（2.3%）CIS 再发，7 例（0.9%）发展成浸润癌；238 名接受全子宫切除的患者，CIS 再发和进展为浸润癌者分别是 3 例（1.2%）和 5 例（2.1%），浸润癌发现在几年之后，初始治疗方法对其没有明显的影响。Kolstad 和 Klerm 强调 CIS 患者总是存在一定的风险，因此应该延长随访时间，不要拘泥常规的 5 年随访。

如果锥形切除已经排除了浸润癌，手术切缘阴性的患者几乎 100% 是"无病随访"。经常被提及的一个问题是：如果手术切缘，尤其是宫颈内膜切缘有病灶出现时，如何在术后管理这些患者？大量文献报道显示，锥形切除术后大多数患者细胞学检查正常，不需要进一步治疗。Anderson 等发现 58 名手术切缘阳性的患者，仅 3 例（5％）病变持续存在。Lopes 等也有类似发现，75 例患者中 9 例（12％）病灶残留。Grundsell 发现 21 例切缘阳性的患者，3 例病灶残余。作者对宫颈锥形切除术后所有患者进行细胞学检查随访而不考虑手术切缘状态，只有细胞学检查异常时，才予以干预。

（五）子宫切除术

在美国，阴式全子宫切除术是治疗 CIS 的传统方法，尤其是过去在可靠的门诊诊断技术建立之前。对于已完成生育、要求绝育和伴有其他病理指征的 CIN 患者，全子宫切除术是恰当的方式。在有多种治疗方式可以选择的今天，因 CIN 唯一指征施行全子宫切除不是适宜的选择。切除子宫的决定必须由患者、家属和医生共同决定。多年来倡导 CIS 治疗要切除阴道上端，但此建议缺乏依据。在 Creasman 和 Rutledge 的一项研究中，CIS 的再发率与同子宫一起切除的阴道长度无关，除非阴道镜下确定病变扩展到阴道（这种情况＜5％），否则没有理由常规切除阴道上端。没有理由对 CIN 患者施行所谓的改良式根治性子宫切除术。然而，即使子宫切除术被认为是最可靠的治疗方法，患者术后必须和门诊治疗的患者一样进行随访，尽管随后进展为浸润性癌的机会很小，但仍会发生 CIN 再发，这些患者必须进行无限期的随访。

第二节 宫体癌

一、发病率

在美国，宫体癌是女性最常见的恶性肿瘤。美国癌症学会估计，在 2009 年美国将有约 42160 名妇女罹患宫体癌，届时宫体癌将在女性常见肿瘤中居第四位。近 30 年来，子宫内膜癌发病率不断上升。回顾性分析 20 世纪 70 年代的资料，美国癌症学会注意到子宫内膜癌发病率增加 1.5 倍，但是 80 年代末其发病率有所下降。过去的几年，发病率没有变化。虽然此病的发病率在增加，但预测其病死率会略有下降。事实上，最近子宫癌导致死亡的患者增加。美国癌症学会估计在 1990 年有 4000 人死于内膜癌，在 2009 年增加到 7780 人。20 世纪 70 年代至 80 年代早期，雌激素使用频率的增加与内膜癌发病率升高有关，但是据挪威和捷克斯洛伐克的报道，即使很少或不用雌激素，内膜癌发病率仍增加了 50％～60％。由于超重及肥胖妇女人数日益增多，特别是在发达国家，可能使发病率明显增加。

二、流行病学

子宫内膜腺癌发生在育龄期及绝经后，平均发病年龄为 63 岁，大多数患者年龄为 50～59 岁。约 5％腺癌发生在 40 岁之前，20％～25％的患者在绝经前被诊断。Bokhman 提出子宫内膜癌有两种病理类型：第一型发生在肥胖、高脂血症、明显的高雌激素状态，例如无排卵性功能失调性子宫出血、不孕、绝经晚、卵巢和子宫内膜间质增生的妇女。第二型发生在没有上述高危因素或高危因素不明确的妇女。Bokhman 的统计资料显示第一类内膜癌患者通常为高分化或中分化、浸润浅肌层、对孕激素高度敏感，且预后良好（他的资料中 5 年生存率达 85％）。第二类患者倾向于低分化、浸润深肌层、淋巴结转移率高、孕激素不敏感，且预后不良（5 年生存率 58％）。

目前已经确定了子宫内膜癌的多种高危因素，MacMahon 将其划分为以下 3 类：

（1）正常解剖或生理的变异。

（2）症状明显的异常或疾病。

（3）暴露于外源性致癌物。

肥胖、不育和晚绝经这些正常解剖或生理变异与子宫内膜癌患病风险的相关性评估见表 3-5。不育、肥胖、绝经年龄超过 52 岁的人群患子宫内膜癌的风险比没有这些危险因素的人群增加 5 倍。

对子宫内膜癌患者的肥胖类型已有研究。南佛罗里达州立大学的一项研究提示，与正常对照组相比，子宫内膜癌患者腰臀比、腹部/大腿皮肤比及髂前上棘/大腿皮肤比均增大。随着这些比值增加，内膜癌患病相对危险度增加，因此得出结论：上身局部肥胖是内膜癌的显著高危因素。Swanson 等在一项包括 403 名内膜癌患者及 297 名正常对照的大规模多中心病例对照研究中证实了上述发现。体重超过 78kg 的妇女患内膜癌的风险是体重不足 58kg 妇女的 2.3 倍。体重超过 96kg 的妇女，患病相对危险度增加到 4.3。上身肥胖（腰围和身高比例）是一个独立的高危因素，与体重无关。体重和腰大腿围比居前 1/4 的患者内膜癌风险是正常人的 5.8 倍。身体脂肪量与循环中孕激素和性激素结合球蛋白水平下降相关。坐位高和内膜癌患病风险明显呈负相关。可能与性激素结合球蛋白（SHBG）有关，SHBG 在内膜癌患者中降低。随着上身局部脂肪增加，SHBG 水平逐渐下降。SHBG 越低，内源性游离雌激素水平越高。内膜癌与肥胖有关，饮食习惯似乎很重要。有资料表明素食主义者绝经后雌三醇、总雌激素及泌乳素水平降低而 SHBG 水平升高。在一项病例对照研究中，Levi 等研究了来自瑞士和意大利北部的 274 名内膜癌患者及 572 名正常对照组的饮食因素，证实了肥胖与内膜癌的相关性。他们注意到饮食总能量摄入量，对总摄入量修正后，患病风险与肉类、蛋类、豆类、脂肪类、糖类的食用频率有关；各种蔬菜、新鲜水果、全谷类面包、面食摄入量增加是明显的保护因素，反映出抗坏血酸和 β- 胡萝卜素摄入增加了低风险性。在摄入饮食偏好方面，瑞士人更喜欢多摄入橄榄油，但意大利妇女其他类似添加脂肪摄入更多。先前人们已经注意到饮食中，脂肪的数量和种类影响雌激素的代谢，因为富含牛肉和脂肪的饮食会增加肠道对雌激素的重吸收。

表 3-5　子宫内膜癌高危因素

高危因素	风险
肥胖	2.5 ~ 4.5×
不育	
与生育 1 胎相比	2×
与生育 5 胎或更多相比	3×
绝经晚	2.4×

　　糖尿病和高血压往往与内膜癌有关。Elwood 等报道，控制了年龄、体重、社会经济地位后，有糖尿病史的人患内膜癌的相对危险度是 2.8。原因是高水平胰岛素样生长因子 I 协同高水平雌激素有诱癌潜能。高血压常发生于老年肥胖患者，即使 25％ 的内膜癌患者有高血压或动脉硬化性心脏病，但高血压本身似乎并不是明显的高危因素。

　　无雌激素对抗与内膜癌的关系已有很多报道。值得庆幸的是，添加孕激素可起到保护作用，适当的孕激素在预防内膜癌发生中起着重要的作用。瑞士的一项研究表明，不联合孕激素长于 5 年者，内膜癌的相对危险度是 6.6，应用 11 ~ 15 天孕激素者，相对危险度是 1.6，应用 10 天孕激素者 RR 是 2.9，持续给予 E+P 者，RR 为 0.2。英国最近对 100 万妇女进行的研究发现了内膜癌与激素替代治疗（HRT）的关系。该研究首次报道了 HRT 和乳腺癌的关系，此种方法因素招致许多尖锐的批评。平均随访 3.4 年中共诊断出 1320 例内膜癌患者。招募时 22％ 是 HRT 使用者（总人数 320953 位妇女）使用持续联合治疗，45％ 使用周期联合治疗，每个月添加孕激素 10 ~ 14 天，19％ 持续使用替勃龙，4％ 使用单雌激素。与不使用激素者相比，患内膜癌的 RR 分别为 0.71％，CI：0.56 ~ 0.90，$P = 0.005$；CI：0.91 ~ 1.22；1.79，CI：1.43 ~ 2.25，$P < 0.001$；CI：1.02 ~ 2.06，$P = 0.04$。值得注意的是，非肥胖妇女替勃龙和单雌激素的副作用最大，肥胖妇女 HRT 联合治疗的益处最大。尽管雌激素无对抗存在风险，但服用雌激素发展成内膜癌的患者似乎预后很好。有几项但不是所有研究显示，雌激素使用者中多产和肥胖因素较少。雌激素使用者疾病分期和组织学分级较低，对分期和分级校正后，雌激素使用者肌层浸润较非激素使用者少。激素使用者很少患有预后差的亚型，例如透明细胞癌和腺鳞癌。因此，雌激素依赖型内膜癌患者的生存率较非雌激素依赖型好。事实上，一些研究提示雌激素使用者与非使用者、非内膜癌的癌症患者相比有一样的甚至更好的生活质量。

　　有数据显示口服联合避孕药可以降低发生内膜癌的风险。疾病控制预防中心评估了 8 个以人群为基础的癌症登记中心中所有年龄在 20 ~ 54 岁的内膜癌病例，并与来自同一中心随机抽取的对照患者进行比较。首批病例 187 人与 1320 例对照组对比，显示口服一段时间避孕药者与从未服用过避孕药者相比，患内膜癌的相对危险度为 0.5。这种保护作用发生在口服避孕药至少 12 个月者，口服避孕药后这种保护作用持续至少 10 年。这种保护因素对不育妇女最明显。研究者估计，在美国既往或正在使用避孕药每年可能预防 2000 例内膜癌发生。吸烟似乎可以降低内膜癌的风险。在一项针对 40～60 岁妇女的病例对照研究中，Lawrence 等发现吸烟量越大，内膜癌风险越低（$P > 0.05$）。每天吸一包烟者患内膜癌的相对危险度可降低 30%，而每天吸烟超过一包者，相对危险度会再下降 30%。吸烟的作用似乎并不因月经状态或内源性雌激素而改变。与体重有关的吸烟比值增加了 4 倍，由吸烟带来的风险降低在体重最重的妇女中幅度最大。然而，据估计不吸烟的超重妇女内膜癌风险可增加 12 倍，因为其体内雌激素来源是外周组织将雄激素转化为雌激素。尽管吸烟可明显降低早期子宫内膜癌风险，但是其增加肺癌风险和其他一些对健康造成的危害远远大于对子宫内膜的保护作用。

尚不明确白种人妇女发病率和存活率高于黑种人妇女的原因。妇科肿瘤学组数据库对内膜癌 I 期或者 II 期 600 名白种人和 91 名黑种人患者进行评估。许多非洲籍美国妇女 70 岁后被诊断为内膜癌，大多数组织病理类型是浆液性囊腺癌和透明细胞癌；黑种人患者中晚期、分化差、血管间隙浸润、深肌层浸润和淋巴结转移者都较白种人多。5 年生存率白种人为 77%，黑种人 60%。生存率差异也表现在高危组，如III期内膜癌白种人和黑种人 5 年生存率分别是 59%、37%，未调整风险率为 2.0，有显著的统计学意义。通过对年龄、细胞类型、病灶范围进行调整，相对危险度下降为 1.2。调整后的相对危险率提示人种不是明显的危险因素，然而人种确实表示预后不良的风险增加。

他莫昔芬常用来预防或治疗乳腺癌。20 世纪 70 年代初期，他莫昔芬首次引入临床试验，在 1978 年通过 FDA 认可用于绝经后妇女进展期乳腺癌的治疗。他莫昔芬尽管有抗雌激素作用，但自身又具有雌激素效应，实际上是弱雌激素。接受他莫昔芬治疗的妇女似乎可以预防骨质疏松及心脏病（降低乳酸脱氢酶和胆固醇），与激素替代治疗的妇女很相似。已有深入研究该药物的报道。据估计美国有超过 400 万妇女使用他莫昔芬 8 年之久。与安慰剂组对比，使用者最大获益是对侧乳腺二次癌症发病率明显下降。

早期乳腺癌试验协作组做了一项重要的统计学分析，对辅助化学疗法或内分泌治疗的 194 例患者进行了随机病例对照研究，跟踪随访至少 15 年。这个分析评估了他莫昔芬辅助治疗对乳腺癌再发及存活率的影响，提示与进行辅助治疗组比较，他莫昔芬治疗 5 年可降低乳腺癌的 15 年再发率（从 45% 下降到 33%）及病死率（从 35% 下降到 26%）。另外，他莫昔芬还显现出对乳腺癌高危人群的预防作用。

已经有大量文献探讨了他莫昔芬和内膜癌的关系。至少有三项研究（Fisher 等、Powels 等、Veronesi 等）正在评估非乳腺癌患者预防性使用他莫昔芬与内膜癌的关系。另外，数例子宫内膜癌患者有使用他莫昔芬史。在一项前瞻性随机研究中，美国国家手术辅助乳腺癌和大肠癌计划组织（NSABP）对 2843 例淋巴结阴性、雌激素受体阳性的侵袭性乳腺癌患者随机分配，给予安慰剂或每天 20mg 他莫昔芬。另外 1220 例他莫昔芬治疗患者进行登记并给予药物。随机指定的患者观察平均时间为 8 年，注册登记的患者平均观察时间为 5 年。随机分配至他莫昔芬组的 1419 例患者中 15 例发展为子宫癌，其中 2 例为子宫肉瘤。1 个随机分配至他莫昔芬组但未服药的患者 78 个月后发展为内膜癌。在安慰剂组，2 例发展为内膜癌；而且 2 例均在子宫恶性肿瘤期间接受了他莫昔芬治疗。其中 1 例乳腺癌再发并给予他莫昔芬，另 1 例诊断为结肠癌后给予他莫昔芬。2 例患者在诊断为子宫内膜癌前分别服用他莫昔芬 5 个月、8 个月。他莫昔芬组有 5 例患者在停药 7 ~ 73 个月发展为子宫内膜癌。接受他莫昔芬的登记组患者中 8 例被陆续诊断为子宫肿瘤（7 例属于内膜癌），其中 3 例接受他莫昔芬不到 1 年（分别为 2 个月、2 个月、9 个月）。研究者在研究人群中确定了 1000 名妇女中的内膜癌年均风险率。结果安慰剂组 0.2/1000，随机他莫昔芬治疗组 1.6/1000。在接受他莫昔芬的登记组患者，年均患病风险率 1.4/1000，与随机他莫昔芬组相似。与监督、流行病学、最终结果及先前的 NSABP 随机他莫昔芬 - 安慰剂研究比较，安慰剂组的内膜癌风险率低，这些数据提示平均风险率为 0.7/1000。

一些对数量有限的、使用他莫昔芬期间患内膜癌患者的研究提示，接受他莫昔芬者患有内膜癌的危险系数为 2.3，但该研究未考虑到乳腺癌患者，无论其后续治疗如何，均是内膜癌的高危人群。NSABP 的研究评估了与新发内膜癌相比，使用他莫昔芬对预防乳腺癌再发及新发乳腺癌的风险和益处。益处是接受他莫昔芬的 1000 名患者可减少乳腺癌相关事件 121 例，而出现 6.3 例内膜癌，因此他莫昔芬的益处是显而易见的。

最初的数据提示，他莫昔芬相关的内膜癌发病率与无雌激素对抗的 HRT 的内膜癌发病率相同。因为他莫昔芬是一种弱雌激素，与内膜癌发生的特性相似（分化良好的表浅浸润性癌）。Barakat 等回顾了 5 个研究，包括 Magriples、NSSBP、MemorialSloan-Kettering 医院和他们自己的数据以及来自海外的 2 个研究，对 103 例患者进行了组织学类型、肿瘤分级、FIGO 分期、内膜癌的病死率方面的评估。与未进行他莫昔芬治疗者相比，并未发现治疗者内膜癌组织学分级、细胞分化、分期等影响预后的不良因素增加。在分析了流行病学数据及他莫昔芬相关内膜癌的文献后，Jordan 得出了相似的结论。

建议所有妇女，无论是否服用他莫昔芬，都应该每年例行一次妇科检查。如果有症状，应该对子宫内膜进行评估，不建议仅仅因为使用他莫昔芬而进行内膜活检或超声评估子宫内膜。因为芳香化酶抑制剂（AIs）在预防乳腺癌再发或对侧乳腺癌发生方面可能比他莫昔芬更有效，所以以后会减少对他莫昔芬与子宫内膜癌关系的关注。有几项临床试验已经证实 AIs 与他莫昔芬效果相同或更有效。虽然他莫昔芬仍然用来辅助治疗绝经后乳腺癌，但 AIs 被认为在术后 2 年内预防乳腺癌再发更有效。AIs 通过抑制或灭活芳香化酶而降低绝经后妇女雌激素水平，芳香化酶利用循环中的雄激素合成雌激素。绝经前妇女应该避免使用 AIs，包括因化疗而闭经的妇女。他莫昔芬是一种部分激动剂，AIs 不是激动剂，与雌激素相关血栓疾病和内膜癌发生没有关系。普遍认为第三代药物阿那曲唑、来曲唑、依西美坦的活性可以与之媲美。虽然 AIs 与明显的骨质疏松风险有关，但它并不增加妇科疾病的风险。一个大型的辅助治疗实验（阿那曲唑、他莫昔芬单独或联合 ATAC 实验），阿那曲唑与他莫昔芬相比，相关的脑血管事件（2.0％ vs 2.8％）、子宫内膜癌（0.2％ vs 0.8％）、血栓（2.8％ vs 4.5％）、潮热（41％ vs 36％）、阴道出血（5.4％ vs 10.2％）均减少。目前正在研究 AIs 的预防作用，尚缺乏数据。

尽管大多数子宫内膜癌是散发病例，经研究遗传性子宫内膜癌与遗传性非息肉性结肠癌有关，被称为 II 型林奇综合征。这是一个常染色体显性遗传性癌症，涉及基因中种系突变 DNA 修复基因家族，包括 MSH2、MLM1 和 MSH6。非息肉性结肠癌仅占所有结肠癌的但基因突变者一生有 39％～ 54％的可能发展为结肠癌，30％～ 61％可能发展为子宫内膜癌，患卵巢癌及非妇科肿瘤的风险也增加。Lu 等的一项研究发现，大约 50％的子宫内膜癌或卵巢癌出现在结肠癌之前。上述两种情况中诊断的年龄在 40 岁出头。妇科肿瘤和结肠癌发生的中位间隔时间为 11 年，约 14％的妇科肿瘤和结肠癌同时诊断。有几个"红色旗帜性指标"可视为非息肉性结肠癌的评估警示，包括个人或家族发病年龄早（常常在 50 岁前）或子宫内膜癌发病年龄早（绝经前或 50 岁之前），以及和个人、家族有两个或更多非息肉性结肠癌相关的癌症病史。评估患者遗传性癌症的风险及开始筛查遗传性结肠（子宫内膜）癌的"红旗"是一个重要的过程。有任一"红旗"的人都应该进入关于基因检测的讨论，决定其是否适合于他们。根据基因检测结果，制定医疗管理策略，包括提高检测、化学预防、预防性手术。癌症研究协会建议有遗传性疾病的患者 25 岁以后应该每 1 ～ 3 年进行一次结肠镜检查。数据提示如果按时检测，生存率将提高。妇女 25 ～ 35 岁后应该用超声及内膜取样进行检测，即使内膜癌可以通过以上途径诊断，但没有数据提示这样可以提高生存率。Schmeler 等的研究证实行手术切除子宫及双侧附件可以降低高危人群患内膜癌及卵巢癌的风险。

三、诊断

不建议常规进行子宫腺癌及癌前病变的筛查。如果没有异常出血，接受 HRT（雌激素和孕激素）的妇女在治疗前或在替代治疗过程中不需要进行内膜活检。每月孕激素撤退性出血不认为是异常出血。然而，应该评估突破性出血。持续单用雌激素增加内膜腺癌风险，雌激素加孕激素可降低内膜腺癌风险，因此也作为首选治疗方案。建议对无症状高危人群定期筛查。绝经后子宫出血的患者必须进行内膜癌的评估，尽管只有 20％属于生殖道恶性肿瘤。随着绝经后年龄的增长，内膜癌导致的子宫出血可能性越大。Feldman 等发现年龄是内膜癌或内膜复杂性增生过长最独立的危险因素。妇女年龄到 70 岁或更老时，比值比达到 9.1。如果复杂性增生过长存在，比值比可达到 16。当一位妇女年龄超过 70 岁时，出现阴道流血其发生癌症的可能性为 50％。如果她未生育并患有糖尿病，风险可增加到 87％。围绝经期出现内膜癌样的异常子宫出血常常不被评估，因为这一时期妇女的生理决定了她们新的出血模式。这一时期的妇女，月经周期可能越来越短也可能越来越长，其他的出血模式应该考虑内膜癌。对年轻患者内膜癌的诊断应该保持高度警觉，月经期延长或间期出血可能提示内膜癌，建议进行内膜活检。大多数发展成内膜癌的年轻患者肥胖、超重，常伴有无排卵性月经周期。

从历史上看，分段诊刮是排除内膜癌的确诊方法。现在，大家都提倡使用内膜取样作为明确诊断的门诊方法，也可以住院在麻醉下进行。数个研究已经证实子宫内膜取样诊断内膜癌的精确度约为90%。通过Pap涂片法诊断子宫内膜癌比宫颈疾病的Pap涂片法效率差一些。文献报道的数项研究提示，通过Pap涂片筛查宫颈疾病提示子宫内膜腺癌的比例仅仅为1/3～1/2，检出率差的原因是涂片无法像宫颈一样直接取自病灶。当细胞直接取自宫腔而不是通过宫颈或阴道涂片，恶性肿瘤的检出率会明显增加，但仅仅通过细胞检测技术是不够的。

有几种商品化仪器可以适用于门诊患者的宫腔取样。子宫内膜癌在门诊可以诊断明确，就可避免住院和小手术。如果有一种设备可以从宫腔取组织进行内膜癌组织水平的评估，则更为理想。Stovall等用Pipelle仪器，评估了40例确诊内膜癌的患者，90%的患者已绝经，其中只有1例患者用Pipelle仪器未被诊断出。该患者先前进行了分段诊刮，提示分化Ⅰ级。Pipelle诊断为非典型腺瘤性增生，子宫全切术后病理提示局灶性原位腺癌。病理学家强调获得组织对100%的患者进行分析诊断是可行的。80%的患者在取组织过程中表现出轻微不适，只有2例（5%）感觉疼痛难忍。Goldchmit等使用Pipelle在176例分段诊刮确诊为内膜癌的患者中得出了相似的准确率。然而，子宫内膜活检和分段诊刮在诊断内膜癌方面准确性相同，在与全子宫切除术后病理回报的肿瘤级别相比，分段诊刮比内膜活检符合率更高。Leitao等最近的一项研究提示，18%的内膜活检病理结果比最终全子宫切除术后病理级别高，而分段诊刮只有9%比术后级别高。有症状但不能得到充足的组织或不能提供组织进行病理评估，就必须使用分段诊刮。

建议将宫腔镜作为诊断内膜癌和确定病变范围的辅助诊断手段。宫腔镜常用于异常子宫出血患者的评估，医生可以直接看见病理损伤和直接活检，鉴别其他合并性疾病（肌瘤、息肉），在门诊就可实施。Clark等分析了来自65个主要使用宫腔镜诊断内膜癌和内膜疾病（内膜癌、非典型增生，或两者都有）的研究，总人数超过了26000位妇女，所有患者均存在绝经前或绝经后异常子宫出血。子宫内膜病理结果作为参考，宫腔镜阳性结果与72%内膜癌有关，阴性结果使可能性下降到0.6%。与内膜疾病一致的可能性为55%，3%的阴性率。宫腔镜诊断的准确性在绝经后妇女及门诊患者中更高。由此得出结论：对临床诊断异常子宫出血的内膜癌患者，宫腔镜是非常准确的，可作为首选的诊断方法。如果活检病理阴性，需进一步评估，推荐使用宫腔镜。通过宫腔镜，医生可以直接活检被分段诊刮漏诊的局部病灶，宫腔镜还可以评估宫颈管有无病变。

超声检查可以作为评估异常子宫出血，特别是绝经后出血的诊断工具。经阴道超声看到子宫内膜纹理可以评估内膜厚度。一些研究表明，如果超声提示子宫内膜纹理变薄，则没有必要做组织学诊断，因为是萎缩性子宫内膜。Granberg等评估了205例绝经后出血的患者，30例绝经后无症状、30例确诊内膜癌。在两个组60例患者中，内膜平均厚度分别为3.2mm和17.7mm。在205名妇女中有18例内膜癌。内膜厚度≤8mm的无一例内膜癌出现。病理组内膜厚度有很大一部分重叠。作者指出如果将 5mm 作为界值，无假阴性出现。使用这种测量方法，阳性预测值为 87%，鉴别内膜异常的特异性 96%，敏感性 100%。如果超声能替代大量的内膜活检，将节省大量的费用及减轻患者的不适。如前所述，新的可支配活检技术导致的明显疼痛的患者只占少数，因为考虑到子宫内膜厚度，一部分患者需要进行内膜活检。Clark 等研究了绝经后出血初始诊断策略的成本与效益，构建了一个决策分析模型，反映目前提供的服务，通过子宫内膜活检、超声（4mm 和 5mm 界值）、宫腔镜来评估 12 个诊断策略。诊断概率来自系统的定量评估、从公开发表文献的临床疗效和来自地方和国家卫生服务来源的成本估算。主要成果以每年增加生命的成本来衡量。与未做初步研究相比，使用 5mm 界值的超声诊断最便宜（£11470/LYG）。内膜活检或超声 4mm 界值的初始筛查成本与之相同（＜£30000/LYG 或超声 5mm 界值）。涉及测试组合的初步评估或单独宫腔镜的策略是不符合成本效益的。他们认为首次出现绝经后出血应该使用超声或内膜活检进行评估。

有些内膜癌患者子宫内膜厚度＜5mm。虽然有研究可以评估数百人，但大多数研究癌症患者甚少。Wang 等分析了 52 例乳头状浆液性透明细胞癌及高度恶性内膜癌患者的超声，其中 34 例（65%）测量内膜厚度 ≥ 5mm；9 例（17%）患者内膜厚度＜5mm；另外 9 例（17%）内膜显示不清晰。对于内膜不厚的妇女，应该重视其他超声异常：宫腔内积液或损伤、肌层包块、子宫增大，或附件区包块。许多因素影响内膜厚度，包括雌激素、雌激素加孕激素、体重指数、糖尿病、组织类型不良、种族、绝经后的状态。ACOG 妇科实践委员会对阴道超声评估绝经后出血作用的观点认为，绝经后出血应该进行初步评估，无论是用超声或内膜活检。初步评估不要求两种检查都做，对活检后组织不足以诊断的患者，阴道超声可对这些患者进行分流。对绝经后出血的患者，当阴道超声提示内膜厚度 ≤ 4mm 时，可以不进行内膜活检。超声对子宫内膜的评估意义并不适用于所有患者，在这种情况下，应选择其他方法进行评估。当初步评估阴性，却持续出血时，应该进行进一步评估。

绝经后子宫内膜厚度评估的可靠性不适用于服用他莫昔芬的患者，所有研究均提示，他莫昔芬治疗患者的内膜较未治疗患者的内膜增厚。组织学评估显示他莫昔芬治疗患者大部分内膜出现萎缩性改变。Lahti 等用超声、宫腔镜、内膜组织检查的方法评估了 103 例绝经后无症状患者（51 例接受他莫昔芬和 52 例未服用他莫昔芬的对照组），他莫昔芬组超声提示 84% 内膜厚 ≥ 5mm，对照组 19%（51% vs 8%，内膜厚＞10mm）。宫腔镜发现 28% 黏膜萎缩，对照组 87% 萎缩。组织病理学提示 60% 萎缩性子宫内膜，对照组 79% 萎缩性内膜。两组最大的区别在于他莫昔芬组发现 18% 的内膜息肉，对照组 0，他莫昔芬治疗的患者经常出现内膜息肉，大的息肉可达 12cm。其他源于他莫昔芬的子宫疾病包括子宫体积增大、低阻抗子宫动脉血流、子宫内膜异位症、局部腺体周围间质细胞聚积和上皮细胞化生。目前的数据表明，接受他莫昔芬的患者内膜明显增厚（可达

40mm），浅肌层不增厚。

超声也可用于评估肌层浸润深度。Gordon 等用超声及 MRI 评估了 15 例内膜癌患者，以肌层浸润深度超过 50％为深肌层浸润，小于 50％为浅肌层浸润，其中 5 例超声诊断较 MRI 准确性更高，3 例 MRI 更准确，4 例两种方法准确性相同，3 例两种方法均不准确。有学者曾提出，超声可以准确检测 75％患者的肌层浸润深度。尽管术前知道浸润深度对手术医生来说很重要，但目前研究数据似乎还不成熟或设备过于昂贵而不能用作常规检查。通常是术中检查浸润深度或通过病理冷冻检查。

（一）病理学

病理学家的仔细检查对子宫体癌的正确诊断和治疗是必不可少的。术后粗略检查子宫两侧肌层可以了解病灶大小、位置（宫底、子宫下段、宫颈管），肿瘤浸润肌层深度。肿瘤体积大可能导致子宫增大，但这不能作为局部病变的唯一标准。显然，许多患者子宫大是因为众多因素而不是因为腺癌。子宫内膜癌可能开始于局部的散在病变，如子宫内膜息肉，也可能是弥漫在几个不同的区域，有时可涉及整个内膜。随着肿瘤生长，可以更大和（或）向子宫内膜或肌层蔓延。子宫内膜癌可以转移到局部淋巴结、栓塞或直接蔓延到骨盆或阴道、或通过血道转移到远处器官。转移的高危因素包括肌层浸润深度、肿瘤分级、组织学类型。

腺癌是最常见的组织类型，通常由前期的非典型增生发展而来。只有细胞异型增生被认为是子宫内膜腺癌的癌前病变。对于大多数子宫内膜样肿瘤（特别是Ⅰ～Ⅱ级）增生，高雌激素是病因学基础。子宫内膜癌的病理特点是出现腺体之间的异常关系，腺体之间间质无特异，可以存在腺体大小的差异，常见的是折叠。细胞增大，细胞核随着核染色质的凝集核仁变大，有丝分裂频繁。腺癌分化（轻度、中等度、重度，或分级Ⅰ～Ⅲ）对于预后评价非常重要，并纳入 FIGO 手术分期。大多数研究提示 60％～65％的内膜癌是这种亚型。

近一个世纪来，已经确定鳞状上皮成分可能与子宫内膜腺癌并存，见于 25％的患者。根据以往病例，伴有鳞状上皮成分的患者进一步分类，鳞状上皮成分是良性（棘腺癌 AA）或恶性（腺鳞癌 AS）。伴有 AA 的预后好，伴有 AS 的生存率低。如今，鳞状成分对预后的重要性受到质疑。Zaino 等从 GOG 的数据提出，伴有鳞状成分标志的，无论其分化如何，不影响生存。对临床Ⅰ期和Ⅱ期的患者进行评估，其中 456 例为典型的腺癌（AC），175 例伴有鳞状上皮成分（AC+SQ），后者被分为 AA 99 和 AS 69 例。将多个确定的影响预后的因素与肿瘤中腺状和鳞状分化成分进行比较，发现尽管 AA 的患者分化比 AS 患者好，肌层浸润少，但年龄、肌层浸润深度、结构、核级和综合级别在 AC 和 AC+SQ 是相似的。腺状和鳞状成分的分化与盆腔和腹主动脉旁结节转移率有关。当分级和浸润深度相同时，AC 和 AC+SQ 患者淋巴结转移率相似。鳞状成分的分化与腺状成分分化密切相关，腺状成分预示着预后好。因此，用腺状成分预测预后的价值比较提示，先前指定的 AA 和 AS 没有更突出的预测特性，作为一种诊断标志应该被废除。作者提出鳞状成分替代腺状成分是一种很重要的预后因素。随后，Abeler 和 Kjorstad 回顾了 255 个病例，提出了相同的观点。

分泌性腺癌是子宫内膜癌的罕见类型，通常代表与孕激素改变有关的分化好的癌症，把它与分泌期子宫内膜区分是很困难的，与纯腺癌比较，生存率高。虽然它是一个有趣的病理变异，但没有必要因为治疗或生存率而与实体肿瘤区分。

子宫浆液性腺癌 [SC，也叫子宫透明细胞浆液性癌（UPSC）] 这种病理亚型受到了越来越多的重视。SC 不到内膜腺癌的 10%，但有高度的侵袭性。SC 与高雌激素无关，常常发生在萎缩性子宫内膜患者中，更常见于老年人和非白种人患者。Hendrickson 在 20 世纪 80 年代指出，在 250 名内膜癌患者中，SC 占 10%，但占治疗失败者的 50%。组织病理学与高度恶性的卵巢浆液性癌相似，有血管和淋巴管浸润特性（LVSI），乳头状结构内衬Ⅲ级细胞特征的肿瘤细胞。乳头状结构和良性子宫内膜多核性化生改变必须区别对待，因为单纯的乳头状结构不一定是 SC。子宫可以完全正常，但可能存在肌层广泛浸润。大部分 UPSC 肿瘤为非整倍体，具有较高的 S 期。浆液性癌可以单独存在，或与其他病理类型（子宫内膜、透明细胞、肉瘤）合并存在。

透明细胞癌比较罕见，但有不同的组织学标准。其特点是有大量多面体的上皮细胞，合并有非典型透明细胞的腺癌。大多数学者接受了这种中肾型铆钉样细胞作为这种病理类型的一部分，但另一些认为这种组织类型应该从透明细胞种类中排除。Silverberg、DeGiorgi、Kurman 及 Scully 提出透明细胞腺癌比单纯腺癌的预后差，该观点在 Christopherson 等的研究中得到证实。Ⅰ级透明细胞癌的 5 年生存率只有 44%。无论是 FIGO 分期还是分级都与生存有关。Photopulos 等对其研究资料进行了回顾分析，提出这种病理类型的肿瘤，患者年龄越大，预后越差；Ⅰ期透明细胞癌的 5 年生存率与Ⅰ期单纯腺癌的生存率相似。

（二）肿瘤分级

除了组织学分类，病理学家指定了一种区分肿瘤分化程度的标准，所谓的子宫内膜癌的分级。Ⅰ级病灶分化好、与高雌激素有关、与子宫内膜增生相似、通常预后较好；Ⅲ级分化差、与正常子宫内膜无关、预后较差；Ⅱ级介于两者之间。结构标准和核级都被用于分类。结构分级与实体肿瘤所占比例有关，Ⅰ级腺癌其中有小于 5% 的实体成分生长，Ⅱ级有 5%～50% 的实体部分，Ⅲ级有大于 50% 的实体包块。鳞状分化的区域从这种评估中排除。根据核异型性、结构排列异常的 FIGO 分级标准将Ⅰ级或Ⅱ级肿瘤上升了一个等级。按照惯例，浆液性和透明细胞肿瘤划分为Ⅲ级 / 高级别肿瘤。

四、影响预后的因素

子宫切除术及淋巴结清扫术后，临床病理特征通常可以预测再发风险和优化治疗方案。已经确定多种因素对子宫内膜癌具有预测价值，实际上所有文献报道都认为肿瘤的分期（病变扩散范围）、分级，浸润深度是重要的预后因素。1988 年以前，子宫内膜癌临床分期是根据子宫大小和临床病灶范围。因为手术后分期发现临床病灶播散范围和手术后病理提示的蔓延范围差异太大，FIGO 在 1988 年采纳了手术病理分期。2009 年，对分期系统进行了更新。FIGO 试图根据病灶范围和肿瘤级别将患者划分为不同的预后组。

（一）疾病分期：浸润深度、侵袭宫颈、侵袭附件和淋巴结转移

恶性肿瘤患者的分期设计是根据肿瘤大小和程度分类的，具有预后价值。与疾病期别相关的存活率是恒定的。GOG（GOG 协议 33）进行了一项子宫内膜癌转移模式的研究，Creasman 进行了报道，该研究要求接诊子宫内膜癌患者的医生阅读。GOG 协议 33 是一项关于 621 例患者的外科病理研究，患者均处于内膜癌 I 期，都进行了全子宫加双附件切除术、腹腔细胞学评估、选择性的盆腔和腹主动脉旁淋巴结切除术。在此之前的研究中，推测大部分的内膜癌患者有淋巴结转移风险，几乎所有患者需要某种形式的盆腔放射治疗（术前或术后）。这个研究证明了病理因素和淋巴结转移风险的重要关系。例如，与淋巴结转移有关的因素包括肿瘤分级高、深肌层浸润、累及宫颈管、细胞学阳性、淋巴管间隙受累。由于这项研究，FIGO 接受了 1988 年的手术分期系统。

子宫内膜癌 FIGO 分期反映了疾病在子宫内和子宫外的进展情况，约 75% 的内膜癌患者病灶局限在子宫内。对于 I 期患者，肌层浸润深度是一个很重要的影响预后的因素。肌层浸润程度与肿瘤恶性程度一致。DiSaia 等指出，I 期患者最初手术治疗后再发与肌层浸润深度有关。HGO 年报指出随着肌层浸润深度的增加，生存率下降。Lutz 等确定肌层浸润深度没有接近子宫浆膜的浸润重要。肿瘤浸润距离浆膜层 5mm 内，5 年生存率 65%，距离浆膜层超出 10mm，5 年生存率达到 97%。肌层浸润深度与其他影响预后的因素有关，如肿瘤的分级。DiSaia 等注意到，与分化好、无肌层浸润的患者比较，病灶分化差的和深肌层浸润的患者生存率低。表明肿瘤的侵袭性存在很大差异，因此治疗应与预后因素结合。

肿瘤在子宫腔内的位置很重要，因为位置低的肿瘤宫颈管受累比宫底肿瘤早。宫颈管受累（II 期）患者的预后比 I 期患者差，宫颈受累常常是一个子宫外转移或局部再发的信号。来自 GOG33 的数据显示宫腔低位肿瘤的盆腔淋巴结转移率（16%）比宫底肿瘤（8%）高。腹主动脉旁淋巴结转移有相似的发生率，宫腔低位肿瘤 16%，宫底肿瘤 4%。此前，宫颈管搔刮术（ECC）普遍用于确定患者是否有宫颈管受累，但存在许多假阳性。此外，宫颈腺体蔓延（II A 期）对预后的意义受到了挑战。2009 年，FIGO 新的手术分期只包括 II 期的宫颈间质受累的患者。在某些情况下，要求对怀疑宫颈管受累的患者进行宫颈活检和（或）宫颈搔刮术。

III～IV 期的患者可能出现一些疾病的混合特征。子宫内膜癌是公认的和经常转移到附属器官的肿瘤，附件和浆膜转移是 III A 期，被认为腹腔再发的风险高。在 GOG 中有33.5% 的患者侵袭附件，附件转移与明显的盆腔（32%）和腹主动脉旁淋巴结（20%）

转移有关。一个大型的临床手术试验，比较腹腔镜和开腹手术分期（GOGLoP2 试验），2616 名报名参加的患者中 5％被发现处于Ⅲ A 期（FIGO1988 年分期）。DiSaia 等分析了 222 名临床Ⅰ期的内膜癌患者，16 名（7％）有附件转移，这个发现与其他一些而不是所有的预后因素有关，附件转移似乎与子宫大小没有关系。肿瘤的分级没有表现出重要的预后价值，关于这方面的数据，Ⅰ级肿瘤有 6％的患者发现有附件转移，低分化的患者10％出现附件转移。肌层浸润深度与附件转移有明显的关系，病灶局限在内膜时，附件转移发生率 4％；深肌层浸润者有 24％发生附件转移。如果病灶局限在宫底，仅有 5％有附件转移；然而，如果病灶发生在低位宫腔或宫颈管受累，1/3 的患者侵犯附件。附件受累者 60％出现腹腔积液癌细胞阳性，附件未受累者腹腔积液癌细胞阳性率仅 11％。附件未受累者再发率仅为 14％，而附件受累者再发率为 38％。

　　淋巴结转移（Ⅲ C 期）对预后和治疗有很大意义。显然，淋巴结清扫术是判断淋巴结是否转移最敏感的办法。GOG 的研究指出，随着肿瘤浸润深度和肿瘤分级增加，盆腔和腹主动脉旁淋巴结转移率也增加。所有的 621 名患者中 58 名（9％）盆腔淋巴结阳性，34 名（6％）腹主动脉旁淋巴结阳性。Ⅰ、Ⅱ、Ⅲ级的肿瘤患者盆腔淋巴结转移率分别 3％、9％、18％。同样，无肌层浸润、浸润内 1/3、中 1/3、外 1/3 者盆腔淋巴结转移率分别为 1％、5％、6％和 25％。高风险组的患者包括Ⅲ级和浸润外 1/3 者，其中 34％发生盆腔淋巴结转移。未进行淋巴结清扫的患者，医生可以通过这个数据粗略估计淋巴结受累的可能，从而选择或反对辅助治疗，但这样可能导致对患者治疗不够或过度治疗。两个大规模的前瞻性随机试验发现，常规的淋巴结清扫术可确定淋巴结转移率 9％～13％，当仅仅临床怀疑结节时切除可发现 1％～3％。很明显，淋巴结阳性（3～5 年生存率为 50％～75％）比淋巴结阴性（3～5 年生存率为 80％～95％）预后差。淋巴结转移的患者包括盆腔淋巴结（Ⅲ C1）或腹主动脉旁淋巴结转移（Ⅲ C2）。始于 2009 年的亚分期提出这样一个观念：不同水平的淋巴结转移结局不同。转移淋巴结的数量和切除的淋巴结范围也影响结果。另外，Mariani 和 McMeekin 提出淋巴结阳性再加上其他Ⅲ期特征（腹腔积液阳性细胞、附件或浆膜受累）的患者比单纯淋巴结阳性的患者预后更差。Ⅳ期或远处转移（腹腔、肺、肝）的患者预后很差，5 年生存率低于 20％。有学者提出手术切除的范围可以改变晚期患者的预后，如卵巢癌，手术切除病灶的范围反映肿瘤的生物学行为、手术的侵袭性和对手术后治疗的反应。

（二）肿瘤分级

　　子宫内膜癌的组织分化程度（肿瘤分级）是反映预后的一个敏感指标，包括在 FIGO的分期中。在妇科癌症治疗结果的年度报告会上评估了关于Ⅰ期内膜腺癌的生存率，肿瘤的分级与生存率成反比，随着分级升高，生存率下降。Genest 等分析了 244 例Ⅰ期子宫内膜癌患者，Ⅰ级 5 年生存率 96％，Ⅱ级和Ⅲ级生存率分别下降到 79％和 70％。Morrow 利用 GOG33 搜集的数据分析，结果提示随着级别的升高，无再发生存率明显下降，

Ⅰ、Ⅱ、Ⅲ期者 48 个月无进展生存率分别约为 95%、85%、68%。随着肿瘤分化越差，深肌层浸润的可能性越大，但是也有分化好的病灶可能出现深肌层浸润，而分化差的恶性肿瘤可能只局限在内膜或肌层表浅浸润的情况。

1. 淋巴血管间隙受累

Hanson 等描述了 111 例 Ⅰ 期内膜癌患者，发现 16 例有毛细管样间隙（CLS）浸润，这种现象最常发生在分化差的深肌层浸润者。这些患者再发率为 44%，没有 CLS 发生的患者再发率仅为 2%，这是一个重要的独立预后因素。在 GOG 研究的 621 例患者中，有 93 例（15%）CLS 浸润。盆腔淋巴结和腹主动脉旁淋巴结转移率分别为 27% 和 19%。无 CLS 浸润发生的，7% 发生盆腔淋巴结转移，3% 发生腹主动脉旁淋巴结转移。利用淋巴结阴性/早期内膜癌的风险模型预测再发风险，GOG 提出 LVSI 是一个重要的危险因素。在手术后放射治疗子宫内膜癌（PORTEC）试验中，LVSI 被认为与远处治疗失败有关。

2. 肿瘤大小

Schink 等评估了 91 例 Ⅰ 期患者的肿瘤大小，肿瘤小于 2cm 时淋巴结转移发生率仅为 6%；如果肿瘤直径大于 2cm，淋巴结转移率为 21%；宫腔内膜全部受累，概率上升到 40%。病灶大于 2cm 且肌层浸润小于 1/2 的患者无淋巴结转移。使用多变量分析显示，肿瘤大小是重要的一个独立预后因素。Watanabe 等没有发现肿瘤大小可以预测淋巴结转移。Mayo 诊所的妇科肿瘤专家开发出一种预测淋巴结转移的风险模式，提出小于 2cm 的 Ⅰ～Ⅱ 级肿瘤淋巴结转移风险很低。

3. 腹腔细胞学

内膜癌腹腔细胞学的重要性存在争议。在 GOG33 中，76 例（12%）腹腔冲洗液检测出恶性肿瘤细胞，这些患者中有 25% 盆腔淋巴结阳性，而腹腔积液细胞学阴性的，淋巴结阳性率仅为 7%（$P > 0.0001$）。在一定程度上，腹腔细胞学确实与其他已确定的预后因素相似，如果腹腔细胞学阳性，也存在其他预后不良的因素。另外，来自 GOG33 的数据提示，腹腔细胞学阳性再发的危险系数是 2.4（$P = 0.02$）。

鉴于细胞学阳性与其他已确定的危险因素的关系，完整的评估手术后分期的数据至关重要。Saga 等报道了 307 例（32 例细胞学阳性、275 例阴性）患者，均进行了完整的术后分期，淋巴结转移都是阴性，细胞学阳性者 5 年生存率 87%，阴性者 97%。大多数细胞学阳性患者术后都要接受化疗。Havrilesky 报道了杜克大学的经验，仅对细胞学阳性（n＝37）与附件/浆膜受累（n＝20）患者进行比较，两组间 5 年生存率相似（细胞学阳性 62%，附件/浆膜受累者 68%），但是用多变量分析后，细胞学阳性是再发和生存率低的独立预测指标。这个研究包括非内膜样组织类型者和没有常规进行淋巴结清扫术的患者。在另一篇文献回顾中，Wethington 指出低风险因素（表浅浸润、Ⅰ～Ⅱ级）类内膜癌患者，再发率仅 4%。相比之下，高级别或深肌层浸润和细胞学阳性的患者再发率达到 32%。这些结果说明，至少有细胞学阳性的患者，再发的风险才受到其他因素（浸润深度、肿瘤级别）的推动。2009 年，FIGO 不再将细胞学阳性作为Ⅲ A 期诊断的指标。

Milosevic 等回顾了 17 项研究，在 3820 例患者中，细胞学阳性的患者占 11%，其中最大规模的三项研究患者总数达 1700，使用多变量分析显示，在细胞检查中发现恶性肿瘤细胞无论与肿瘤再发还是存活率低都有独立的重要关系，整个系列的肿瘤再发比值比是 4.7（CI：3.5～6.3）。所有的研究都注意到子宫外转移与腹腔积液恶性肿瘤细胞相关性最高，即使病灶仅限于子宫，腹腔积液恶性肿瘤细胞出现也是一个重要的预后因素。

目前还未确定最佳的治疗方案。通常应用子宫高危因素确定术后辅助治疗，而不考虑腹腔积液肿瘤细胞情况；对低危患者（内膜样肿瘤、淋巴结阴性）常考虑观察。化疗也被用于细胞学阳性患者的辅助治疗。

（三）分子标志物

描述子宫内膜癌的分子生物学指标首先是雌激素和孕激素受体。Creasman 等使用多变量分析激素受体情况，发现在 I 期和 II 期患者中，孕激素受体阳性是一个很有意义的独立预后因素。评估雌激素受体状态可以取代没有孕激素受体模型的遗憾。雌激素受体阳性也是一个独立的预后因素，但没有孕激素受体意义大。激素受体状态也可以反映肿瘤分级。

如今研究的热点是内膜癌分子构成。细胞遗传学研究描述染色体总的变化，包括特定染色体复制数的变化。一个特定的肿瘤，染色体异常的程度是非常低的，约 80% 是正常的二倍体成分，20% 的非整倍体通常与高级别、子宫外转移、高危组织类型、预后差有关。所谓的杂合性丢失与其他实体瘤相比发生率低。当染色体杂合性丢失一旦发生，在 17p 和 10q 就可观察到分子遗传缺陷，二者分别与 TP53 和 PTEN 突变失活有关。伴有染色体较大数量增减的肿瘤预后较差，一些在癌症组织中发生的变化也可以出现在非典型增生中，但并不出现在简单增生病变。

对癌基因发生的突变激活和异常表达的研究尚没有对抑癌基因研究的深入。RAS 基因家族是人类癌症中最常见的癌基因突变，出现在 10%～30% 的内膜癌患者中。这种突变发生在肿瘤过程的早期，其发生率与子宫内膜增生是相同的。RAS 基因突变与生存率的关系还存在争议。有 10%～15% 的内膜癌患者存在 ERBB-2 蛋白的过表达，其过表达出现在高级别或晚期肿瘤患者。

FMS 癌基因编码酪氨酸激酶，作为 m-CSF 的受体，FMS 表达与晚期、高级别、深肌层浸润有关。C-MTC 在分泌期子宫内膜高表达，在正常子宫内膜和子宫内膜异位症中也有表达。多项研究提示，C-MTC 在子宫内膜癌细胞中表达增加。

目前认为，抑癌基因 TP53 突变是人类癌症中最普遍的遗传异常，出现在 10%～30% 的内膜癌患者中，其过表达和（或）突变与预后因素有关。在一项超过 100 名内膜增生症患者的研究中没有发现 TP53 突变。子宫内膜癌 PTEN 突变分析表明，30%～50% 出现该基因失活，这是子宫内膜癌最常见的分子遗传学改变，似乎微卫星不稳定性和 PTEN 突变有关。PTEN 突变出现在 20% 的内膜增生症患者中，是 I 期子宫内膜癌的早期事件。

基因编码 DNA 的错配修复蛋白的遗传突变，主要是 MSH2 和 MLM1，常出现在

HNPCC，子宫内膜癌是这些突变的第二位肿瘤。这些癌症患者移码突变特点是整个基因组的多个微卫星重复序列。20%散在的内膜癌患者中见到这种不稳定性，这些散在的癌症患者，错配修复基因后天的突变很罕见，表现出微卫星不稳定性的内膜癌倾向于Ⅰ期，预后较好。这些微卫星不稳定体出现在与内膜癌有关的一些复杂增生患者中，但在透明细胞浆液性癌中未发现。

Ⅰ型子宫内膜癌常见于肥胖和未产的妇女，分化好，浅表浸润，一般预后较好。这类肿瘤也有几个常见的分子改变，多有以下遗传特征：二倍体、较少等位基因失衡、K-RAS、MLH1的甲基化和PTEN。相反，Ⅱ型内膜癌预后差，染色体非整倍体、频繁的等位基因失衡、K-TAS、TP53和HER2/neu改变。

最近，利用微阵列技术可以获得内膜癌更全面的特征。虽然已经报道多个机构使用这种技术，甚至是DNA微量检测，但这种技术还处于起步阶段。Matsushima-Nishiu等研究发现，表达在内膜癌细胞系的外源性PTEN缺乏PTEN的功能，可增加99个基因表达和抑制72个基因表达，其中有许多是参与细胞增殖、分化、和凋亡的基因，说明鉴定影响癌症相关关键基因分子通路的潜能。蛋白组学是专门研究完整和破碎蛋白及其功能的技术，可以检测血清蛋白质指纹图谱，终末器官的变化都可以反映在血清中。生物芯片也起着非常重要的作用。可以用1μL的血清进行检测，这种技术对于小分子量的蛋白区域很敏感。GOG目前正在大量收集内膜癌患者的标本（组织、血清、小便），建立肿瘤组织库，利用这些技术对标本进行更深入的研究，希望可以了解肿瘤的恶性进程。

（四）多种预后因素的相关性

GOG33确定疾病蔓延的范围，确定与结果相关的手术。尽管单因素与再发有关，但复合因素也可以建立预测风险的模型。Morrow提出，没有高危因素（LVSI、宫颈受累、附件受累、淋巴结转移）的患者再发风险非常低，而1个高危因素再发率升至20%，2个43%，3个63%，高危因素越多再发风险越大。多变量分析显示病灶局限在子宫的患者如果有深肌层浸润、血管间隙受累、腹腔积液癌细胞阳性，再发风险增加。虽然类别之间存在空隙，但符合大多数临床情况。

三个随机试验的数据评估了术后盆腔放射治疗，该数据正在建立评估术后再发风险的模型。Aalders发现登记在随机试验95/540（18%）的阴道穹隆短距离放射治疗伴或不伴盆腔放射治疗的Ⅲ级肿瘤患者和有肌层浸润的患者的再发风险非常明显，有这些高危因素的患者单纯阴道短距离放射治疗后，盆腔再发率20%，盆腔联合阴道放射治疗者的再发率是5%。但是，约15%有这种肿瘤特征的患者远期治疗失败，与放射治疗技术无关。PORTEC试验比较了盆腔放射治疗与子宫切除术后观察但没有清扫盆腔淋巴结的714例患者，肿瘤Ⅲ级者占10%，年龄大于60岁者占72%，59%有深肌层浸润，有两三个高危因素的划归为高危人群。术后局部再发率为23%，加上盆腔放射治疗再发率为5%。在远期再发（每组都是5%）或癌症相关的死亡（8%观察者、11%放射治疗组）没有差异。GOG对术后观察组和盆腔放射治疗组的患者进行了一个随机试验（GOG99），这些患者都有手术记录淋巴结阴性和任何程度的肌层浸润，根据患者的年龄和危险因素的数量（LVSI、分级Ⅰ～Ⅱ的肿瘤、外1/3肌层受累），确定高中（HIR）危组。HIR占登记患者的1/3，再发患者的2/3。同样重要的是，登记的没有HIR特征的2/3患者再发风险特别低（2.1%～2.9%），这表明除了可鉴定出高风险组外，鉴定出的低风险组还可避免术后辅助治疗。

风险模型的价值是其适用于包含全部信息（年龄、子宫特点）的患者个体，以便于提供再发风险的合理估计和权衡选择辅助治疗的利弊。正在进行的研究目的是确定分子标志物，这些标志物可以增加临床病理信息。其他肿瘤（乳腺、前列腺、膀胱）有很有效的疾病特异图解，图解可以预测风险和辅助治疗的益处。子宫内膜癌需要开发和验证与其类似的模型。

五、治疗

（一）子宫内膜癌的手术处理

内膜活检是绝经后有症状患者的首选诊断方法。如果组织学检查阴性，患者就随访。分段诊刮用于内膜活检阴性但仍有症状的患者。一旦确定组织学诊断，患者应进行手术治疗评估。大多数患者要求进行血细胞计数（CBC）、代谢检测、胸片评估转移。没有证明常规使用CT和MRI有益，但特殊情况（高风险类肿瘤、腹腔转移的证据、胸片提示阳性）时建议采用。大多数的患者最终接受手术治疗，包括分期手术（淋巴结清扫术），子宫切除的途径包括经阴道、经腹、腹腔镜（全部或辅助），以及机器人和扩大手术方案。

大多数内膜癌患者手术评估要求检查整个腹腔，收集腹腔细胞冲洗液，除了子宫切除，还要进行盆腔和腹主动脉旁淋巴结清扫术。腹腔积液或冲洗液的细胞评估已经成为内膜癌分期手术的常规步骤，因为与宫外转移和预后有关。开腹后应该评估盆腔内腹腔积液量，如果没有腹腔积液，100～125mL生理盐水冲洗盆腔内，用冲洗球回收送检评估。尽管FIGO分期不再使用腹腔积液细胞学作为分期的特征，作者仍对所有手术的患者进行腹腔细胞学评估。大网膜活检适用于肉眼可见大网膜转移或附件转移或像浆液性或透明细胞这种高危病理类型的肿瘤。手术分期后，约10%的患者有淋巴结转移，当临床怀疑淋巴结转移而进行淋巴结评估时，可发现1%～3%的转移率。在621例GOG的大规模研究中，6%的Ⅰ期患者有腹膜转移。

治疗内膜癌的全子宫切除术应该是筋膜外全子宫切除术，切除阴道上部，减少穹隆再发。子宫切除消除了原发病灶，为评估淋巴结转移风险或再发风险提供重要信息。附件切除也很重要，大约5%的患者有卵巢和（或）输卵管转移。卵巢癌和内膜癌同时存在并不少见，特别是年轻患者。回顾既往病例，全子宫切除（TAH）和双侧附件切除术（BSO）是子宫内膜癌治疗的标准方案。还没有数据表明子宫切除途径对无再发生存或总生存结果的影响。子宫切除（经腹、腹腔镜、机器人）最安全，利于迅速恢复。

一些研究指出可以在经严格选择的内膜癌患者中进行经阴道子宫切除术，这些患者不能安全进行手术分期（病态肥胖、重大心肺并发症、高龄）。因为选择经阴道子宫切除术的因素（病态肥胖、并发症）常常与有利的子宫特征（病灶分级低、子宫小）有关，生存率与经腹手术方式比较并无特殊。Chan回顾了51例经阴道子宫切除的患者，报道3年、5年无瘤生存率分别为91%、88%。需要注意的是，约50%的患者在经阴道子宫切除时不能同时切除卵巢。Smith评估63例肥胖或有并发症的患者，发现经阴道子宫切除术对他们这个群体来说是安全的和耐受性好的方式。经阴道子宫切除对于不能耐受其他手术方式或不考虑手术分期（非典型增生、一些Ⅰ级癌症）的患者可能是一种合理的折中办法。

随着时间的推移，更多的子宫内膜癌患者施行淋巴结清扫术。淋巴结切除是评估病灶转移最好的办法（与触诊或成像技术比较），淋巴结状态对于预后非常重要（就像不同的疾病分期生存率不同一样），与淋巴结状态未知比较，淋巴结阳性或阴性将决定不同的术后治疗。2005年，ACOG和SGO联合声明，内膜癌患者应该进行系统的分期手术，包括盆腔和腹主动脉旁淋巴结清扫术。如今，争议仍然在于哪些患者（所有、没有、部分）应该进行淋巴结清扫术和何种技术（盆腔、盆腔和腹主动脉旁、腹主动脉旁水平的剥离）收益最大。

淋巴结切除技术很重要。早期的研究是进行选择性淋巴结清扫或淋巴结取样（明显增大的淋巴结选择性的切除）。一些数据提出应该进行真正意义上的淋巴结清扫术（完全的血管游离）。切除足够数量/分布的淋巴结来取代充足的取样。当进行淋巴结清扫时，常规暴露骨盆的腹膜后间隙，暴露血管轮廓，沿着髂外血管分叉处到腹股沟韧带的淋巴结组织全部切除，也应清扫闭孔神经前的闭孔窝内的淋巴结。沿着髂血管分布的淋巴结也被清扫。将小肠拉到上腹部，剪开髂总动脉和低位腹主动脉表面的腹膜，左右腹主动脉旁淋巴结就位于此处，暴露主要血管，输尿管也被拉到旁边。在右侧，从主动脉分叉处开始直到末端，覆盖在腔静脉和主动脉上的组织被整块移除。在左侧，淋巴结常在侧旁。使用这种技术，应该有20～30个盆腔和腹主动脉旁淋巴结可供组织学评估。剥离的上限（除非增大的淋巴结位于此区域上方）常常是肠系膜下动脉（IMA），但有些医生建议剥离到肾血管水平。

淋巴结清扫术的范围包括腹主动脉旁淋巴结。研究提示盆腔淋巴结阳性者有50%～60%的腹主动脉旁淋巴结受累。来自Mayo诊所的一项回顾性研究，将137例淋巴结受累高风险而进行淋巴结清扫（PAL+）的患者与没有进行腹主动脉旁淋巴结手术评估（PAL-）的患者进行比较，PAL+：5年生存率85%，PAL-：5年生存率77%。在51例有盆腔或腹主动脉旁淋巴结转移的，PAL+：生存率77%，PAL-：生存率42%。通常大家认为孤立的腹主动脉旁淋巴结转移率不到5%；孤立的腹主动脉旁淋巴结和高于IMA水平的转移都可见。Mariani等报道了一项研究，来自Mayo诊所的482例患者中281例进行了肾血管水平的淋巴结清扫术，22%淋巴结阳性；这些患者中，51%盆腔和腹主动脉旁淋巴结均阳性；33%仅盆腔淋巴结阳性；16%有孤立腹主动脉旁淋巴结受累。值得注意的是，孤立腹主动脉旁淋巴结受累者只有46% IMA水平段上方受累，77%至少有1个淋巴结受累定位在 IMA 水平上方。在Ⅰ级或Ⅱ级肿瘤、病灶小于 2cm、肌层浸润小于 50％的患者，没有检测到阳性淋巴结，从而提出"淋巴结清扫术对低危组的益处是什么？"的质疑。Abu-Rustum 等发现低级和高级肿瘤的孤立腹主动脉旁淋巴结转移风险均为 1％，腹主动脉旁淋巴结清扫术在全面分期中的作用非常重要。对于高危患者，数据提示腹主动脉旁淋巴结清扫术甚至有治疗作用。但是，仍需要前瞻性的研究来证实早期内膜癌患者是否有高危特征。

　　FIGO 从 1988 年将临床分期改为手术分期，并提出，淋巴结清扫术是否仅仅用于诊断，或者也是一种治疗手段的疑问。Kilgore 等评估了 649 例患者，进行多部位淋巴结清扫术者的生存率明显比没有进行淋巴结清扫者高。淋巴结清扫者的生存质量好于未清扫而进行术后放射治疗者。Cragun 等报道Ⅲ级和分化差的患者，清扫时淋巴结超过 11 个者比少于 11 个者生存率高（HR：0.25），无进展生存期（HR：0.26）长。但是，淋巴结清扫的数量不能预测Ⅰ级和Ⅱ级肿瘤生存结果。放射治疗者淋巴结清扫和提高生存率的关系仍然存在，因此强调广泛性淋巴结清扫术的意义。Chan 等对超过 12000 例进行回顾性分析，表明中高危患者行广泛性淋巴结清扫术 5 年生存率提高，而淋巴结清扫术对低危组没有表现出明显的益处。

　　切除肿瘤转移的淋巴结也是一种治疗手段。Havrilesky 报道，91 例被诊断为Ⅲ C 期的患者中 39 例有显微镜下提示的淋巴结转移（LN），52 例有明显的淋巴结肿大，92％手术后接受了不同程度的辅助治疗，其中 85％接受放射治疗，39 例显微镜证实淋巴结转移者 5 年生存率 58％，41 例有明显淋巴结肿大进行淋巴结清扫术的 5 年生存率 48％，11 例有肿大淋巴结而未切除者 5 年生存率仅为 22％，从而显示出淋巴结清扫术的治疗益处。Brisuw 等进行了相似的研究，在一项只有 41 例患者的小型研究中，彻底切除受累的淋巴结比手术后有淋巴结残留的患者无瘤生存期明显延长（37.5 个月 :8.8 个月，$P =$ 0.006）。Onda 等对 173 例Ⅰ～Ⅲ期的内膜癌患者进行了盆腔和腹主动脉旁淋巴结清扫术，切除的平均淋巴结数盆腔 38 个，腹主动脉旁 29 个，其中 30 例（17％）的淋巴结阳性 10 例仅盆腔淋巴结阳性、2 例仅腹主动脉旁阳性、18 例盆腔和腹主动脉旁均阳性。选定的患者接受区域扩展放射治疗和（或）联合化疗，10 例仅盆腔淋巴结受累患者的 5 年生存率 100％；腹主动脉旁受累的生存率 75％。尽管结局良好与手术后治疗有关，但系统性的盆腔和腹主动脉旁淋巴结清扫术同样是重要的促进因素。

　　淋巴结切除术的重要作用之一是有助于识别淋巴结阴性者的再发风险低。正因为如此，淋巴结清扫术有助于避免术后盆腔放射治疗。Mohan 等的一项研究评估了 159 例Ⅰ期患者，他们接受盆腔淋巴结清扫术和经阴道近距离放射治疗而不是传统的盆腔放射治疗。阴道近距离放射治疗快速（1～3 天相当于盆腔 5～6 周放射治疗）、副作用小，15 年生存率 92％，再发率 4％，均为远处再发。Podratz 等综合了 4 项研究，中高危患者接受广泛淋巴结清扫术而未行术后放射治疗，305 例患者中 20 例（7％）再发，5 例是局部再发，4 例阴道再发，这 4 例没有接受术后阴道近距离放射治疗，但进行了后续补救放射治疗。

淋巴结清扫术的缺点包括需要训练有素的医生操作、可能增加潜在的并发症（手术后肠梗阻、淋巴水肿）、对改善结局缺乏前瞻性的验证。最近的两项III期试验对进行淋巴结清扫和未进行清扫术患者进行了比较。第一项为 ASTEC 的一项大规模的多中心研究，1408 例患者随机分配到经腹子宫切除或双侧附件切除有或无盆腔淋巴结清扫术（PLA）组。中位随访时间 37 个月，两组之间生存率无差别。这是一项治疗性研究，因为淋巴结清扫（LA）和后续治疗不符合规范而受到批评。在进行淋巴结切除时，几乎 50% 患者没有切除干净或数量太少（≤9 个），使得研究进一步复杂化，将患者再次随机分配到术后放射治疗组而不考虑手术结果。尽管一些患者切除腹主动脉旁淋巴结，但 PALA 并非标准治疗方案。

第二项研究由 Pierluigi Benedetti Panici 提出，这项意大利的研究将 514 例 I 期患者随机分配到系统的盆腔淋巴结切除或无淋巴结切除组，尽管淋巴结切除组有 13.3% 的患者有转移，未切除组有 3.2% 转移，但再发和总生存率没差别。虽然要求至少切除 20 个淋巴结；然而由于淋巴结切除局限在盆腔，腹主动脉旁淋巴结切除与否主要取决于医生的判断，术后放射治疗与否主要由治疗的医生决定，这两组辅助治疗相似。由于未做标准化，结果对生存率的影响还是未知。

发表在 2010 年初的一项来自日本的研究（SEPAC），将患者分为盆腔淋巴结清扫组（n = 325）和腹主动脉旁淋巴结清扫组（n = 346），（这不是一个随机研究，因为一家医院仅做了盆腔淋巴结清扫，而其他医院做了盆腔和腹主动脉旁淋巴结清扫）。接受 PLA 和 PALA 的患者生存率相当好（$P > 0.001$），这与中高危患者有关而与低危患者无关。在多变量分析中，与仅行 PLA 患者比较，PLA+PALA 的患者死亡风险下降。在高危组，化疗 +PLA+PALA 的比化疗 + PLA 生存率高，化疗 +PLA+PALA 是独立改善预后的因素。

最近由 Cochrane 数据库得出结论，行淋巴结清扫和未行淋巴结清扫的患者比较，无进展期和总生存率没有总的统计学差异，但淋巴结清扫患者患病率更高。Cochrane 仅考虑多中心研究，意大利的研究和他们的结论一样。在内膜癌中制定合理淋巴结清扫术的范围似乎很重要，因为多项研究证实盆腔和腹主动脉旁淋巴结是转移的高危区域。作者的目的是讨论淋巴结切除的资料和患者做出明智选择时潜在的下游效应（在淋巴结情况未知的情况下，增加辅助治疗和可能增加淋巴结切除术后并发症）。

II 期内膜癌患者因为宫颈内膜受累，淋巴结转移风险增加。据 GOG33 的记录，宫颈管受累的内膜癌患者，16% 的盆腔淋巴结阳性，而病灶局限在宫底时转移率仅为 8%。另外，当宫颈管受累时，宫旁和阴道受累更普遍。因此，当宫颈受累时，应行广泛全子宫加盆腔淋巴结清扫术，因为大多数的宫颈受累比较隐蔽，只有术后才被认识。简单的全子宫切除加淋巴结清扫术对大多数患者似乎已经足够，根据手术病理结果安排术后放射治疗，包括盆腔放射治疗或阴道穹隆近距离放射治疗。

1993 年，Childers 等率先进行腹腔镜淋巴结清扫联合经阴道子宫和双侧附件切除术。手术由操作娴熟的医生完成，结果比较显示出优势，如住院时间短和恢复快。一项 GOG 的大型研究比较了开腹手术和腹腔镜手术，Walker 等最近报道了 GOGIAP2，将患者随机分配到腹腔镜组和开腹手术组，74％的手术可以腹腔镜完成无须中转开腹。中转开腹的原因，15％由于能见度低、4％肿瘤转移、3％出血。在腹腔镜手术者中，重度术后并发症显著减少（14% vs 21%），手术并发症相似，住院时间明显缩短（平均 3 天 vs 4 天），但手术时间明显延长（平均 204 分钟 vs 130 分钟）。腹腔镜组 92％、开腹组 96％接受盆腔和腹主动脉旁淋巴结清扫术，腹腔积液细胞采集分别为 96％和 98％，两组检测转移的能力都没有提高。在生活质量评估中，腹腔镜组体形和恢复活动更好。腹腔镜对于内膜癌患者是安全可行的，并发症少、住院时间短，但减少对腹主动脉旁淋巴结的评估是腹腔镜手术的潜在风险。有数据提示，不同的手术方式之间，生存率和再发率没有差别。如今，腹腔镜手术有了很多改进，包括下一步使用机器人平台。机器人手术提供三维图像，提高工效，手术器械更灵巧，可以扩大腹腔镜的应用，特别是肥胖患者或经阴道手术困难的。

已经认为手术分期是内膜癌的标准治疗，除非特殊的临床情况。据报道，在 6260 例患者中有 94％进行了手术分期。因为子宫内膜癌的分期主要取决于手术后的分期，一些学者建议，淋巴结转移低危（Ⅰ级）患者做淋巴结清扫术是不值得的。越来越多的数据显示，即使内膜活检Ⅰ级，许多患者有全面的手术分期，将影响进一步的治疗。Ben-Shachar 等评估了 181 例Ⅰ级内膜癌患者后发现，子宫切除术后标本 19％有分级改变，11％子宫外有转移灶，4％有淋巴结转移，26％最终评估子宫内有高危因素。值得注意的是，因为有了全面的分期手术，12％需要接受辅助治疗，17％在没有完整手术发现的基础上接受术后治疗。Geisler 等发现，349 例Ⅰ级内膜癌患者中 16％有阳性淋巴结，3％的仅腹主动脉旁淋巴结阳性；所有的阳性淋巴结中 31％发生在Ⅰ级病灶。因此，所有内膜癌患者均应进行全面的手术分期，包括腹腔积液细胞学检查、双侧盆腔和腹主动脉旁淋巴结清扫、经腹全子宫及双附件切除术。显然，应该做整个腹腔及其脏器的全面评估，任何可疑区域都应做病理学检查。

Straight 等对大量手术分期患者进行了报道，103 例是低危因素Ⅰ aG1 和 G2，无一例接受术后治疗，无 1 例再发。中危因素定义为Ⅰ aG3 和所有Ⅰ期和Ⅰ c 期患者，有 440 例中危患者，93％未接受进一步治疗，28 例患者接受了术后治疗，其中 1 例再发，而未接受放射治疗者 5％再发，后者再发后接受治疗，62％成功。年度报告（2003）仅行手术者 5 年生存率在Ⅰ a、b、c 和Ⅱ a、b 期分别为 93％、91％、73％、79％和 73％。如果手术加上术后放射治疗，生存率分别为 89％，91％，83％，83％和 75％，提示Ⅰ c 期患者手术后接受放射治疗比单纯手术者的生存率提高，但哪些因素纳入术后治疗的决策仍然未知。在 1 项多机构研究中，对 220 例Ⅰ c 期患者进行分类，排除高危组织学类型。99 例（45％）进行了辅助放射治疗，其中 56 例只进行了近距离阴道放射、19 例全盆腔放射治疗、24 例两种方式都采用，手术治疗组和手术加放射治疗组的总生存率相似。

（二）放射治疗

放射治疗一直是子宫内膜癌最重要的辅助治疗方法，几乎所有再发风险高的患者都接受了术前或术后放射治疗。然而，GOG33 根据手术分期确定了浸润深度和肿瘤级别及宫外转移之间的关系，还提出大多数患者没有宫外转移的风险，这样使得常规盆腔放射治疗越来越受质疑。有四个大规模的前瞻性随机对照研究，对内膜癌患者盆腔外放射治疗与观察组及阴道近距离放射治疗进行比较。Adders 等比较了阴道穹隆近距离放射治疗有或无盆腔放射治疗的 540 例早期内膜癌患者，这些患者都没有进行淋巴结清扫，加上盆腔放射治疗可降低局部再发（2% vs 7%），但是各组间 5 年生存率没有差别（盆腔放射治疗 89%，短距离放射治疗 91%）。

在荷兰的 PORTEC 试验中，Creutzberg 记录了 714 例肌层浸润大于 50% 的 I 级患者、不同程度浸润的 II 级患者、浸润小于 50% 的 III 级患者，术后患者被随机分配为外照射组或观察组，没有一例进行手术分期，所有的组织病理学都是合格的。对 654 例患者进行了随访，局部再发率放射治疗组比观察组低（4% vs 14%），但 5 年生存率相似（81% vs 85%）。

GOG 对中危内膜腺癌患者联合盆腔外放射治疗与否做了 III 期临床试验，包括任何程度的肌层浸润、任何级别、没有淋巴结转移的证据（I b、I c、II A、II B）的患者，要求所有患者行手术分期和淋巴结组织学检查，202 例未接受放射治疗（NAT），190 例接受了盆腔放射治疗（RT）。平均随访时间 69 个月，NAT 组总再发率 15%，RT 组 6% ~ 8%（$P = 0.007$），局部再发分别为 9%、2%，48 个月总生存率 NAT 组 86%，RT 组 92%，并发症占两组死亡率的 50% 或更多，死于癌症的人数 NAT 和 RT 组都是 8%。III 级和 IV 级的治疗毒性在 NAT 和 RT 组分别为 5%、14%；13 例中有 12 例阴道孤立的肿瘤再发，NAT 组用放射治疗，5 例死亡。HIR 组似乎取得了最好的放射治疗效果，HIR 观察者有 27% 再发，行盆腔放射治疗者 13% 再发。其他的合格患者为低危组，无论放射治疗与否，其再发率均不到 3%。最近来自 MRC ASTEC 和 NCIC CIGEN.5 的试验数据显示，随机试验内膜癌的辅助外照射没有优势（两组 5 年生存率都是 84%）。在这项研究中，906 例患者随机分配到盆腔放射治疗和观察组，30% 的患者进行了淋巴结清扫术，50% 接受经阴道近距离放射治疗，盆腔放射治疗降低了局部再发率（观察组 6%，盆腔照射后 3%）。随后的一个 Cochrane 综述了对 I 期内膜癌患者使用辅助放射治疗的结果，认为常规使用盆腔放射治疗没有生存优势，应该权衡肿瘤侵袭性 / 治疗发病率。另外，应该考虑 I 期患者的风险因素（III 级、外 1/3 浸润），便于更好的选择获得最大利益的人群。

基本上所有评估盆腔放射治疗的研究均显示，与观察组比较，能改善局部控制率。但是，局部控制在很大程度上是减少阴道穹隆肿瘤再发的结果。已经收集大量的数据用于评估单独手术或联合治疗的阴道再发率和生存率。也有专门用于评估关于肿瘤级别和在某些情况下评估肌层浸润深度的数据。术后放射治疗的患者，阴道穹隆再发率降低，但Ⅰ级和Ⅱ级患者没有明显差异，阴道穹隆再发不影响生存率。最近报道了一项随机前瞻性研究的结果（PORTEC-2），将低危早期的427例内膜癌患者随机分配到辅助外照射组和阴道近距离照射组。再发率（盆腔照射的阴道再发2%，阴道近距离照射0.9%）或总生存率（两组3年生存率都是90%）没有差别，提示中度风险的早期内膜癌患者可单独进行阴道近距离放射治疗。在美国，这一发现避免了很多早期内膜癌患者的常规外照射。需要注意的是，在没有进行淋巴结清扫的患者中，阴道近距离照射的盆腔再发率高（3.5% vs 0.7%），但这项研究排除了Ⅲ级/深肌层浸润高危患者。

（三）药物开发

孕激素治疗已经成为一个重要的全身治疗方案，反应率高达1/3，而且毒性低。化疗对活跃细胞的毒性导致了对化疗的重新评估。第二阶段的研究已经发现了几种单药对进展期和再发内膜癌的作用。在GOG的一个实验报道中，Thigpen等注意到37%的进展期和再发癌症患者对单药多柔比星有客观反应，遗憾的是，反应只持续了7个月。美国东部肿瘤协作组（ECOG）在多柔比星实验中只有19%的反应率，但是使用剂量比GOG的剂量低。评价多柔比星的数据时注意到只有约10%的患者达到完全缓解。对药物部分反应的患者与没有反应的患者相比，生存率没有明显增加。同样，Ⅱ期研究已经确定铂类（卡铂、顺铂）和紫杉醇有明显活性。

两种或更多药物联合使用的策略很重要。Ⅲ期试验已经证实，联合用药比单药反应率高。几个联合化疗方案用于再发和进展期内膜癌。GOG的一项随机试验，对比了多柔比星单独或联合顺铂，联合用药肿瘤反应率66%，单药35%，中位无进展期6.2个月和3.9个月。GOG报道多柔比星联合顺铂对45%的进展期或再发内膜癌患者有反应，多柔比星单药只有17%有反应。欧洲癌症研究与治疗组织妇科肿瘤协作（EORTC-GCCG）对比多柔比星单药和多柔比星联合顺铂，反应率分别为17%和57%。GOG（GOG163）还比较了317例进展期/再发内膜癌患者多柔比星联合顺铂和多柔比星联合紫杉醇类（24小时滴入），添加非格司亭，反应率相似（40% vs 43%）。PFS平均7.2个月和6个月，总生存率平均12.6个月和13.6个月，毒副作用相似。GOG的一个Ⅲ期研究（GOG177）发现，在进展期的273例患者中，对比多柔比星加顺铂加或不加紫杉醇加非格司亭，客观反应率为57% vs 34%（$P < 0.01$）；PFS平均8.3个月对5.3个月（$P < 0.01$）；总生存率平均15.3个月对12.3个月（$P = 0.037$）；三药联合提高总生存率（TAP）。这项研究首次显示组合方案的反应率、PFS和生存率有显著的统计学意义。然而，三药联合需要2天的治疗和第3天用生长因子，与中度周围神经病变有关。GOG最近完成了一项随机试验，对比三药联合TAP和卡铂联合紫杉醇的结果。

1.疾病晚期

药物开发试验的设计主要用于评估新药疗效或联合应用于再发和转移晚期患者。化疗的观念是用于晚期患者，可医治疾病的潜力一度存在争议。Ⅲ期和Ⅳ期患者的治疗，很大程度上取决于手术范围，Ⅲ～Ⅳ期患者和手术切除小于 2cm 残余灶，联合化疗、放射治疗，或两者联合已达到可以治疗的意图。GOG 研究了Ⅲ期 / Ⅳ期内膜癌患者（GOG122），残留灶≤2cm（排除远处转移），术后患者被随机分配到接受多柔比星联合顺铂化疗组，3 周一次，共 8 个周期，或全腹 3000cGy 放射治疗组。对淋巴结阳性者，盆腔和腹主动脉旁追加放射治疗（1500cGy）。治疗 2 年后，整体生存率提高 11%，化疗与放射治疗比较，无瘤生存期提高 13%，但在化疗患者中副作用更常见。

随着第一线化疗的晚期内膜癌患者的管理改善，GOG 进行了一项随机试验（GOG184），比较了定向放射治疗（盆腔放射治疗有或无扩展区域覆盖腹主动脉旁淋巴结）后续 6 个周期的多柔比星 / 顺铂有或无紫杉醇的化疗，结果表明除大块残留外，对盆腔放射治疗加顺铂加多柔比星的患者再添加紫杉醇 PFS 没有改善。尽管 GOG184 的结果和 GOG177 结果看似相互冲突，但获得几个重要的观察结果。首先，在 GOG177 中，增加盆腔放射治疗可能取代化疗时增加紫杉醇的好处；还说明了多药联合的细胞毒性和联合辅助放射治疗的合理性。该试验已经完成了验证疗效的阶段，正在等待最终结果。

与化疗有关的反应已经受到关注。Behhakht 等评估了 137 例晚期患者（Ⅲ期和Ⅳ期）的预后因素，多变量分析发现年龄、宫旁浸润和腹部转移是显著影响预后的指标，晚期患者中乳头状浆液性病理类型更多。不幸的是，因为治疗的多样化，尚不能做出关于标准治疗的结论。Kadar 等评估了 58 例手术分期为Ⅲ期和Ⅳ期患者的盆腔外腹膜转移和腹膜细胞学阳性影响生存率，两个因素中任何一个出现时，2 年生存率只有 25%，没有这些因素时生存率 83%，但似乎术后多样治疗对生存率没有影响。

2. 辅助治疗：高危疾病

基于 GOG122 的结果，化疗中的各种设置已经得到考虑。如今，越来越多考虑到辅助化疗在早期中高危内膜癌中的作用。日本的 GOG 组对内膜癌患者进行了一项随机试验，化疗组（至少 3 个周期的 CAP 方案：环磷酰胺、多柔比星、顺铂）对比盆腔放射治疗组，大多数患者处于ⅠC 期 / Ⅱ期（75%），排除ⅢA 期和ⅢC 期患者，对于所有的患者，两组之间 PFS 或 OS 没有差别。这个研究确定化疗组有高危因素（ⅠC 期 / Ⅲ期、Ⅱ～Ⅲ期大于 50% 有深肌层浸润）的患者 PFS 和 OS 明显改善。Maggi 等进行了类似的试验，对比 5 个周期 CAP 化疗和盆腔放射治疗的 340 例患者，其中 62% 的患者处于ⅢA～ⅢC期，两组患者 5 年 PFS 和 OS 没有统计学差异。在全部研究中，紫杉醇在Ⅱ期和Ⅲ期中均取得了更好的疗效。

除了手术，GOG 已经证实辅助化疗和放射治疗在高危Ⅰ期和隐匿Ⅱ期患者中的作用。181 例患者接受了 TAH+BSO 手术，腹腔积液细胞评估、选择性盆腔和腹主动脉旁淋巴结清扫、随后外照射（盆腔、有或无扩大区域），而且随机接受多柔比星 $60mg/m^2$，每 3 周 1 次，共 8 个周期。多柔比星协议组较非多柔比星组盆腔淋巴结转移率高（20% vs 10%），另外，两组之间的危险因素相同。多柔比星组再发率 23%，非多柔比星组 26%，接受了多柔比星者比未接受者腹腔再发的机会更大（40% vs 17%），但未使用者远处转移率更高（56% vs 18%）。样本量小（降低消耗）、人群多样化、使用单药多柔比星（而不是联合用药）是该研究的弱点。放射肿瘤学组（RTOG）和欧洲癌症研究和治疗组织（EORTC）已经公布了。关于高危早期内膜癌接受辅助放射治疗 ± 铂类为主的辅助化疗。两个试验都提出高危早期内膜癌患者接受辅助放射治疗联合辅助化疗是合理的，总体生存率可能更高。

根据目前的研究经验，已经着于两个评估化疗作用的重要实验。PORTEC-3 是一个正在进行的III期临床试验，比较辅助紫杉醇 / 卡铂化疗后同步放化疗或单独盆腔放射治疗。GOG 是目前正在累积患者的随机III期试验（GOG249），比较阴道近距离放射治疗辅助卡铂和紫杉醇或盆腔放射治疗。无论是 PORTEC-3 还是 GOG249 都要求淋巴结清扫术作为入选标准的一部分。因此，GOG 试验鼓励全面手术分期。希望这些试验的结果能够阐明辅助化疗和辅助放射治疗在高危早期内膜癌中的作用。

3. 激素

孕激素的应用已经超过 30 年，再发的内膜癌对该激素有客观反应已经得到证实。从历史上看，大约 1/3 的再发内膜癌患者对激素有反应，尽管高分化的肿瘤比中低分化反应好。GOG 描述了 420 例服用醋酸甲羟孕酮（MPA）50mg/ 次，3 次 /d 的晚期或再发内膜癌患者，其中 219 例有客观可测疾病，只有 17 例（8%）对激素完全有反应，13 例（6%）部分反应，超过 50% 的患者仍然处于稳定期，1/3 有进展，平均生存时间 10.5 个月。I级病变比低分化反应好。GOG 的一项随机III期试验，比较了 MPA1000mg/d 和 200mg/d，几乎 300 例患者的反应率和生存率在两组中没有差异。Lentz 报道了另一个 GOG 试验，进展期或再发患者使用高剂量 MPA（800mg/d），58 例患者中 13 例（24%）有反应，6例（11%）部分反应，反应组的 4 例反应持续了超过 18 个月，主要都是 I 级和 II 级病变。

最近，研究的兴趣都集中在子宫肿瘤组织中雌激素和孕激素受体，这些受体，在肿瘤与肿瘤之间表达不同。已经证明，雌激素和孕激素受体在分化好的组织表达比分化差的高。在一个小规模研究中注意到，大约 1/3 肿瘤再发患者雌激素和孕激素受体表达阳性。因此，受体资料可能与临床发现肿瘤再发患者对孕激素治疗的反应有关，初步数据表明有良好的相关性，还需要大量数据来证明这些发现。如果直接的关系被证实，受体的数据分析可以指导肿瘤再发患者的孕激素治疗或化疗。如果雌激素和孕激素受体都是阳性，即使肿瘤分化差，对孕激素治疗的反应也会更好。如果受体分析阴性，提示对孕激素反应很低，更为适合的办法是直接进行化疗，而不用在孕激素治疗上浪费时间。Kauppila 从5 个文献研究中发现，89% 孕激素受体阳性的肿瘤对激素有反应，孕激素受体阴性，反应只有 17%。GOG 发现 40% 雌激素受体孕激素受体阳性的对孕激素有反应，孕激素受体阴性的 12% 有反应。

孕激素治疗有几种不同的方式。MPA（醋酸甲羟孕酮注射液）400mg 肌内注射，每周 1 次，口服 MPA（醋酸甲羟孕酮片）150mg/d，醋酸甲经孕酮 160mg/d 是推荐的孕激素给药方案。如果对孕激素有客观反应，可以无限期持续使用。如果疾病进展，应停用孕激素，考虑化疗。

孕激素被认为有望防止再发。在一项随机研究中，Lewis 等对术后内膜癌患者用 MPA 或安慰剂，这两组 4 年生存率相似。在超过 1100 例术后放射治疗并接受辅助孕激素治疗 2 年的内膜癌患者中，Kauppila 等发现 I 期低级别的肿瘤甚至都有再发，他们坚信预防性孕激素应用对于这些患者是没有益处的。一项回顾性研究中 363 例 I 期患者接受辅助 MPA 治疗 12 个月，DePalo 等将 383 例 I 期术后未进行 MPA 治疗的患者与其比较，两组之间生存率没有差别。来自英国的一项研究，429 例 I 期或 II 期的内膜癌患者随机分配到术后 MPA 组和观察组，5 年生存率没有差别。Cochrane 数据库的结论是目前的证据不支持孕激素辅助治疗作为内膜癌的主要治疗方法。

虽然对孕激素治疗反响不高，其他激素也受到评估。他莫昔芬可以结合雌激素受体，阻止雌激素进入细胞核，在体内还可以增加孕激素受体含量。联合几个小型的研究结果，在 257 例患者中，反应率 22%（完全反应率 8%），I 级病变比其他级别反应好。已有报道评估孕激素加他莫昔芬在再发性内膜癌中的应用，他莫昔芬 40mg/d，间歇给予醋酸甲羟孕酮隔周 200mg/d，反应率 33%，中位无进展生存期 3 个月，平均生存期 13 个月（GOG0119）。在关于醋酸甲羟孕酮的一个 II 期试验中，MPA160mg，口服 3 周，与他莫昔芬交替，40mg/d，连续 3 周，直到疾病进展。总体反应率 27%，中位无进展生存期 2.7 个月，中位总生存率 14 个月（GOG0153），I 级者反应率 38%，II 级者 24%，III 级者 22%。尽管他莫昔芬在理论上很有效（可以增加孕激素受体，提高孕激素反应），但小规模研究还不能得出有利的结果。体外数据提示，他莫昔芬不但不刺激而且还限制内膜癌细胞系的生长。

一项小规模研究评估 GnRHa 治疗内膜癌，其可以抑制促性腺激素从而减少雌激素而不是皮质醇。Gallagher 等治疗了 17 例患者，这些患者都是接受孕激素治疗后再发的患者；6 例（35%）有反应，并持续了平均有 20 个月。对此需要进一步的研究，但 GnRHa 可能有直接抑制肿瘤细胞的作用。

（四）特殊情况

1. 多种恶性肿瘤

内膜癌患者会同时或随后发生其他原发性肿瘤（如乳腺癌、卵巢癌、大肠癌）。乳腺癌或卵巢癌的患者，随后原发内膜癌的风险比预期的要高。因此，建议有这些恶性肿瘤之一者在诊断的同时或随后的随访中评估其他部位。应该重视适当的筛查，如乳腺的 X 线片。

内膜癌并发卵巢癌在子宫癌中占 8%，卵巢癌并发子宫癌在卵巢癌患者中占 16%。尸检标本发现内膜癌累及卵巢的高达 40%，全子宫加双附件术后发现卵巢累及的占 15%，大约 1/3 卵巢子宫内膜样癌患者伴发子宫内膜癌。同时出现时，经常疑问这些恶性肿瘤是同时发生还是一个转移到另一个。转移一旦发生时，更多地认为内膜转移到卵巢而不是卵巢转移到内膜。如果内膜癌有明显肌层浸润，特别是有淋巴管或血管间隙侵犯，或肿瘤位于卵巢表层，更怀疑是转移到卵巢。然而，如果宫体癌灶小、局限在内膜或浅肌层受累、伴非典型增生，而且卵巢肿瘤比较局限，这两种肿瘤应该是独立发生的。最常见的肿瘤是子宫内膜样肿瘤，但偶尔两种器官上出现不同组织病理类型肿瘤。大多数研究认为大部分同时发生的卵巢癌和宫体癌是独立的原发肿瘤。患者的生存率提示多个原发肿瘤各自都预后好，处于Ⅰ期而不是Ⅲ期。无疑，内膜癌和卵巢癌同时发生，其病理类型都是子宫内膜样的。在一项研究中描述的 16 位患者，生存率达到 100%。看来，遇到这种情况时（没有证据证实是某个肿瘤直接蔓延），通常没有肌层浸润或浸润表浅、没有淋巴管或血管侵犯，非典型增生常常与癌症有关，两个肿瘤都局限在原发位置，只有小的转移灶，肿瘤主要位于卵巢和内膜。不管病理类型是否一样，在很多情况下，按Ⅰ期行手术治疗已经足够（全子宫加双附件和适当的手术分期）。

2. 浆液性癌

围绕 PS 肿瘤的生物学和临床行为有许多争议。普遍的观点认为 PS 肿瘤的行为与同期别的内膜癌不同，由于 PS 肿瘤相对少见、大多数文献的样本量都较小，回顾性分析要跨很长的时间，有各种手术分期方法和术后治疗方法。以往的研究没有综合性的手术分期，提示接近 50% 的早期 PS 患者再发。对此的一个解释是，PS 肿瘤即使在临床Ⅰ期，诊断时宫外转移都已经很普遍。Goff 等的一个较大规模的研究确诊了 50 例 UPSC 患者，其中 33 例为单纯 UPSC，17 例混合其他病理类型。与其他内膜肿瘤不同，PS 在发现时已经有很高的转移率。在 Goff 的研究中，72% 已经有了宫外转移；有 36% 的淋巴结转移但无肌层浸润，50% 肌层浸润不到 1/2、40% 浸润到外 1/2。一个很明显的特点是 14 例（28%）病灶局限在内膜，但 36% 已经发生淋巴结转移，43% 腹膜转移，50% 腹腔积液中找到癌细胞，与外 1/2 肌层受累的患者的特征一样。在这个研究中，宫外转移的一个重要标记是 LVSI，没有肌层浸润就出现宫外转移是 PS 肿瘤一个不同寻常的特点。Chan 评估了 100 例 PS 肿瘤患者，其中 12 例有完整分期的没有肌层浸润，6 例有宫外转移。一个多项研究的汇总分析显示 50% 患者经完整分期后，其分期会上升。对没有进行分期手术的 PS 患者，无法认识到疾病的播散范围是正常的，所谓的"早期"患者生存率低。

有人建议选择适当期别的患者，将 PS/CC 肿瘤与高危内膜癌患者进行比较。Creasman 等使用 FIGO 年度报告的数据库比较了手术分期为Ⅰ期的 PS、CC 患者和 G3 内膜癌患者，3996 例Ⅰ期患者中 148 例 PS，55 例 CC（占所有的 5%），325 例 G3（8%），ⅠA 期 PS 和 CC 比 G3 患者多，PS 和 CC 的 5 年生存率分别为 72% 和 81%，G3 为 76%，手术后放射治疗在一定程度上提高了生存率（6%～8%），但差异不是很明显。这些研究中化学治疗的作用还不明确，因为很少有患者这样治疗。Huh 报道了 60 例有全面分期的Ⅰ期 PS 病例，仅行手术治疗的 5 年 OS 是 66%，仅放射治疗的 59%。在一项小样本研究（n = 7）中化疗后无再发病例。Nickels Fader 评估了来自多机构的汇总数据，206 例进行了手术分期，Ⅰ～Ⅱ期的 PS 患者，术后使用各种治疗包括术后随访观察、化疗、放射治疗和联合放化疗，其中21%的患者再发，包括11%无肌层浸润的患者。

腹腔和远处（肺、肝）转移是PS常见的转移部位。为了改善腹腔覆盖区域，这种疾病全腹照射（WAR）已经得到广泛研究。在一项小规模的WARD期研究中，Sutton报道了Ⅰ～Ⅱ期患者的5年PFS仅38%。在GOG#122试验中（WAR对较化疗），化疗是所有患者的首选方案，包括PS/CC肿瘤。由于组织病理类型相似，有与卵巢癌相同的腹腔播散特征。一些研究者提倡对PS肿瘤使用全身化疗。来自MD Anderson的Levenback等用卡铂、紫杉醇和环磷酰胺治疗了20例UPSC患者，包括伴有可测量疾病（晚期和再发）和辅助治疗者，11例可测量疾病的只有2例有客观反应，所有患者的5年生存率23%。紫杉醇和卡铂已得到越来越多的应用，而且提示对结局有改善。例如，Huh指出12例Ⅰ期患者以铂为基础的治疗后无再发，Kelly提出15例Ⅰb期的PS患者，以铂类化疗后无再发；13例未接受化疗者10例再发。GOG在晚期/再发内膜癌患者中进行的一项Ⅲ期试验中，以组织病理学类型为基础对化疗的反应率没有差别（内膜样对比PS/CC）。

PS/CC的最佳治疗方案尚有待进一步确定。单纯化疗或联合放射治疗正在研究中，因为PS和CC独特的分子学发现，有望发现一种靶向治疗，为该病提供特异性的治疗方案。

（五）随访

无论是否进行辅助治疗，内膜癌患者术后均应该进行常规随访。作者提倡患者前2年每3～4个月就诊1次，然后每年1次。大多数患者在2年内再发，因此在这段时间密切观察是合理的。随访应该包括重点系统回顾（询问关于骨盆、腿、背痛，阴道出血、小便改变、大便习惯）和体格检查包括盆腔检查。阴道残端常规涂片检查还存在争议，我们倾向于进行涂片检查，以便尽早发现阴道残端再发。一些人认为常规涂片不符合成本效益，大部分通过再发临床触诊和患者症状就可以发现。而且，后续放射治疗（阴道或盆腔）使阴道残端再发不常见，放射治疗可能会产生一些难以归类的细胞学变化。大部分低中危患者不需要常规定期影像学检查评估再发。患者有新的主诉或有腹腔/盆腔恶化的主诉时应该进一步检查（CT检查、结肠镜）。一些人建议可以像卵巢癌一样，用CA125来检测晚期或进展期内膜腺癌患者。Niloff等还有其他学者注意到3/4的再发患者CA125升高。关于监测的数据很有限。Fanning和Piver注意到除了以后再发的，21例晚期或再发患者的临床反应与CA125水平有关。用CA125水平监测是有效的，主要用于高再发风险的患者和接受治疗中再发并证实血清CA125水平升高的患者。

即使大多数内膜癌患者没有再发或死亡，但在过去几年里内膜癌死亡人数已经上升。对确定再发的患者应评估其治疗方案。再发性疾病的长期疾病控制是关注再发部位的功能。远处或多部位再发的患者最好使用激素或化学治疗，就是前面讨论的姑息性治疗。可能发生孤立的穹隆再发，特别是术后没有进行放射治疗的病例。只要注意到没有其他播散，60%～80%的阴道穹隆再发的患者可以使用手术和（或）放射治疗进行长期控制。盆侧壁或主动脉旁孤立再发可以进行长期控制，但总体预后没有阴道再发好。偶尔有放射治疗后阴道/盆腔再发者，有望通过盆腔去脏术治疗。

第四章　不孕症与辅助生殖技术

第一节　不孕症

凡婚后未避孕、有正常性生活、同居 1 年而未妊娠者，称为不孕症。婚后未避孕而从未妊娠者称为原发不孕；曾有过妊娠而后未避孕连续 1 年不孕者称为继发不孕。夫妻一方有先天或后天生理解剖的缺陷，无法纠正而不能妊娠者，称为绝对不孕；夫妻一方因某种因素阻碍受孕，一旦得到纠正仍能受孕者，称为相对不孕。中国不孕症发病率为 7%～10%。反复流产和异位妊娠而一直没有活婴，目前也属不孕不育范畴。

一、疾病概要

（一）病因

影响受孕的因素包括女方、男方和男女双方。据调查，女方因素占 40%，男方因素占 30%～40%，男女双方因素占 10%～20%。

1. 女方不孕因素

女方不孕因素包括输卵管、卵巢、子宫、宫颈和阴道因素，以输卵管因素和排卵障碍为多。

（1）输卵管因素。输卵管因素是最常见的不孕因素，占女性不孕因素的 1/2。输卵管具有运送精子、摄取卵子和把受精卵送入宫腔的作用，任何影响输卵管功能的情况都可能导致不孕。常见有：①慢性输卵管炎。输卵管渗出、粘连、堵塞可导致不孕，如衣原体、淋球菌及结核杆菌等引起的感染，阑尾炎或人工流产引起的继发感染等。②输卵管发育不良。输卵管肌层菲薄、纤细、输卵管纤毛缺如等。③子宫内膜异位症。异位内膜种植于输卵管等也。

（2）卵巢因素。卵巢因素是指凡导致卵巢排卵功能障碍的因素。①卵巢病变。如先天性卵巢发育不全、多囊卵巢综合征、卵巢功能早衰、功能性卵巢肿瘤、卵巢不敏感综合征、卵巢子宫内膜异位囊肿等。②下丘脑－垂体－卵巢轴功能紊乱。包括下丘脑和垂体功能障碍引起无排卵。③全身性因素。如营养不良、压力、肥胖、甲状腺功能亢进、肾上腺功能异常及药物副作用等，影响卵巢功能，导致不排卵。

（3）子宫因素。子宫先天畸形或发育不良、子宫内膜炎、子宫内膜结核、宫腔粘连或子宫黏膜下肌瘤等均影响受精卵着床导致不孕。

（4）宫颈因素。宫颈管是精子上行的通道。其解剖结构和宫颈黏液的分泌性状与生育存在着密切关系。宫颈狭窄或先天性宫颈发育异常可以影响精子进入宫腔。宫腔感染、慢性宫颈炎改变了宫颈黏液的量和性状。不利于精子的活动和穿透，也可影响受孕。

（5）外阴、阴道因素。外阴、阴道发育异常或损伤后可影响性交并阻碍精子进入；患有严重阴道炎时，阴道 pH 发生改变，降低了精子的活力，可影响受孕。

2. 男方不孕因素

男方不孕的因素主要有生精障碍和输精障碍。

（1）生精障碍和精液异常。先天性睾丸发育不全、腮腺炎并发睾丸炎、结核侵犯睾丸、隐睾引起曲细精管萎缩均影响精子产生；慢性中毒（吸烟、酗酒）、精神过度紧张及性生活过频等，会导致精子数量异常、活力减弱、形态异常及精液液化不全等。

（2）精子运送障碍。附睾或输精管炎症（如淋球菌、梅毒和结核等）和外伤等因素导致输精管阻塞；性生活障碍，如阳痿、早泄，往往不能使精子进入女性生殖道。

（3）免疫因素。男性体内产生对抗自身精子的抗体，使射出的精子发生自身凝集而不能通过宫颈黏液。

（4）内分泌功能障碍。如甲状腺功能减退、肾上腺皮质功能亢进及垂体功能减退等可影响精子产生而导致不孕。

3. 男女双方因素

（1）缺乏性生活的基本知识：男女双方因不了解生殖系统解剖和生理导致不正确的性生活。

（2）精神因素：夫妻双方过分期盼妊娠、精神过度紧张或过度焦虑者，都可能影响神经内分泌系统，从而影响卵巢功能，造成不孕。

（3）免疫因素。

①同种免疫：精子、精浆或受精卵是抗原物质，被阴道或子宫内膜吸收后，通过免疫反应产生抗体。使精子与卵子不能结合或受精卵不能着床。

②自身免疫：不孕妇女血清中存在透明带自身抗体。与透明带起反应后可阻止精子穿透卵子，从而影响受精。

（4）原因不明：有少数不孕夫妻经系统检查，各项指标都正常，不孕原因又无法明确。

（二）治疗原则

1. 一般处理

患者要纠正营养不良和贫血，戒烟、戒毒、不酗酒，增强体质，促进健康；掌握性知识，学会自测基础体温，预测排卵，选择适当日期性交，性交次数适当，以增加受孕机会。

2. 病因处理

（1）输卵管慢性炎症及阻塞的治疗。

①一般疗法。可口服活血化淤中药，中药保留灌肠，同时配合理疗等促进局部血液循环，消除炎症。

②输卵管内注药。用地塞米松 5mg，庆大霉素 8 万 U，加于 20mL 生理盐水中，在 150mmHg 压力下，以每分钟 1mL 速度缓慢注入，有减轻局部充血、水肿，抑制纤维组织梗阻形成，溶解或软化粘连的作用。于月经干净后 2～3 天开始，每周 2 次，直到排卵期前，可连用 2～3 个周期。

③输卵管成形术。对不同部位输卵管阻塞可行造口术、吻合术及输卵管子宫移植术等，应用显微外科技术达到输卵管再通的目的。

（2）卵巢肿瘤：卵巢肿瘤可影响内分泌或导致输卵管扭曲而致不孕，直径大于 5cm 者，有手术探查指征，予以切除。

（3）子宫病变：可针对不同的病变选择子宫肌瘤剔除、子宫纵隔切除、慢性宫颈炎物理治疗或局部治疗、宫颈息肉摘除等方法治疗。

（4）阴道炎、生殖系统结核治疗：可行细菌培养及药敏试验指导治疗。

（5）子宫内膜异位症：该病症影响妊娠各环节，可行保守治疗或腹腔镜下松解粘连，清除异位病灶。重症或复发者可考虑使用辅助生殖技术帮助妊娠。

3. 诱发排卵所用药物

（1）氯米芬（CC）：氯米芬为首选促排卵药，适用于体内有一定雌激素水平者。从月经周期第 5 天起，每天口服 50mg（最大剂量达 150mg），连用 5 天，3 个周期为 1 个疗程。排卵率高达 80%，受孕率为 30%～40%。用药后 B 超监测卵泡，卵泡成熟后用 HCG 5000U 一次性肌内注射，36～40 小时后排卵。若用药后有排卵但黄体功能不全，可加用 HCG 5000U，每隔 3 天肌内注射 1 次；或用黄体酮每天 20～40mg 肌内注射或口服。

（2）HCG：HCG 具有类似 LH 的作用，常在促排卵周期卵泡成熟后一次性肌内注射 HCG 5000～10000U，模拟内源性 LH 峰，诱导排卵。

（3）尿促性素（HMG）：尿促性素含有 FSH 和 LH 各 75U，促使卵泡生长发育、成熟。于月经周期第 2～3 天起，每天或隔天肌内注射 HMG 75～150U，直至卵泡发育成熟，加用 HCG 5000～10000U 一次性肌内注射，促进排卵及黄体形成。

（4）黄体生成素释放激素（LHRH）。LHRH 脉冲疗法适用于下丘脑性无排卵。采用微泵脉冲式静脉注射，脉冲间隔 90 分钟，连续用药 17～20 天可获得较好效果。

（5）溴隐亭。该药适用于高催乳素血症无排卵者。从每天 1.5mg 开始，于进餐中间服用，若无反应，1 周后改为天量 2.5mg，分两次口服，一般连续用药至血催乳激素降至正常范围后继续用药 1～2 年，恢复排卵率为 75%～80%，妊娠率为 60%。

4. 免疫性不孕治疗

抗精子抗体阳性者可于性生活时应用避孕套 6～12 个月，可使部分患者抗精子抗体水平下降。抗磷脂抗体阳性的自身免疫性不孕者，可采用泼尼松 10mg，3 次 /d，加阿司匹林每天 80mg，孕前和孕中期长期口服，防止反复流产和死胎的发生。辅助生育技术包括人工授精、体外受精与胚胎移植、配子输卵管移植等。

二、护理

(一)护理评估

1. 健康史

详细询问男女双方的病史，包括男女双方的个人发育史，儿童期是否患影响性腺发育的疾病，如结核病、腮腺炎等；家族中有无遗传病史；双方结婚年龄、婚育史、是否两地分居、性生活情况（包括是否采用避孕措施、性生活频率、有无性交困难）；双方的嗜好等。

重点了解妇女的月经情况（包括初潮年龄、经期、经量及伴随症状等），生殖器官炎症史（包括阴道炎、宫颈炎和盆腔炎等）。继发不孕者应了解以往流产、分娩情况，有无产后感染病史等。

2. 身体状况

（1）症状

不孕是患者就诊的主要症状。

（2）体征

夫妻双方均应进行全身检查进行评估。男方应检查外生殖器有无畸形或病变，包括阴茎、阴囊、睾丸和前列腺的大小、形状等；女方应做妇科检查，了解有无处女膜过厚或坚韧，有无阴道痉挛或横膈、纵隔、瘢痕、狭窄，有无子宫颈或子宫异常，子宫附件有无压痛、增厚或肿块等。

（3）辅助检查

①男方检查：重点是精液常规检查。正常精液量为 $2 \sim 6mL$，平均为 $3 \sim 4mL$，小于 1.5mL 为异常；正常 pH 为 $7.0 \sim 7.8$，在室温中放置 30 分钟内完全液化，精子密度为 $20 \times 10^9 \sim 200 \times 10^9/L$，精子活率大于 50%，正常形态精子占 $66\% \sim 88\%$。

②女方检查

卵巢功能检查：包括基础体温测定、宫颈黏液结晶检查、阴道脱落细胞涂片检查、B 超监测卵泡发育、月经来潮前子宫内膜活组织检查及女性激素测定等。了解卵巢有无排卵及黄体功能状态。

输卵管功能检查：常用的方法有输卵管通液术、子宫输卵管碘油造影、B 超下输卵管通液术及子宫输卵管超声造影，了解输卵管通畅情况，明确阻塞部位。

宫腔镜检查：了解宫腔情况，能发现宫腔粘连、黏膜下肌瘤、内膜息肉和子宫畸形等。

腹腔镜检查：用以进一步了解盆腔情况，直接观察子宫、输卵管和卵巢有无病变或粘连，并可结合输卵管通液术，在腹腔镜直视下确定输卵管是否通畅，必要时在病变处取活检。

性交后精子穿透力试验：夫妻双方上述检查未见异常时，进行性交后试验。根据基础体温选择在预测的排卵期进行，试验前 3 天禁止性交，避免阴道用药或冲洗，在性交后 2～8 小时取阴道后穹隆液检查有无活动的精子，验证性交是否成功等。

免疫检查：可用宫颈黏液、精液相合试验，判断免疫性不孕的因素是男方的自身抗体因素还是女方的抗精子抗体因素。

3. 心理社会评估

要仔细评估夫妻双方对不孕的心理反应。不孕患者的心理因素主要体现在：自卑感，心神不安，精神紧张，社交减少，对生活缺乏兴趣，焦躁多虑，失落感，他们不愿也忌讳和他人交谈生育方面的问题，这种现象在农村文化水平偏低的不孕症患者中表现得更为突出。许多女性随着婚龄的延长、年龄的增大，心理上的压力就会更加沉重，从而失去了治愈的信心。不孕不育虽然不是致命的疾病，但它不仅对患者的身心健康造成严重的影响，而且会带来一系列的社会问题，如夫妻感情破裂、家庭不和、离婚等。对大多数不育夫妻来说，不孕症是其生活中经历的最有压力的事件之一，极易出现情绪不稳定和精神压力，因此不孕症不但是一种生理疾病，更是一种心理创伤。

（二）护理诊断

1. 知识缺乏

患者缺乏妊娠和不孕症的相关知识。

2. 自我认同紊乱

此问题与长期不孕及不孕症诊治无效等有关。

3. 社交孤立

患者出现社交孤立与缺乏家人的支持理解、不愿与他人沟通有关。

（三）护理目标

（1）患者了解妊娠各环节及导致自己不孕的原因等有关信息。

（2）患者能够正确地自我评价。

（3）患者与他人（包括家庭成员）能够彼此沟通。

（四）护理措施

1. 对症护理

（1）向妇女介绍诊断性检查可能引起的不适，如子宫输卵管碘油造影可能引起腹部痉挛感，术后持续 1～2 小时，可以于当天即正常工作，无后遗症；子宫内膜活检后可能引起下腹部不适感，还可能出现阴道流血，术后应注意保持外阴清洁，2 周内禁盆浴和性生活；腹腔镜手术后 1～2 小时患者可能感到一侧或双侧肩部疼痛，可遵医嘱用可待因等止痛。

（2）教会妇女提高受孕的技巧。指导患者加强营养，增强体质；减轻压力，与伴侣多沟通，不把性生活单纯地看作是为了妊娠而进行的；在性交前、中、后不使用阴道润滑剂或进行阴道灌洗，不要在性交后立即起床，宜卧床并抬高臀部，持续 20～30 分钟，以便精子进入宫颈；在排卵期增加性交次数等。

2. 用药护理

指导妇女正确服药的时间和量；告知药物的副作用，如服用克罗米芬类促排卵药物，多有月经间期下腹一侧疼痛、卵巢囊肿和潮热，偶有恶心、呕吐、食欲增加、体重增加、乏力、头昏、抑郁、风疹、皮疹、过敏性皮炎、畏光、复视、多胎妊娠、自然流产、乳房不适及可逆性脱发等，若出现上述情况应及时报告医生给予处理；指导妇女在发生妊娠后立即停药。

3. 心理护理

心理性因素是导致女性不孕的重要原因之一，也是不孕症患者的重要护理问题，需要尽早治疗和家人、社会的关心：为了更准确地寻找针对性护理措施，需要护理人员耐心、细致地与不孕女性进行沟通，了解不孕女性的心理。护理人员应提供对夫妻双方的护理，可以单独进行以保证隐私，也可夫妻双方同时进行。与不孕夫妻共同讨论影响其受孕和治疗决策的因素，告知不孕症治疗可能的结果，帮助不孕夫妻选择停止治疗或继续治疗，和他们探讨适合自己的辅助生殖技术，对他们的选择给予支持，减轻他们的焦虑心理。不孕的时间越长，夫妻双方对生活的控制感越差，因此应积极采取措施帮助他们尽快度过悲伤期。鼓励不孕夫妻多沟通交流，并及时给予鼓励和疏导，防止长期悲伤、孤独、压抑造成心理疾病。

（五）护理评价

（1）患者是否掌握了妊娠及不孕症的相关知识。

（2）患者能否正确地自我评价并表现出积极的应对方式。

（3）患者能否与人沟通，表达自己对不孕的感受。

（六）健康教育

向患者介绍妊娠的相关知识；指导患者推测排卵时间，以正确掌握性交的时间和次数；帮助患者调适心理，鼓励患者纠正一些错误观念，消除不孕引起的羞耻感，使患者满怀信心，保持良好的情绪状态。

第二节　辅助生殖技术

辅助生殖技术是指在体外对配子和胚胎采用显微操作技术，帮助不孕夫妻受孕的方法。辅助生殖技术包括人工授精、体外受精与胚胎移植以及在这些技术基础上派生的各种新技术。

一、辅助生殖技术

（一）常见的辅助生殖技术

1. 人工授精（AI）

人工授精是用器械将精液注入女性生殖道内取代性交使女性妊娠的技术。按精液来源不同分丈夫精液人工授精（AIH）、供精者精液人工授精（AID）和混合精液人工授精（AIM）。

（1）人工授精的适应证

① AIH 适应证。主要适用于男方性功能障碍，如阳痿、早泄、逆行射精、尿道下裂等；女方先天或后天生殖道畸形及宫颈性不孕，如宫颈狭窄、子宫高度屈曲、宫颈黏液异常等。

② AID 适应证。主要适用于男方精子质量问题，包括少精子症、弱精子症、精液液化不良、免疫性不孕等。

③ AIM 适应证。适用于男方少精子症或精子质量差，有心理治疗意义。

（2）人工授精的禁忌证

患有严重躯体疾病、生殖泌尿系统急慢性感染（如严重的宫颈炎、输卵管堵塞）、性传播疾病、生殖器官发育不全或者畸形、不排卵等。

（3）人工授精的主要步骤：

①收集及处理精液。

②促进排卵或预测自然排卵的规律。

③选择人工授精的时间：受孕的最佳时间是排卵前后的 3～4 天。于排卵前和排卵后各注射一次精液为宜。

2. 体外受精与胚胎移植（IVE-ET）

体外受精与胚胎移植，即试管婴儿。体外受精指从妇女体内取出卵子放入试管内培养一个阶段与精子受精后发育成早期胚泡；胚胎移植指将胚泡移植到妇女宫腔内使其着床发育成胎儿的全过程。IVF-ET 的主要步骤为：促进与监测卵泡发育，取卵，体外受精，胚胎移植，及移植后处理。

3. 卵细胞胞质内单精子注射（ICSI）

卵细胞胞质内单精子注射是借助于显微技术将一个精子直接注射到卵细胞胞质内使卵子受精的方法。该技术又称第二代试管婴儿，主要适用于重度少、弱、畸精症男性不育患者。

4. 胚胎植入前遗传学诊断（PGD）

此法也称第三代试管婴儿，指在 IVF-ET 的胚胎移植前，取胚胎的遗传物质进行分析，诊断是否有异常，筛选出健康胚胎进行移植，防止遗传病传给下一代。此法用于解决有严重遗传病风险和染色体异常夫妻的生育问题。

（二）常见并发症

1.卵巢过度刺激综合征（OHSS）

卵巢过度刺激综合征是一种由于诱发促排卵所引起的医源性并发症。轻度主要表现为腹胀，卵巢增大；中度有明显下腹胀痛，明显腹腔积液，少量胸腔积液，双侧卵巢明显增大；重度表现为腹胀痛加剧，腹腔积液明显增多，可因腹腔积液而使膈肌上升或胸腔积液致呼吸困难，卵巢直径不小于12cm，严重者可出现急性肾衰竭、血栓形成及急性呼吸窘迫综合征，甚至死亡。

2.多胎妊娠。

多胎妊娠是由于促排卵药物应用及多个胚胎移植引起。它会增加母体孕产期并发症，增加围生儿的病死率。

3.流产和异位妊娠

IVF-ET的流产率较高，异位妊娠发生率为3%。

二、护理

（一）护理评估

1.健康史

基本同不孕症，重点了解不孕夫妻双方有无做辅助生殖技术的适应证，特别是有无辅助生殖技术治疗经历、既往治疗的方法及效果、有无并发症的发生等。

2.身体状况

基本同不孕症。辅助检查女方应增加术前检查项目，如血常规、凝血酶原时间、肝肾功能、胸部摄片、阴道超声检查等。

3.心理社会评估

做辅助生殖技术的不孕夫妻多经过多次治疗无效，加之对辅助生殖技术缺乏了解，多存在较严重的焦虑心理，担心治疗再次失败。因为做辅助生殖技术的费用较高，也会给不孕夫妻家庭带来一定的经济压力。

（二）护理诊断

1.知识缺乏

患者缺乏辅助生殖技术相关知识。

2.焦虑

患者产生焦虑是由因知识缺乏和担心辅助生殖技术治疗再次失败等造成。

（三）护理措施

1.心理护理

护理人员在护理过程中注意态度要和蔼，操作要严谨、认真。根据不孕夫妻的具体情况与他们一起分析应采取何种辅助生殖技术助孕、可能出现的问题及应对方法，减轻不孕夫妻因知识缺乏产生的焦虑。此外，应客观告知患者他们选择的辅助生殖技术的成功率，鼓励他们调整好心态，树立信心。

2. 治疗配合

遵医嘱对中重度 OHSS 住院患者静脉使用人白蛋白、低分子右旋糖酐等；对卵巢反应不足的患者使用 HMG 等诱发超排卵；若三胎及以上妊娠者教育其在早期进行选择性胚胎减灭术。

3. 病情观察

在用药过程中关注病情变化，中重度 OHSS 住院患者每 4 小时测量生命体征，记录出入量，每天测量体重和腹围。注意识别继发于 OHSS 的严重并发症，如卵巢破裂或蒂扭转、肝肾功能损害甚至衰竭、血栓形成、急性呼吸窘迫综合征等。加强多胎妊娠产前检查的监护，要求患者提前住院观察，足月后尽早终止妊娠。

（四）健康教育

教育妇女采取各项预防措施预防自然流产；合理用药；避免多胎妊娠；充分补充黄体功能；移植前进行胚胎染色体分析，防止异常胚胎的种植；预防相关疾病等。

第五章 输卵管绝育术

第一节 经腹小切口输卵管绝育术

一、适应证

（1）经充分咨询，知情选择自愿要求输卵管结扎术且无禁忌者。

（2）因某种器质性疾病（如心脏、肝肾脏疾患等），以及某些遗传病不宜妊娠。

二、禁忌证

（1）感染如腹部皮肤感染、生殖器官感染、盆腔感染性疾病（PID）等。

（2）全身状况虚弱，不能耐受手术者：如重度贫血（Hb＜60g/L）、凝血功能障碍，休克，心、肝、肾和其他疾患的急性阶段。

（3）各种全身性急性传染性疾病。

（4）严重神经官能症者。

（5）24 小时内 2 次（间隔 4 小时）测量体温，超过 37.5℃，暂缓手术。

三、手术时机

（1）非孕期，月经干净后 3 ～ 7 天为宜。

（2）自然流产正常转经后。

（3）阴道分娩产后 7 天内、产后闭经排除妊娠后。

（4）中期妊娠引产流产后、早孕人工流产术后（不宜用银夹法）、药物流产术后恢复两次正常月经后、IUD 取出术后 48 小时内。

（5）剖宫产、剖宫取胎或其他开腹手术（有感染可能的手术例外）同时。

四、术前准备

与一般腹部手术相同。

（1）术前充分咨询，夫妻双方知情，签署同意书。

（2）详细询问病史，注意有无腹部手术史。

（3）一般检查：包括测量血压、脉搏、体温、全身及妇科检查。

（4）辅助检查：血常规，尿常规，肝肾功能，凝血功能，血型，乙、丙肝炎病毒、HIV 及梅毒等血清学检查。心电图和胸部放射影像检查。宫颈液基细胞学检查（1 年内检查正常者可免查）。

（5）应用普鲁卡因麻醉者需做皮试。

（6）腹部备皮，包括脐部清洁处理。

（7）术前空腹或禁食大于 4 小时。

五、手术准备

（1）手术必须在手术室进行。

（2）受术者术前需排空膀胱，注意有无残余尿，伴有尿潴留者应留置导尿管。

（3）术者穿手术用衣裤，戴帽子、口罩，常规刷手后戴无菌手套。

（4）受术者取平卧位，或头低臀高位。

（5）常规消毒腹部皮肤，常规逐层铺手术单。消毒范围：上达剑突下，下至阴阜、耻骨联合及腹股沟以下，并至大腿上 1/3 处，两侧达腋中线。

六、麻醉

（1）术前 0.5～1 小时，可以适量应用镇静剂。

（2）麻醉方式：局部浸润麻醉，静脉强化麻醉，硬膜外或椎管内麻醉，全身麻醉。

七、手术步骤

（1）选择纵切口或横切口，长 2～3cm。

①非孕期或早孕期人工流产术后，切口下缘距耻骨联合（上缘）2 横指，即 3～4cm 处。

②产后或中引术后，明确宫底的高度。按摩子宫使之收缩，切口上缘在宫底下 2 横指。

（2）逐层切开皮肤、皮下脂肪，剪开腹直肌前鞘，钝性分离腹直肌。分离腹膜外脂肪，提起确认腹膜，将其切开后进入腹腔。常规检查双侧卵巢。

（3）寻找输卵管要稳、准、轻，可采取以下方法提取输卵管：

①指板法：如子宫为后位，可先复位至前位。以食指进入腹腔触及子宫，沿子宫角部滑向输卵管后方，再将压板放入，将输卵管置于手指与压板之间，共同滑向输卵管壶腹部，一同轻提取出。

②吊钩法：将吊钩沿腹前壁滑至膀胱子宫陷凹，吊钩背部紧贴子宫前壁，滑至宫底部后方，然后向一侧输卵管斜行。钩住输卵管壶腹部后，轻轻提至腹壁切口，在直视下，用无齿镊夹住输卵管轻轻提出。如吊钩提起困难或阻力较大，需辨别是否钩住相邻器官包括生殖器官韧带。

③卵圆钳夹取法：如子宫后位，先复位至前位。用无齿无扣弯头卵圆钳进入腹腔后，沿前腹壁下经膀胱子宫陷凹滑过子宫体前壁至子宫角外侧，滑向输卵管，虚夹住输卵管壶腹部，并提出输卵管。

（4）须追溯到输卵管伞端，以确认输卵管无误。

（5）阻断输卵管方法有以下多种，常用抽芯近端包埋法：

①抽芯近端包埋法：采用两把组织钳将输卵管峡部提起，两钳距离为 2 ～ 3cm。选择峡部无血管区，在浆膜下注射少量生理盐水，分离浆膜层与肌层。沿输卵管长轴平行切开浆膜。游离该段输卵管芯，分别用两把蚊式钳间距 2cm 左右钳夹管芯，切除两钳间输卵管 1 ～ 1.5cm，丝线分别结扎两断端。缝合输卵管系膜，将输卵管近端包埋于系膜内。远端缝扎固定于输卵管浆膜外。

②银夹法：将银夹安放在放置钳上，钳嘴对准提起的输卵管峡部，使峡部横径全部进入银夹的二臂环抱之中，缓缓紧压钳柄，压迫夹的上下臂，使银夹紧压在输卵管上，持续压迫 1 ～ 2 秒后松开放置钳。核查输卵管是否完全置于银夹内。需注意银夹避免夹在子宫角部、输卵管壶腹部或伞部，以免失败。

③输卵管折叠结扎切断法（潘氏改良法）：多在上述方法难以实施时采用。以鼠齿钳提起输卵管峡部，使之双折叠；在距顶端 1.5cm 处用血管钳轻轻压搓输卵管约 1 分钟。丝线贯穿 "8" 字缝扎压搓处输卵管，切除缝扎线以上的输卵管。必要时分别再各自缝扎一次断端。

（6）检查操作部位以及腹腔和腹壁各层有无出血、血肿及组织损伤。

（7）清点纱布和器械无误，关闭腹腔，逐层缝合腹壁。

（8）用无菌纱布覆盖伤口。

八、注意事项

（1）如妊娠或带器者要求绝育，需要先行人工流产或取出节育器等宫腔操作，然后再进行输卵管结扎术。

（2）手术时思想应高度集中，术中应避免因言语不当造成对受术者的不良刺激。

（3）严格无菌操作，以防感染。

（4）不要盲目追求小切口，应逐层切开腹壁各层。操作要稳、准、轻、细，防止损伤输卵管系膜、血管、肠管、膀胱，或其他脏器。仔细结扎出血点，避免出血或血肿形成。

（5）寻找确认输卵管必须追溯到伞端，以免误扎。结扎线松紧应适宜，避免造成输卵管未完全闭合、滑脱、结扎部位瘘。

（6）关闭腹腔前应核查器械和敷料，严防异物遗留腹腔。

（7）结扎术与阑尾切除术不宜同时进行。

九、术后处置

（1）填写输卵管结扎手术记录。

（2）可吸收线包埋缝合无须拆线。外缝线者视具体愈合状况，一般在术后 3 ～ 5 天拆线。

（3）告知受术者术后注意事项：

①术后建议休息 21 天，同时行人工流产手术建议休息 1 个月。

②鼓励受术者早期下床活动。

③保持手术部位清洁卫生。非孕期 2 周内禁性交；流产后或产后者 1 个月内禁性交。

④休假期内不宜进行体力劳动或剧烈运动。

（4）术后 1 个月随访。

第二节　腹腔镜下输卵管绝育术

输卵管绝育是用各种方法阻断输卵管峡部，使生殖细胞不能通过输卵管，从而达到避孕目的的手术。腹腔镜手术已经成为输卵管绝育的常用方法。与开腹绝育术相比，腹腔镜下绝育方法简便、创伤小、术后恢复快、粘连形成少等优势，有利于必要时行输卵管再通术；且在复通率、妊娠率、异位妊娠发生率等方面均无明显差异。

临床常用的腹腔镜下绝育方法：高频电凝法、输卵管峡部部分切除法、机械套扎法、Nd：YAG 激光法等。

一、输卵管高频电凝绝育法

（一）概述

高频电凝绝育法是利用单极或双极电凝，将输卵管峡部组织电凝破坏，从而阻断输卵管，达到绝育目的的手术。高频电凝法方法简单、易操作，但是对输卵管组织损伤重，并发症多，如再生育需行输卵管复通时，手术相对比较困难。

（二）手术方法

在输卵管近端约 1/3 处输卵管峡部水平，用单极或双极电凝输卵管管壁及其下附着的系膜，使输卵管破坏长度达 3cm。电凝确切的表现是输卵管管壁变白，肿胀，然后萎缩，必要时可多次电凝。也可用剪刀剪断电凝部位的输卵管管腔，注意避免损伤系膜内的血管导致出血。

单极电凝所致电热损伤易向周围组织蔓延，导致周围组织损伤，现已较少采用。双极电凝减少了周围组织的损伤，手术更为安全。但因为组织破坏程度不如单极电凝，故需多次电凝以达到充分破坏输卵管管腔的目的。

二、输卵管峡部部分切除法

（一）概述

输卵管峡部部分切除法是在腹腔镜下切除约 1cm 长的输卵管峡部管壁，以达到阻断输卵管的避孕目的。此术式选择峡部无血管区切除部分输卵管，方法简单、安全、避孕效果好、对输卵管损伤较小，若有生育要求行输卵管复通时手术难度小，手术效果好，是临床常用的绝育方法。

（二）手术方法

在输卵管峡部距离子宫角 2.0cm 处，用单极或双极电凝输卵管管壁及其下方输卵管系膜，用剪刀剪断电凝处输卵管管壁，并向输卵管远端电凝并剪断，电凝长度达 2.0cm，剪断输卵管峡部长约 1.0cm。同时沿切除输卵管管腔下方剪断系膜约 1.0cm。

三、输卵管机械套扎法

（一）概述

包括套圈结扎法、硅橡胶环法、Hulka 夹法、Filshie 夹法等。腹腔镜输卵管机械套扎法操作简单，效果可靠，损伤小，可复性好，是临床比较常用的绝育方法。

（二）手术方法

使用套圈套扎输卵管峡部，一般需要套扎 2 次，以免线圈滑脱，在距离套扎线结 0.5cm 处剪除被套扎的输卵管峡部管壁，电凝断端以破坏输卵管管腔并预防出血。

而硅橡胶环法、Hulka 夹法、Filshie 夹法等是使用特定的器械和装置套扎或夹闭输卵管峡部阻断输卵管管腔。

第六章　输精管绝育术

输精管绝育术是安全、有效、简便、经济的能发挥永久性避孕效果的一种男性节育方法。根据是否阻断输精管腔，可将其分为阻塞性输精管节育术与非阻塞性输精管节育术两大类。前者包括各种术式的输精管结扎术（切除术）、管腔内注射化学药物或生物材料的阻断术、使用各种材料的输精管腔夹闭术、激光或微波照射输精管腔凝堵术；后者包含管腔内注射化合物、管腔内植入不同材质与类型的节育装置等。

第一节　输精管绝育术

一、适应证

已婚男子自愿要求输精管结扎术且无禁忌证者。

二、禁忌证

（1）出血性疾病、精神病、明显神经症、各种疾病急性期和其他严重慢性病。

（2）泌尿生殖系统急慢性炎症，如急性泌尿系感染、阴囊炎症、湿疹、淋巴水肿或其他有碍于手术的皮肤疾病尚未治愈者。

（3）腹股沟斜疝、鞘膜积液、严重的精索静脉曲张等阴囊内疾病。

（4）性功能障碍。

三、手术时间

无特殊要求。

四、术前准备

（1）做好术前咨询，解除思想上的各种疑虑，夫妻双方知情，签署同意书。

（2）询问病史。

（3）体格检查包括测量体温、脉搏、血压，心肺听诊，外生殖器检查。

（4）进行血、尿常规和血型，出凝血时间，HIV病毒、梅毒、乙型及丙型肝炎病毒等相关检查。

（5）采用普鲁卡因麻醉者，术前应做皮试。

（6）阴部备皮后，用温水、肥皂清洗阴囊、阴茎、下腹及会阴。

五、手术步骤

（1）手术应在手术室进行。

（2）术者穿手术用衣裤，戴帽子、口罩。常规刷手后，戴无菌手套。

（3）受术者平卧位，橡皮筋悬吊固定阴茎后，用碘伏或其他刺激性小的消毒液消毒手术野。

（4）在阴囊下垫消毒手术巾，使阴囊和肛门区隔开。铺无菌孔巾，仅露阴囊于孔巾外。

（5）采用直视钳穿法或传统方法施行输精管结扎。

（6）直视钳穿法输精管结扎术：

①局部麻醉：用手指固定一侧输精管，选择阴囊表面血管稀少区，用1%～2%利多卡因或普鲁卡因行阴囊手术入口处皮肤浸润麻醉及精索阻滞麻醉，每侧约2.5mL，然后用拇、食指挤压麻药皮丘以减轻皮肤肿胀。

②固定输精管：A.术者右手将睾丸轻轻往下牵引（注意推开精索血管），左手拇、食、中指在阴囊外触摸一侧输精管并将其牢靠固定于阴囊皮下；B.用输精管皮外固定钳（以下简称固定钳）于局部麻醉处将输精管连同绷紧的皮肤套入钳圈内，抬高钳尖并下压钳尖前方的皮肤，使钳圈前方的皮肤绷紧、变薄，致该处输精管呈现高度突起。

③分离阴囊壁：用输精管分离钳（以下简称分离钳）的一侧钳尖在钳圈内输精管最突出处刺入皮肤直至输精管前壁及管腔。退出分离钳，闭合钳尖再由该创口处插入，以均匀力量徐徐张开钳尖，使阴囊皮肤至输精管间各层组织一并分开，创口长度约为输精管直径的2倍（此时可见光裸的输精管）。

④提出输精管：将分离钳钳尖朝下，用一侧钳尖向远睾端（精囊端）方向刺入光裸的输精管前壁，以顺时针方向旋转180°使钳尖朝上，闭合钳尖夹住输精管前壁，松开皮外固定钳提出光裸的输精管，去除分离钳换用固定钳钳夹提出的输精管。

⑤分离输精管：用分离钳在紧靠输精管迂曲部穿过，与提出的输精管呈平行方向缓缓张开钳尖，游离约1.5cm输精管，注意避免损伤与输精管伴行的血管。

⑥精囊灌注：用眼科剪或尖刀剪开或切开输精管壁至管腔，插入6号钝针，缓慢精囊灌注1%普鲁卡因5mL（判断输精管的三个标志：切开输精管管腔后应看到管腔黏膜；平针头插入时应很顺畅；精囊灌注时受术者应有尿急感）。

⑦结扎输精管：用分离钳在两侧输精管拟结扎处轻轻压搓，在压搓处分别用1号丝线结扎，于两结扎处间切除约1cm长输精管，切除的组织应仔细检查并确认输精管，注意避免误扎其他组织，剪除近睾端（附睾端）侧结扎线，暂时保留远睾端（精囊端）侧结扎线。

⑧分层隔离输精管残端：拇、食指捏住精索向下肢方向牵拉，将残端还纳于精索内。然后提出远睾端（精囊端）侧结扎保留线，当残端再次暴露在阴囊创口外时，即用分离

钳将所带出的精索筋膜与远睾端（精囊端）输精管后壁一并钳夹，1号丝线结扎，使两残端分层隔离（附睾端在筋膜内、远睾端在筋膜外）。

⑨检查无出血及血肿形成，剪去保留线，将输精管残端复位，皮肤创口无须缝合。

⑩同法行对侧输精管结扎术。

（7）传统法输精管结扎术：除直视钳穿法输精管结扎术外，国内不同地区传统常用的输精管结扎术由于所选择的入口部位、入口方式、输精管固定、输精管残端处理的不同，已经形成了钳穿法、针头固定法、穿线法、针挑法等输精管结扎术。上述手术方法各具特色，术者应根据手术习惯和受术者的具体情况选用。本章节只对钳穿法输精管结扎术予以阐述。

①固定输精管：术者右手将睾丸轻轻往下牵引（注意推开精索血管），左手拇、食、中三指在阴囊外触摸一侧输精管，并将其捏于拇指和中指之间（中指上顶、拇指和食指下压），将输精管牢靠固定于阴囊皮下。三指固定动作应保持到将输精管及其周围组织夹持在固定钳钳圈内为止，以免在麻醉和钳夹过程中输精管滑脱。

②局部麻醉：在固定输精管的基础上，选择阴囊表面血管稀少区，用1%～2%利多卡因或普鲁卡因行阴囊手术入口处皮肤浸润麻醉及精索阻滞麻醉，每侧约2.5mL。

③提出输精管：A.用输精管分离钳闭合钳尖于麻醉浸润处刺入阴囊壁，并将创口撑开0.3～0.5cm；B.用输精管固定钳伸入创口，张开钳嘴配合左手中指顶抬动作，将输精管及其周围组织夹持在钳圈内，抬高钳圈使夹持在钳圈内输精管及其周围组织暴露在创口外（此时可见高度突起的输精管）；C.避开血管用刀片纵行切开输精管被膜直达管壁或管腔，提出光裸的输精管于创口外。

④分离结扎输精管：A.用分离钳紧靠输精管壁平行方向缓缓张开钳尖，游离约1.5cm输精管，注意避免损伤与输精管伴行的血管；B.精囊灌注同直视钳穿法输精管结扎术；C.用分离钳在输精管拟结扎处轻轻压搓，在压搓处用1号丝线结扎输精管两端，于两结扎处间切除约1cm长输精管，切除的组织应仔细检查并确认输精管，注意避免误扎其他组织。暂时保留两端结扎线，以便检查输精管残端有无出血。

⑤检查无出血和血肿形成，剪去保留线，将输精管残端复位，皮肤创口无须缝合。

⑥同法行对侧输精管结扎术。

⑦皮肤创口用创可贴或无菌纱布覆盖，以胶布固定。

六、注意事项

（1）严格无菌操作。

（2）手术时应轻巧细致，仔细止血，减少损伤。

（3）游离输精管时，尽量不损伤输精管动脉，避免结扎过多组织。

（4）结扎部位不宜距附睾和皮下环太近。

七、术后处置

（1）填写输精管结扎手术记录，并将此表纳入病历文书管理，长期保存，以便查验。

（2）观察2小时，检查局部无出血等异常情况，方可离去。

（3）告知受术者注意事项：①术后休息7天。②1周内避免体力劳动和剧烈运动，2周内不宜性交。③有伤口出血、阴囊肿大或疼痛、发热时，必须及时就诊。④术后5天拆线，对未缝合切口，5天后去除敷料。⑤若术中未行精囊灌注，术后应坚持避孕3个月，经精液检查证实无精子后再停用其他避孕措施。

第二节　输精管绝育术并发症

输精管绝育术后，大约有50%的受术者经历有手术局部疼痛、肿胀、阴囊皮肤瘀斑等。症状大多轻微，不需要特殊治疗，多在1～2周自然缓解。

输精管绝育术后并发症发生率较少，总体发生率约为2%，需要住院治疗的严重并发症罕见。输精管绝育术后并发症只要及时处理、妥善治疗，大多数是可以治愈的。输精管绝育术后并发症发生率与是否严格执行手术常规、医生操作经验等有关。

输精管结扎术的常见并发症包括血肿、感染、痛性结节及附睾淤积症。其他类型的输精管绝育术后并发症在发病机制及处理原则上与输精管结扎术大致相同。

一、出血

（一）概述

出血是输精管结扎术后最常见的早期并发症，多因手术适应证掌握不严、手术操作粗糙与止血不彻底或术后护理不当所致。出血一般发生在术后24小时内。根据出血部位不同，分为阴囊皮下淤血、精索血肿及阴囊血肿，单侧血肿多见。

（二）临床表现

1. 阴囊皮下淤血

主要表现为阴囊入口或切口渗血、皮下淤血，或手术入口处有少量活动性出血。查体发现手术局部阴囊皮肤早期呈红紫色，晚期可呈青紫色，阴囊不肿大。

2. 精索血肿

多系输精管残端与周围组织细小血管损伤所致。出血积于精索鞘膜内，形成梭形肿块。触诊时可发现其表面光滑，边界清楚，张力较高，有囊性感，可随精索活动，压痛不明显。数天后，部分病例可见阴囊皮肤呈现青紫色。

3. 阴囊血肿

由较大血管损伤引起，最常见的是输精管动脉破裂。多发生于术后 2 小时内，出血快且量多。由于阴囊组织疏松，血管损伤后可持续出血。出血过多时，可见阴囊肿大。如早期未得到及时处理，阴囊可进行性肿大，肉眼阴囊皮肤红紫或青紫，可扪及边界不清的肿块。出血可沿筋膜间隙向会阴部及腹股沟区扩散，出现阴茎、会阴及腹股沟区弥漫性青紫肿胀，重者甚至出现失血性全身症状或者休克。

（三）治疗原则

1. 阴囊皮下淤血

若有活动性出血，可局部压迫止血，无效时做全层缝合。若出血停止，或者仅有皮下淤血时，一般不需特殊处理；对浸润范围大、淤血重的病例，术后 48 小时后予以局部热敷。

2. 精索血肿

术后早期可用阴囊托或四头带加压包扎，局部冷敷（12 小时内）以达到收缩血管、减少局部出血，严密观察其变化。若局部进行性肿胀，则应切开止血并清除积血，并用抗生素预防感染。若出血停止，术后 72 小时可穿刺抽出积血，并向血肿内注入透明质酸酶 1500U，促进积血吸收。局部热敷，应用抗生素预防感染。

3. 阴囊血肿

出血量较小和稳定的血肿通过加压包扎、冷敷、卧床休息可自行吸收。凡发展快的阴囊内出血，都应及时切开止血并清除积血。对出血已停止的较大血肿，原则上以手术清除积血为宜，以免导致继发感染或局部形成纤维性硬节。对出血已停止的较小阴囊血肿，可在 48 小时后热敷，72 小时后穿刺抽出积血，并注入透明质酸酶 1500U。可同时每天肌内注射糜蛋白酶 5mg，共 10 次，以利于积血吸收。除此之外，应同时予以有效、足量抗生素积极预防感染。

阴囊血肿切开止血要点：

（1）确定出血源于何侧。

（2）无菌操作下切开阴囊，迅速清除积血，顺输精管残端寻找损伤的动脉并止血。即使输精管残端及其周围已无活动性出血也应再次结扎，以防清除血肿后再次出血。若未见动脉受损，应仔细检查可能造成损伤的其他部位，但不要涉及手术未波及的组织。

（3）清除积血时，切忌盲目钳夹、过多挤压、分离组织。

（4）阴囊底部做较大切口并放置橡皮引流条。

（四）预防

（1）严格掌握手术适应证，尤其注意受术者是否有出血倾向；在患有精索静脉曲张或精索内有纤维瘢痕等情况时，手术要特别小心。

（2）手术操作应避开阴囊壁上的血管，如已伤及较大的血管，可用细丝线结扎或做全层缝合。

（3）阴囊壁至输精管外的各层组织裂口不应小于输精管直径的 2 倍，以免因其嵌顿而掩饰损伤性出血。

（4）固定输精管要牢靠，以免滑脱。避免反复钳夹和外提输精管，造成精索血管损伤。

（5）游离输精管时，应与提出的输精管平行纵向分离，以免撕裂输精管动脉。若有输精管动脉断裂，应单独结扎止血。手术结束前要确认没有活动性出血。

（6）结扎输精管残端时，不应用力过大而勒断输精管；也要避免结扎过松而滑脱。结扎时，若一端结扎线头滑脱、残段缩回阴囊且无明显出血，不宜再勉强盲目钳夹提出结扎而引起出血，但术后应严密观察。

（7）术后避免过早参加体力劳动，尤其是骑车等，以免局部因摩擦、牵拉而导致出血。

二、感染

（一）概述

输精管结扎术后感染常发生于术后 3 ～ 4 天。多因皮肤消毒不严、手术污染，少部分因生殖道潜在感染被激发所致。根据感染部位与程度不同，临床上常见有阴囊入口感染、输精管炎 / 精索炎、前列腺炎 / 精囊炎。在无菌操作情况下发生的术后感染多继发于出血或术后血肿。

（二）临床表现

1. 阴囊入口感染

最为常见，感染局限于阴囊皮肤或皮下组织，局部可出现红肿、疼痛甚至化脓。

2. 输精管炎 / 精索炎

（1）输精管炎：患侧阴囊坠胀疼痛，向同侧大腿根部及会阴部放射。查体可触及输精管近睾丸端或两端增粗、变硬或有粘连，有明显触痛。

（2）精索炎：起病急，精索增粗，局部疼痛明显。可沿精索放射至腹股沟部，甚至耻骨上或下腹部。体检可见皮肤表面红肿，精索呈纺锤形或条索形增粗，输精管扪不清楚。若炎症形成脓肿可有波动感。如果迁延至附睾可伴发附睾炎，出现更为严重的阴囊坠痛，常伴寒战、高热等全身症状；局部检查可见阴囊红肿，附睾肿大，触痛明显。炎症未及时控制，会继发阴囊脓肿。治疗不彻底，可转为慢性炎症，继发附睾淤积症，加重症状。

3. 前列腺炎 / 精囊炎

若炎症波及精囊端输精管可继发前列腺炎、精囊炎，这两个部位的炎症往往同时发生。患者感觉腹股沟、耻骨上、腰骶、会阴及肛门等部位疼痛不适，可伴寒战、发热等全身症状，并出现膀胱刺激症状，如尿频、尿急和尿不尽感，重者出现尿痛、血尿及排尿困难。局部检查：耻骨上压痛。肛门指诊检查：前列腺肿胀、压痛、局部温度升高、不规则；脓肿形成可有波动感，易向直肠或会阴处溃破。尿常规检查可发现大量脓细胞，尿道分泌物镜检有大量成堆白细胞，可通过中段尿培养来明确细菌来源。此外，精液中还可出现血精。由于患者的不适感和存在菌血症的危险，禁忌在炎症急性期做前列腺按摩。若急性炎症治疗不及时或未彻底控制，可迁延为慢性炎症，出现临床症状反复发作。

（三）治疗原则

1. 阴囊入口感染

清洁伤口，口服抗生素 7～10 天。

2. 急性炎症期的处理

（1）一般处理：卧床休息，抬高阴囊；早期冷敷，减轻症状，避免炎症扩散；晚期热敷或热水坐浴、理疗，改善局部血液循环，促使炎症消退；口服非甾体止痛剂。胀痛明显者，可做精索封闭；急性期忌性生活和运动。

（2）抗生素药物：早期及时使用有效足量的抗生素。症状较轻的患者应口服抗生素 2～4 周，迅速控制感染，预防转为慢性。常用药物有青霉素类、头孢菌素类或喹诺酮类。伴有全身症状者应静脉给药，最好根据细菌培养药物敏感试验结果选择用药。待患者全身症状改善后可改用口服抗生素，疗程至少 4 周。

（3）脓肿处理：一旦有脓肿形成，应及时切开引流。阴囊脓肿切开引流的位置要低，切口要够大，以防术后阴囊收缩而引流不畅。前列腺脓肿可采取经直肠超声引导下细针穿刺抽吸、经尿道或经会阴对前列腺脓肿切开引流。

3. 慢性炎症期的处理

（1）慢性精索炎：局部用药较全身用药效果好。可用庆大霉素 4 万 U、醋酸泼尼松龙 12.5mg、糜蛋白酶 5mg、1％盐酸普鲁卡因 3mL，混合后用作精索周围注射，每周 1 次，3～5 次为一个治疗周期。操作时，切忌将药物注入精索瘢痕组织内，以防炎症扩散。可用抗生素离子透入或碘离子透入理疗，加速炎症吸收。若形成输精管瘘或阴囊窦道，可在控制感染后在无菌条件下手术切除病变组织，但勿损伤精索主要血管。

（2）慢性前列腺炎／精囊炎：治疗效果不如急性期，停药后易复发。所选择药物应为脂溶性、离解常数高、与血清蛋白结合低的药物。常用抗生素是氟喹诺酮类，疗程 4～6 周，同时强调配合其他治疗方法，如前列腺按摩、抗生素离子透入或碘离子透入理疗、热水坐浴等。对顽固性前列腺／精囊炎可采用直接输精管穿刺注射药物，使药物直接进入病变部位。

（四）预防

（1）严格掌握手术适应证，有泌尿生殖系感染者不宜手术。

（2）严格消毒手术器械、布单、敷料、结扎线等。

（3）术前认真清洗手术区，应用有效、无刺激性的皮肤消毒剂充分擦拭手术区域。

（4）严格无菌操作。

（5）切忌操作粗糙，避免损伤过多组织。

（6）及时更换敷料，防止伤口污染。

（7）充分告知，使受术者理解正确的术后伤口护理，以及判别需要立即复诊的感染征象。

三、痛性结节

（一）概述

输精管结扎术后，其断端可出现不适感或微痛。如疼痛迁延至3个月或更长时间或伴有增生性结节，触痛明显，应视为异常，临床上通常称之为"痛性结节"。但从病理学角度看，痛性结节实际为各种病理改变所致的症状性输精管残端周围炎。其病理学基础主要为精子肉芽肿性炎症，其他病理改变包括结扎线过多、过粗引起的异物肉芽肿，输精管残端感染引起的炎性肉芽肿以及输精管分离不彻底，将部分精索神经纤维一并结扎形成精索神经纤维瘤。

（二）临床表现

输精管结扎术后3个月，结扎部位持续疼痛，疼痛多呈钝性，在劳累、性兴奋或射精时加重；疼痛可放射至腹股沟、下腹及腰骶部。病变急性发作时，结扎结节增大，疼痛加剧；炎症消退后，结扎结节缩小，症状减轻。

局部查体：在输精管结扎处可触及结节，有明显触痛或压痛，疼痛程度与结节大小无关。

输精管残端部位的痛性结节应与精索炎、结节与精索或阴囊壁粘连、输精管阴囊瘘等进行鉴别诊断。

（三）治疗原则

（1）口服非甾体消炎止痛药。

（2）局部理疗。

（3）局部封闭是目前疗效较好的方法，常用药物配方为：庆大霉素4万U或丁胺卡那（阿米卡星），醋酸泼尼松龙12.5mg，1%盐酸普鲁卡因3mL，亦可加入糜蛋白酶5mg。将结节固定在阴囊皮下表浅位置，用5 1/2号注射针穿刺，每周行结节周围封闭注射1次，3～5次为一个治疗周期。避免将药物直接注入结节。症状消失后，不需重复注射。

（4）经保守治疗无效，可在控制炎症后手术切除结节。术中分离切除结节，标本送病理；用电灼或石炭酸烧灼残端封闭管腔后再进行输精管残端结扎。术中分离应保持结节完整和避免伤及精索主要血管，最好用电灼止血以免过多异物残留。若存在输精管残端与阴囊壁粘连或输精管阴囊瘘，均应手术治疗。

（四）预防

（1）严格掌握手术适应证。

（2）手术要仔细，减少不必要的组织损伤和出血。

（3）结扎前应将输精管分离干净，避免将输精管连同周围血管、神经一并结扎。

（4）选用 1 号丝线结扎，松紧适度；用力过大可勒断输精管，过松则易滑脱。术中如有出血，应使用更细的结扎线，避免残留过多线结等异物。

（5）电灼残端输精管黏膜，但不伤及肌层，可有效降低输精管残端精子肉芽肿的发生率。

第七章 人工终止妊娠

第一节 负压吸引术

一、适应证

（1）妊娠在 10 周以内自愿要求终止妊娠且无禁忌证者。

（2）因某种疾病（包括遗传性疾病）不宜继续妊娠者。

二、禁忌证

（1）各种疾病的急性阶段。

（2）生殖器炎症未经治疗者。

（3）全身健康状况不良不能耐受手术者。

（4）术前两次（间隔 4 小时）测量体温，均为 37.5℃ 以上者，暂缓手术。

三、术前准备

（1）术前咨询，解除思想顾虑。说明负压吸宫术风险，受术者签署知情同意书。

（2）详细询问病史及避孕史，特别注意高危情况。如：年龄 < 20 岁或 ≥ 50 岁，反复人流史，剖宫产后 6 个月，哺乳期，生殖器畸形或并发盆腔肿瘤，子宫极度倾屈，子宫穿孔史及子宫肌瘤剔除史，宫颈手术史，带器妊娠以及内外科并发症等。

（3）测量血压和体温，做心、肺检查。妇科检查，注意子宫异常倾屈。

（4）尿或血妊娠试验。阴道分泌物常规检查。

（5）血常规或血十四项，乙型肝炎病毒表面抗原，丙型肝炎病毒、HIV、梅毒（RPR）抗体检测。

（6）心电图和超声检查。超声检查除胎囊大小，要注意着床位置，包括与剖宫产瘢痕的关系。

（7）根据病史和体检提示所涉及的相关检查。

四、手术步骤

（1）术者穿手术用衣裤，戴帽子、口罩。常规刷手并戴无菌袖套及手套，整理手术器械。

（2）受术者排空膀胱，取膀胱截石位。常规冲洗外阴及阴道，垫治疗巾、套腿套、铺孔巾。

（3）核查子宫位置、大小、倾屈度及附件情况，更换无菌手套。

（4）放置阴道窥器扩开阴道，暴露子宫颈，0.5%碘伏消毒宫颈、阴道穹隆及子宫颈管后，用宫颈钳钳夹宫颈前唇或后唇。

（5）探针依子宫方向探测宫腔深度及子宫位置。

（6）使用宫颈扩张器以执笔式逐号轻轻扩张宫口（扩大程度比所用吸管大 0.5 ～ 1 号）。如宫颈内口扩张困难，应避免强行扩张，可使用润滑剂。

（7）吸管及负压的选择根据孕周及宫腔深度，选择 5 ～ 8 号的吸管，负压一般为 53 ～ 66kPa（400 ～ 500mmHg）。

（8）负压吸引操作

①用连接管将吸管与术前准备好的负压装置连接，试查负压。

②依子宫方向将吸管徐徐送入宫腔，达宫腔底部后退约 1cm，寻找胚胎着床处。

③开放负压 53 ～ 66kPa（400 ～ 500mmHg），将吸管顺时针或逆时针方向顺序转动，并上下移动，吸到胚囊所在部位时吸管常有振动并感到有组织物流向吸管，同时有子宫收缩感和宫壁粗糙感时，可折叠并捏住连接管阻断负压，撤出吸管（注意不要带负压进出宫颈口）。再将负压降低到 27 ～ 40kPa（200 ～ 300mmHg），按上述方法在宫腔内吸引 1 ～ 2 圈，取出吸管。如组织物卡在宫颈口，可用卵圆钳将组织物取出。

（9）必要时可用小刮匙轻轻地搔刮宫底及两侧宫角，检查是否已吸干净。

（10）用探针测量术后宫腔深度。

（11）用纱布拭净阴道，除去宫颈钳，取出阴道窥器。如需放置 IUD，可按常规操作。

（12）手术结束前，将吸出物过滤，核查吸出胎囊大小、是否完整，绒毛组织性状，是否有胚胎及其大小，并测量出血及组织物的容量。

五、术后处置

（1）填写负压吸引术手术记录。

（2）受术者在观察室休息 0.5 ～ 1 小时，注意阴道出血及一般情况，无异常方可离去。

（3）给予促进子宫恢复药物及抗生素。

（4）告知受术者术后注意事项：

①术后休息 2 周。

②2 周内或阴道出血未净前禁止盆浴，保持外阴清洁。

③1 个月内禁止性交。

④指导避孕方法。

（5）如有阴道多量出血、发热、腹痛等异常情况，随时就诊。一般术后 1 个月应随诊 1 次，做随访记录。

六、注意事项

（1）供人工流产专用的电动吸引器，必须设有安全阀和负压储备装置，不得直接使用一般的电动吸引器，以防发生意外。

（2）如吸引负压较大，吸管将宫壁吸住，应解除负压（打开吸管的通气孔或将吸管与所连接的负压管分离）。也可应用装有减压装置的吸引器。

（3）吸引时先吸孕卵着床部位，可减少出血。

（4）带器妊娠者，应在术前应用超声波或 X 线检查节育器情况。人工流产时，如节育器取出困难，应进一步做定位诊断。

（5）子宫倾屈明显、子宫畸形、宫角妊娠等，可在超声波监视下手术。

（6）人工流产时，若未吸出绒毛胚囊，应将吸出物送病理检查。动态观察血 hCG 变化及超声检查。应警惕异位妊娠、残角子宫妊娠及滋养细胞疾病。

（7）对高危妊娠孕妇，应在病历上标注高危标识。术前向家属及受术者说明手术难度及可能发生的并发症。将该手术作为重点手术对待，由有经验的医生承担。疑难高危手术应在区（县）以上医疗服务机构进行。

第二节　钳刮术

一、适应证

（1）妊娠 10～14 周自愿要求终止妊娠且无禁忌证者。

（2）孕妇因某些疾病（包括遗传性疾病）不宜继续妊娠者。

（3）其他流产方法失败者。

二、禁忌证

同本章"第一节负压吸引术"。

三、术前准备

（1）须收入院手术。

（2）术前准备同本章"第一节负压吸引术"术前准备（1）～（8）。

（3）宫颈准备：

①机械扩张法：术前阴道擦洗上药 2～3 天。在术前 16～24 小时，用 16～18 号专用无菌带气囊导尿管 1 根，放入宫腔内，留下部分用无菌纱布卷住，置于阴道后穹隆处。

②无药物禁忌证者可采用药物法准备宫颈（任选一种）：A. 术前 2 小时口服或阴道后穹隆放置米索前列醇 200～400μg；B. 术前 1～2 小时阴道后穹隆放置卡前列甲酯栓 0.5～1mg。

四、手术步骤

（1）～（7）与本章"第一节负压吸引术"手术步骤相同。

（8）用8号吸管或卵圆钳进入宫腔，破羊膜，流尽羊水。

（9）取胎盘

①用卵圆钳沿子宫前壁或后壁逐渐滑入达宫底。

②到达宫底后，退出1cm，在前壁、后壁或侧壁寻找胎盘附着部位。

③夹住部分胎盘（幅度宜小），左右轻轻摇动，使胎盘逐渐剥离，以便能完整地或大块地钳出胎盘。

（10）取胎体时，保持胎儿纵位为宜，避免胎儿骨骼伤及宫壁。如妊娠月份较大，也可先取胎体后取胎盘。

（11）钳出胎头后才能使用宫缩剂。

（12）保留取出的胎块，手术结束时核对胎儿及附属物是否完整。

（13）用中号刮匙或6～7号吸管清理宫腔内残留组织，测量术后宫腔深度。

（14）观察宫腔有无活动出血和子宫收缩情况。

（15）用纱布拭净阴道，除去宫颈钳，取出阴道窥器。

（16）填写手术记录。

五、术后处置

同本章"第一节负压吸引术"。术后休息按国家规定。

六、注意事项

（1）凡进入宫腔的任何器械严禁触碰阴道壁，以防感染。

（2）胎儿骨骼通过子宫颈管时不宜用暴力，钳出时以胎体纵轴为宜，以免损伤宫体和颈管组织。

（3）术毕，检查宫缩和出血情况，出血较多时给予宫缩剂。

（4）警惕羊水栓塞。

第三节　米非司酮配伍前列腺素终止妊娠

药物流产（medicine abortion）是指使用药物而非手术的方法终止妊娠。目前终止妊娠常用的药物是米非司酮（mifepristone）和前列腺素（PG）。药物流产应在具备抢救条件，如急诊刮宫、吸氧、输液、输血的区、县级及以上医疗服务机构进行。实施药物流产的医疗服务机构以及相关医务人员，必须依法获得专项服务执业许可。

年龄＜18岁或＞40岁的孕妇要求药物终止妊娠，且无禁忌证，须住院实施。

一、米非司酮配伍前列腺素终止早期妊娠

（一）适应证

（1）确诊为正常宫内妊娠，停经天数（从末次月经第 1 天算起）不超过 49 天，超声检查胎囊平均直径≤25mm，本人自愿要求使用药物终止妊娠的 18～40 岁健康妇女。

（2）机械手术流产操作困难或高风险的高危病例，如生殖道畸形（残角子宫例外）、严重骨盆畸形、子宫极度倾屈、宫颈发育不良或坚韧、瘢痕子宫、哺乳期子宫、多次人工流产、宫腔粘连病史者等。

（3）对手术流产有顾虑或恐惧心理者。

（二）禁忌证

（1）米非司酮禁忌证：肾上腺疾患、糖尿病等内分泌疾病；肝肾功能异常，妊娠期皮肤瘙痒史，血液疾患和有血栓栓塞病史。

（2）前列腺素禁忌证：心脏病、哮喘、癫痫、青光眼和严重胃肠功能紊乱。

①高血压者 [收缩压＞130mmHg 和（或）舒张压＞90mmHg] 卡前列甲酯（PGF，卡孕栓）禁忌。

②低血压者 [收缩压＜90mmHg 和（或）舒张压＜60mmHg] 米索前列醇（PGE）禁忌。

（3）性传播疾病或外阴、阴道等生殖道炎症尚未治愈。

（4）过敏体质。

（5）带器妊娠需入院药物流产。

（6）异位妊娠确诊或可疑病例。

（7）中重度贫血（血红蛋白＜9g/dL），需住院。

（8）妊娠剧吐。

（9）长期服用下列药物：利福平、异烟肼、抗癫痫药、抗抑郁药、西咪替丁，前列腺素合成抑制剂药物，糖皮质激素药物，抗凝药物。

（10）吸烟超过 15 支 /d 或酗酒并且年龄≥35 岁。

（11）受术者居住地远离医疗服务机构或交通不便，不能及时就诊随访者。

（三）接纳程序

（1）询问病史、体格检查和妇科检查，注意子宫大小与停经月份是否相符。

（2）实验室检查：包括阴道分泌物检查（清洁度、滴虫、霉菌）；尿或血 hCG；血常规或血十四项，乙型肝炎病毒表面抗原、HIV、梅毒螺旋体抗体检测，亦可完善尿常规、血型、凝血功能、肝肾功能、丙型肝炎病毒等检测。

（3）心电图。超声检查证实宫内妊娠、胎囊大小，须排除胎囊着床部位异常和剖宫产瘢痕妊娠。

（4）在完善以上检查的基础上，向用药对象讲清用药方法，并且告知药物流产的效

果（完全流产率约90%）和可能出现的不良反应，对象自愿选择药物流产并签署知情同意书后方可用药。

（5）确定服药日期、服药方法、常规随访日期，告知受术者用药后注意事项，包括阴道出血多等随时就诊的必要性。

（四）用药方法

1. 米非司酮

分顿服法和分服法。每次服药前后禁食1～2小时。

（1）顿服法：用药第1天，顿服150～200mg米非司酮，服药后36～48小时（第3天上午）配伍应用前列腺素。

（2）分服法（可选用以下的一种方法）：

①用药第1天晨，空腹1～2小时服米非司酮50mg，8～12小时再服25mg；用药第2天早晚相隔12小时各服米非司酮25mg；用药第3天，上午7时左右空腹1～2小时服米非司酮25mg，1小时后在原就诊医疗服务机构配伍使用前列腺素。

②第1天和第2天均早50mg、晚25mg口服米非司酮，第3天上午加用前列腺素。

2. 前列腺素

首次服用米非司酮36～48小时后（第3天上午）在原预约药物流产的医疗服务机构配伍米索前列醇或者卡前列甲酯栓。使用前列腺素当天受术者须留院观察4～6小时。

（1）米索前列醇：空腹1小时后顿服或阴道内置入600μg（3片），观察4小时胚囊未排出，可追加服用米索前列醇400～600μg（2～3片）。

（2）卡前列甲酯栓：阴道后穹隆放置1mg，观察3小时未排胚囊，可阴道加用1mg。

（五）用药后观察

（1）米非司酮：服用后应注意观察米非司酮可能引起的副作用。有无腹痛以及阴道出血，症状开始时间，疼痛程度以及出血量。告知用药者出血量多于经量时需要注意有无组织物排出，同时及时返诊，必要时将组织物送病理。

（2）前列腺素：用药物后需留院观察，除观察体温、血压、脉搏等一般生命体征的变化，还需注意胃肠道及其他不良反应，如恶心、呕吐、腹泻、头晕、腹痛、手心瘙痒、药物过敏等，应警惕甄别过敏性休克及喉头水肿等严重不良反应。密切观察阴道出血及胎囊排出情况，胎囊排出后如伴有多量活动性出血，应急诊处置。胎囊排出后继续观察1～2小时，出血量有减少趋势方可离院。留院观察6小时内胚囊未排出且无活动性出血者可离院观察，并预约1周后复诊，嘱其阴道出血增多或有组织物排出时及时返诊。

（3）填写药物流产记录。

（六）随访

1. 用药1周后随访

重点了解胎囊未排出者离院后阴道出血和胚囊排出情况。胎囊仍未排出者应做超声检查，确诊为继续妊娠或胚胎停止发育者，实施负压吸引术。

2.用药 2 周随访

离院前已排出胎囊且出血少于经量者，关注出血的状况（出血量、持续时间）。阴道出血未净者，超声检查或同时测定血 hCG，综合临床情况处理，建议 1 周后随访。告知其观察期间，阴道出血多于经量，或体温升高者应及时就诊。

3.用药 6 周后随访

做流产效果评定和了解月经恢复情况，指导落实避孕措施。

（七）注意事项

（1）药物流产期间必须遵从常规，在医务人员的指导下按时用药和随访。用药期间内不可同时服用吲哚美辛、水杨酸、镇静剂及广谱抗生素。

（2）受术者出现阴道出血后，大小便应使用便器，以便观察有无组织物排出。如有组织物排出，应及时送原就诊机构核查。

（3）随访期间如出现多于月经量或大量活动性出血、持续腹痛或发热，应急诊处置。胎囊排出后 3 周仍有阴道出血，建议及时就诊。

（4）药物流产必须在医护人员监护下进行，严密观察出血情况及不良反应的发生。医护人员应随时注意鉴别异位妊娠、葡萄胎及绒毛膜上皮癌等疾病，防止漏诊或误诊。

（5）药流后休息 2 周。

（6）月经复潮前应禁止性交。

（7）流产后做好避孕宣教，尽早落实避孕措施。可于流产后当天即开始使用复方短效口服避孕药。

（八）流产效果评定标准

1.完全流产

用药后胎囊完整自行排出，或未见完整排出但经超声检查宫内无妊娠物且子宫恢复正常，出血自行停止，妊娠试验转为阴性，月经正常来潮。

2.不全流产

用药后胎囊自然排出，在随访过程中因出血过多或时间过长，而施行刮宫术，其病理检查提示绒毛组织。

3.失败

用药第 8 天随访，未见胚囊排出，经超声检查提示胚胎继续发育或停止发育，为药流失败。应采用负压吸引术或钳刮术等手术方式终止妊娠。

二、米非司酮配伍前列腺素终止 8～16 周妊娠

米非司酮配伍米索前列醇终止 8～16 周妊娠的方法应在具备住院及抢救条件（如急诊刮宫、给氧、输血以及腹部外科手术等）的区、县级及以上医疗单位进行。实施药物

流产单位及医务人员，必须依法依规获得专项执业许可。

（一）适应证

确诊为宫内妊娠 8～16 周，本人自愿要求使用药物终止妊娠的育龄妇女。

（二）禁忌证

（1）患有肾上腺疾患、糖尿病等内分泌疾病；肝肾功能异常。

（2）患有血液疾患和有血栓栓塞病史。

（3）贫血（血红蛋白＜ 9g/dL），必须住院流产。

（4）患有心脏病、哮喘、癫痫、严重胃肠功能紊乱者；血压变化：

①卡前列甲酯栓禁忌：高血压者 [收缩压＞ 130mmHg 和（或）舒张压＞ 90mmHg]。

②米索前列醇禁忌：低血压者 [收缩压＜ 90mmHg 和（或）舒张压＜ 60mmHg]。

（5）性传播疾病或外阴、阴道等生殖道炎症尚未治愈。

（6）胎盘附着位置异常者。

（7）异位妊娠包括特殊部位妊娠：子宫瘢痕处妊娠、宫颈妊娠、宫角妊娠等。

（8）过敏体质，有严重的药物过敏史者。

（9）吸烟超过 15 支 /d 或酒精成瘾者并且年龄≥ 35 岁。

（10）长期使用下列药物：利福平、异烟肼、抗癫痫药、抗抑郁药、西咪替丁，前列腺素合成抑制剂药物，糖皮质激素药物，抗凝药物。

（三）操作方法及程序

（1）接纳程序：

①医生应向用药对象讲明用药方法、流产效果（完全流产率约为 90％）和可能出现的副作用，待对象自愿选用药物流产并签署知情同意书后方可用药。

②询问病史，进行体格检查和妇科检查。

③实验室检查：在门诊实施药物流产者，检查血常规及阴道分泌物常规。住院者须进行尿常规、凝血功能、肝肾功能、血型等检查。

④心电图。超声检查确认孕周为 8～16 周；并且了解胎盘种植位置，排除子宫颈妊娠、子宫瘢痕部位妊娠、宫角妊娠等异常情况。

经检查合格，妊娠≥ 10 者必须收入院。孕 8～9 周者住院药物流产为宜，也可以酌情在门诊观察行药物流产。

（2）用药方法米非司酮配伍米索前列醇：

①米非司酮：可以有以下两种服药方法：A. 顿服法：米非司酮 200mg 一次性口服。B. 分次服法：米非司酮 100mg 每天 1 次口服，连续 2 天，总量 200mg。

②米索前列醇：首次服米非司酮间隔 36～48 小时（第 3 天上午）使用米索前列醇。如门诊服药者第 3 天上午需来院口服给予米索前列醇 400μg，如无妊娠产物排出，可间隔 3 小时重复给予米索前列醇 400mg，最多用药各 4 次。

（3）用药后观察：

①服用米非司酮后：注意阴道开始出血时间、出血量、妊娠产物的排出。

②使用米索前列醇后：观察体温、血压、脉搏变化及恶心、呕吐、腹泻、头晕、腹痛、手心瘙痒、药物过敏等副作用，警惕过敏性休克及喉头水肿等严重不良反应，副作用较重者应及时对症处理。密切注意出血和胎儿、胎盘排出情况。妊娠产物排出前后如有活动性出血，应急诊处理。

③在第 4 次米索前列醇用药后 24 小时内未排出妊娠物者，判断失败，可改用其他方法终止妊娠。

④服药期间如遇发生下列情况之一者，必须及时给予及时处理，必要时可考虑钳刮或负压吸宫术。A. 用药后胚胎或胎儿、胎盘未排出，阴道流血量＞100mL。B. 胎儿排出后阴道流血量＞100mL 或有活动性出血。C. 胎儿排出后 1 小时胎盘未排出。D. 胎盘排出后阴道流血量＞100mL。E. 胎盘有明显缺损。

（4）填写药物流产记录表。

（5）流产后应该密切观察至少 2 小时，注意阴道出血量和子宫收缩情况。

（6）流产后做好避孕节育宣教，尽早落实避孕措施。可于流产后当天开始使用复方短效口服避孕药。

（四）随访

（1）孕 8～9 周门诊用药者，按孕≤49 天药物终止妊娠的随访要求进行随访。胚囊未排出者用药 1 周后随访，了解离院后阴道出血和胚囊排出情况。胚囊仍未排出者应做超声检查。确诊为继续妊娠或胚胎停止发育者，以负压吸引终止妊娠。若已见胚囊排出且出血不多者，预约用药 2 周后来诊。

（2）用药后 2 周随访：了解离开医院后和胚囊排出后出血情况，出血未止，应做超声检查，宫腔内见内容物者，医生可根据临床情况酌情处理。观察期间有活动性出血或持续性出血行清宫术，刮宫组织物送病理检查。

（3）用药后 6 周随访（月经恢复后），评定最终流产效果和了解月经恢复情况，指导落实高效避孕措施。

（五）注意事项

（1）有关米索前列醇用药途径，国内外许多报道已经证明口服米非司酮配伍米索前列醇终止中期妊娠除了口服米索前列醇以外，阴道给药是有效的。中国一项米非司酮配伍米索前列醇终止 8～16 周妊娠多中心、随机对照的Ⅲ期临床试验结果显示，经口服与阴道给药，其完全流产率无明显统计学差异性，阴道给药胃肠道副作用小于口服组。因此，在临床使用过程中，可根据不同受术者，有针对性地选择米索前列醇的用药途径。

（2）用药者必须听从医务人员的医嘱按时用药，不可同时服用其他药物。开始阴道出血后，应使用专用便器，以便观察有无组织物排出。如有组织物排出，应及时送原就诊单位检查。随访期间如发生大量活动性出血、持续腹痛或发热，或胚囊排出后3周仍有阴道出血，应来医院就诊。

（3）必须按期随访。

（4）流产后按相关规定休息2～4周。

（5）如发生大量阴道流血、持续腹痛或发热，均需及时急诊。

（6）妊娠产物排除后，月经恢复前需禁止性生活。

（六）流产效果评定

1. 完全流产

最后一次用米索前列醇后24小时内排出妊娠产物，随访阴道出血自行停止，超声检查宫内无妊娠产物残留；或妊娠产物排出后，因出血量多或出血时间长（大于3周）而行清宫，病理检查未发现胎盘、绒毛残留者。

2. 不全流产

最后一次用米索前列醇24小时内部分妊娠产物排出，妊娠产物排出后因出血量多或出血时间长（＞3周）而行清宫，病理检查发现胎盘、绒毛残留者。

3. 失败

最后一次用米索前列醇24小时后未见妊娠产物排出者，或用药后24小时内无妊娠物排出且阴道出血量多需行急诊手术者。

三、药物流产不良反应及并发症

米非司酮配伍前列腺素药物流产的不良反应主要分为两大类。

（1）药物对机体所产生的副作用：如服用米非司酮后，少数妇女会有恶心、呕吐、头晕和乏力等类早孕反应，一般均较轻微，绝大多数服药者能耐受，个别症状严重者可对症处理后继续用药。使用前列腺素后，引起子宫和胃肠道平滑肌收缩而导致下腹痛、腹泻和呕吐，其中反应剧烈者常需要予以处置，以减轻程度或缓解症状。前列腺素中米索前列醇的下消化道症状明显轻于卡前列甲酯栓，但少数病例会有短暂的发冷，寒战，手足发红、发痒或麻木的感觉，与其有扩张末梢血管有关，一般能自行恢复正常。但需警惕的是，国内曾有米非司酮或米索前列醇致过敏性休克和罕见不良反应（如严重药物性心律不齐、肢体抽搐、眼外肌麻痹等）的个案报道，其中报道较严重的过敏反应已有几十余例。

（2）药物流产过程中产生的并发症：如药物流产失败；不全流产或流产过程中引起的出血、感染、子宫裂伤等；由于误诊而导致异位妊娠在使用药物流产的过程中发生流产或破裂，引发腹腔内出血等。

（一）药物过敏反应

1. 概述

药物流产引起过敏反应是机体对流产药物米非司酮或前列腺素产生的特殊反应，药物及其代谢产物作为抗原与特异抗体结合后激活肥大细胞释放组胺、缓激肽、白三烯等物质造成组织损伤或生理功能紊乱。

2. 临床表现

孕妇在使用米非司酮或前列腺素后，短时间内出现皮疹及全身水肿等过敏反应。少数严重者可出现畏寒，胸闷，心悸，呼吸困难，继之面色苍白，口唇发绀，大汗淋漓，周身湿冷、血压下降，脉搏增快、微弱或触不清等过敏性休克的临床症状。过敏反应也有发生在第 2 次使用流产药物时。

3. 治疗原则

应强调用药前全面了解病史和详细查体，甄别禁忌证。对过敏体质或有相关药物过敏史者，应禁用流产药物。用药后 30 分钟内应仔细观察，如发现皮疹或水肿等过敏症状，可给抗组胺药，如异丙嗪 25mg 肌内注射或静脉注射，也可使用地塞米松 5mg 静脉推注。一旦发生休克，应积极进行抗休克和抗过敏治疗。

（1）体位：取头低臀高抗休克体位或平仰卧位。

（2）持续吸氧。

（3）0.1％肾上腺素 0.5 ～ 1mL 肌内注射或皮下注射。肌内注射吸收较皮下注射吸收快，必要时 15 ～ 20 分钟后可重复使用。

（4）开放静脉：快速输入等渗晶体液 1000 ～ 2000mL，如 0.9％氯化钠溶液等。

（5）抗过敏：可给予异丙嗪 25mg 肌内注射，或加入 10％葡萄糖酸钙溶液 10mL 静脉注射。应早期静脉注入大剂量的糖皮质激素，氢化可的松 200 ～ 400mg 或地塞米松 10 ～ 20mg 加入 20％的葡萄糖 80mL 静脉推注。

（6）升压药：血压仍不回升者，可选用升压药，由于过敏性休克时血管严重扩张，宜首选缩血管作用药物为好，多巴胺或间羟胺 20 ～ 40mg 加入 5％葡萄糖液 200 ～ 500mL 内静脉滴注，联合或交替使用。

（7）改善微循环纠正休克：给予以上处理休克仍未纠正，在补充血容量的基础上应用扩血管药物酚妥拉明，以改善微循环，纠正休克。

（8）终止妊娠：依据病情轻重和治疗效果，择期改负压吸引术或钳刮术终止妊娠。

（二）药物流产并发症

药物流产在国内外广泛用于临床终止早中期妊娠，为减少它的并发症进行了不懈的研究和临床观察，但至今尚不能完全避免并发症的发生。为避免或减少并发症，用药前医务人员应详细询问病史及过敏史，严格掌握药物流产的适应证和禁忌证，必须向服药者详细告知可能出现的不良反应和严重不良反应，强调按时随诊的意义和重要性。药物流产必须在具有抢救条件的医疗服务机构监护下使用，强调规范操作。通过宣传教育，禁止私自购买流产药物在家使用，以防止并发症发生。

1. 药物流产失败

（1）概述：米非司酮配伍前列腺素药物终止妊娠，具有相对痛苦小、经济、方便的优点，完全流产率达90%以上，但至今仍有2%～5%的继续妊娠或胚胎停止发育的失败病例。药物流产失败可能有以下几个因素：

①米非司酮剂量不足：蜕膜靶细胞水平，米非司酮不能达到有效地抵消孕酮的作用水平药前血清hCG水平越高，卵巢分泌维持妊娠的雌激素和孕激素水平也较高，使同样剂量的米非司酮不足以对抗高浓度孕酮的作用，失败率可能会随之增加。临床研究表明，总量150mg以下的米非司酮终止≤49天的早孕完全流产率明显下降。如果血hCG≥2万U/L，或超声提示胎囊平均直径＞25mm者，疗效明显下降，出血相对增多，失败率增加。

②孕酮受体的遗传变异：如孕酮受体第722位甘氨酸发生突变，就失去与米非司酮结合的能力，也就失去米非司酮的效用。

③血清α_1-酸性糖蛋白变化：血清α_1-酸性糖蛋白水平增加，使游离的米非司酮量减少。

④个体差异：药物代谢的个体差异，如身体肥胖的孕妇失败率较高。

⑤缺乏有效宫缩：前列腺素量相对不足或效力不高或子宫对前列腺素不敏感，不能引起有效宫缩。

⑥其他：年龄越大，孕次越多，失败机会也相对增加。

由于妇女排卵时间有提前或延迟，受孕日期也有前后的差别，单以停经天数计算受孕时间会有偏差，难以预测效果。用于停经≤49天妊娠的药物流产，服药前血hCG水平和超声胎囊直径能客观地反映滋养细胞功能与妊娠期限。综合停经时间、血hCG水平和超声提示，是预测停经≤49天妊娠较为理想的方法。随着妊娠月份的增加，主要依据超声检查提示的胚囊大小、胎芽的长度、胎儿双顶径等指标明确孕周。

（2）临床表现

①孕周≤9周的妊娠（门诊药物流产）：约有70%的服药者是在使用前列腺素药物当天胎囊排出，也有极少数患者在服用米非司酮后，即可发生胎囊排出。在使用前列腺素当天仍未见胎囊排出者，应告知受术者在离开医院后注意有无组织物排出，如有组织物排出，应返诊交给医生确认；否则应在服药后1周时，进行超声确诊宫内有否胎囊或残留。失败病例当出血不多时，不要误认为即为完全流产。

②孕周10～16周妊娠（住院药物流产）：约有70%以上的服药者在使用前列腺素后6小时内排出妊娠产物，最后一次使用前列腺素24小时后仍未见妊娠产物排出者，为药物流产失败。

（3）治疗原则

①孕周≤9周的妊娠（门诊药物流产）：一旦明确诊断为药物流产失败，超声提示继续妊娠或胚胎停育者，应及时实施负压吸引术终止妊娠。1周内未见胚囊排出，如超声诊断为宫内残留，可在应用抗生素预防感染后择期实施清宫术；出血不多，亦可按不全药物流产进行处理。

②孕周10～16周妊娠（住院药物流产）：如最后一次使用前列腺素后观察24小时候仍未见妊娠产物排出，可改用其他方法终止妊娠。孕周较小者可以行钳刮术；较大者可改用水囊或利凡诺羊膜腔注射引产。用药后胚胎、胎儿或胎盘未排出，阴道流血量＞100mL应立即手术。

2. 不全药物流产

（1）概述：临床资料表明，不全药物流产的发生率约占5%。药物流产后平均出血时间为2周左右（包括点滴出血），以妊娠产物排出后3天出血较多，少数病例淋漓出血超过1个月，甚至持续至月经复潮。其中有1%～3%病例因流产过程中大出血而需急诊刮宫或输液、输血等急救措施，约有0.7%的病例需要刮宫止血，0.1%的病例需要输血。不全药物流产的主要原因为绒毛或滋养细胞残留，表现为长时间阴道出血，出血量时多时少。Shoupe（1986）认为，米非司酮尚有微弱的孕激素活性，大剂量应用时，由于药物较长时间作用于蜕膜，使蜕膜不能在短时间内剥离干净，也可导致流产后出血时间延长。妊娠周数越大不全流产的机会越大，国内多中心临床研究比较妊娠8～9周和10～16周因为不全流产而进行急诊清宫的比例，分别为5.7%和21.3%，两者有明显的统计学差异。

（2）临床表现

①孕周≤9周的妊娠（门诊药物流产）：对于术后≥2周仍出血未净的病例，应进行超声检查，如宫腔内有妊娠残留物者，结合血hCG测定做出诊断。如果流产后3周，仍阴道出血未净，并伴有尿hCG阳性者应考虑不全流产，结合超声提示可做出诊断。

②孕周10～16周的妊娠（住院药物流产）：最后一次使用前列腺素24小时内部分妊娠产物排出，观察期间出血量多或者出血时间长（≥3周）而行清宫，组织送病理检查发现胎盘、绒毛残留者。

（3）治疗原则

①孕周≤9周的妊娠（门诊药物流产）：药物流产后即使已有胎囊排出，如出血时间≥2周，尤其当出血量似月经量或多于月经量者，应及时进行清宫术。如果术后2周随访时阴道出血未净，可给抗生素预防感染，并根据临床情况可给予药物治疗。胚囊排出后3周，仍有阴道流血，应及时进行超声检查，结合血hCG测定，诊断不全流产者，应预防感染并择期行清宫术。刮出组织物需送病理检查。术后继续抗生素预防感染，同时给予促进宫缩治疗。

②孕周10～16周的妊娠（住院药物流产）：服药期间如遇下列情况应考虑存在不

全流产，必须及时给予清宫术：A.胎儿排出后阴道流血量＞100mL或有活动性出血。B.胎儿排出后1小时胎盘未排出。C.胎盘排出后阴道流血量＞100mL。D.胎盘有明显缺损。

药物流产后任何时间发生大出血甚至休克者，在进行急救、输液或输血，纠正休克后及时实施清宫术，术后给予抗生素预防感染和促宫缩药物治疗。刮出组织必须送病理检查。

3.感染

（1）概述：药物流产后2周内，由于持续出血或术前患有各种生殖道炎症，未经治疗，导致致病细菌的感染而发生生殖器官炎症，多见为子宫内膜炎或附件炎。据报道不全药物流产后3周刮宫内容物的病理切片中近60％见有炎症表现。药物流产后感染病因：

①药物流产前未做盆腔和阴道清洁度检查，或原有生殖器炎症而未经处理即使用流产药物。

②药物流产后出血时间过长，导致致病细菌的感染。

③因宫腔残留组织而刮宫者，未严格执行无菌操作，器械、敷料消毒不严。

④药物流产后未注意局部清洁或过早有性生活。

（2）临床表现：流产后出现持续下腹痛，疼痛程度随病情而异；发热；白带增多呈水样、黄白色、脓性或混有血；或伴有不规则出血。妇科检查：子宫体和（或）附件有压痛；白细胞总数和（或）中性粒细胞比例增高。有以上两项即可诊断。

（3）治疗原则：一旦出现感染倾向者须做细菌培养加药物敏感性试验，亦可根据细菌培养及药物敏感试验的结果进行治疗，病情严重者需选用抗生素静脉滴注。

4.异位妊娠

（1）概述：当停经≤40天时，影像学检查可以在子宫内探查到由蜕膜管型与血液形成的假"胚囊"，误诊为宫内妊娠而使用药物流产；或在未确诊为宫内妊娠的情况下即随意采用药物流产，临床上已有不少报道。

（2）临床表现：对使用前列腺素后未见绒毛排出，或流产过程中伴有剧烈腹痛或发生内出血休克者，应高度警惕异位妊娠，积极抢救，明确诊断，以免延误病情，危及生命。

（3）防治原则：常规行超声波检查，在明确为宫内妊娠后，方可采用药物流产。对用药后未见胚胎排出者及时进行超声波检查，以便明确诊断。对于药物流产术中突发持续腹痛，特别是伴有肛门坠胀或一般状况不佳者应注意除外异位妊娠的可能。一旦确诊为异位妊娠，进行手术或药物治疗。

第四节　依沙吖啶羊膜腔内注射中期妊娠引产

依沙吖啶（ethacridine，又名利凡诺、雷弗奴尔）是一种强力杀菌剂，能引起离体和在体子宫肌肉的收缩。将 0.5%～1% 依沙吖啶 10mL（含依沙吖啶 50～100mg）注入羊膜腔内，可引起胎儿死亡，胎盘组织变性、坏死，诱发子宫收缩和宫颈软化、成熟、扩张，促使胎儿和附属物排出，临床效果可达 90%～99%。

一、适应证

（1）凡妊娠 14～27 周要求终止妊娠且无禁忌证者。

（2）患某种疾病（包括遗传性疾病）不宜继续妊娠者。

（3）产前诊断胎儿畸形者。

二、禁忌证

（一）绝对禁忌证

（1）全身健康状态不良不能耐受手术者。

（2）肾、肝疾病伴有肝、肾功能不全。

（3）各种疾病的急性阶段。

（4）有急性生殖道炎症或穿刺部位皮肤有感染者。

（5）凝血功能障碍或有出血倾向者。

（6）对依沙吖啶过敏者。

（二）相对禁忌证

（1）中央型胎盘前置状态根据妊娠月份的大小、临床表征、超声波影像学检查等综合评估，在具有介入治疗（子宫动脉栓塞）设备和人员以及抢救条件的医疗机构可作为相对禁忌证。

（2）子宫体有手术瘢痕，宫颈有陈旧性裂伤，子宫颈电灼术、Leep 术或锥切术后，子宫发育不良者。

（3）术前 24 小时内 2 次（间隔 4 小时）测量体温，均为 37.5℃ 以上者。

三、术前准备

（1）必须住院引产。

（2）询问病史、体格检查和妇科检查，注意子宫大小与停经月份是否相符。注意鉴别盆腔肿瘤、产道瘢痕及畸形等。

（3）辅助检查血、尿常规及血型，肝肾功能，凝血功能，乙型肝炎病毒表面抗原，丙型肝炎病毒抗体，梅毒（RPR）、获得性免疫缺陷病毒（HIV）抗体，阴道分泌物等。

（4）心电图、胸部 X 线检查。

（5）超声波检查包括：胎儿大小、胎位、胎盘定位、羊水量和穿刺点定位提示。如有剖宫产史，应了解胎盘与瘢痕的关系及瘢痕的愈合情况。

（6）充分咨询，知情选择，告知孕妇和相关人员所涉及的引产方式、用药方法、引产效果和可能存在的风险，并签署知情同意书。

四、手术步骤

（1）手术操作应在手术室或分娩室进行。

（2）术者穿手术用衣裤，戴帽子、口罩，常规刷手，戴无菌手套。

（3）术前排空膀胱。

（4）取平卧位，腹部皮肤消毒，铺无菌孔巾。

（5）选择穿刺点：将子宫固定在下腹部正中，在子宫底 2～3 横指下方中线上（或中线两侧），选择囊性感最明显的部位，或通过超声波导视下选择羊水最大的平面为穿刺点，尽量避开胎盘附着处。

（6）羊膜腔穿刺：用 7 号或 9 号带芯的穿刺针，从选择好的穿刺点与子宫壁垂直刺入，一般通过三个阻力（即皮肤、肌鞘、子宫壁）有落空感后即进入羊膜腔内。当穿刺针进入羊膜腔后，拔出针芯即有羊水溢出。如见血液溢出，暂勿注药，调整穿刺部位、方向，重复穿刺，不得超过 2 次。

（7）注药：将装有 0.5%～1.0% 的依沙吖啶 10mL（含依沙吖啶 50～100mg，依沙吖啶用量最多不得超过 100mg）的注射器，与穿刺针相接，注药前稍加回抽，进一步确认针头在羊膜腔内，然后注入药液。

（8）拔出穿刺针：注完药液后，回抽少量羊水再注入，以洗净注射器中的残余药液，然后插入针芯后迅速拔针。针眼处盖无菌纱布 1 块，并压迫片刻，胶布固定。

（9）填写中期妊娠引产记录表。

五、术后处置

医务人员应观察不良反应、宫缩（频率和强度）、阴道出血情况并做详细记录。用药开始至流产结束，应按要求每天 4 次测量体温。

（1）羊膜腔内注射引产时间多数在 48 小时内，引产后 72 小时无规律宫缩定为引产失败。如一次用药引产失败，需做第 2 次羊膜腔注射引产时，应至少在 72 小时后方可再次用药，用药剂量仍为 50～100mg。如两次引产均失败者，应采取其他方法终止妊娠。

（2）规律宫缩后，应严密监护孕妇及产程进展情况。胎儿娩出前应送入产房待产。

（3）外阴部消毒，臀部铺无菌巾。

（4）胎儿娩出后，如出血不多，按照足月分娩处置，肌内注射缩宫素（催产素）10U。如 30 分钟胎盘尚未娩出，应立即进行清宫术。

（5）胎盘娩出后，应仔细检查是否完整；可疑有残留，或肉眼检查完整，但阴道有活动性出血时，应立即行清宫术。宫缩乏力出血可肌内注射缩宫素或静脉滴注缩宫素治疗。

（6）流产后应常规检查子宫颈、阴道有无裂伤，如发现软产道裂伤，应及时缝合。

（7）填写中期妊娠引产后观察记录、分娩记录。

（8）流产后预防感染、促进子宫收缩和回乳处置。

（9）告知受术者术后注意事项：

①流产后休息 1 个月，禁止性交和盆浴。1 个月后应常规随访。

②出现阴道多量流血或淋漓出血超过 2 周，或发热、寒战、腹痛等，应及时就诊。

③保持外阴清洁卫生。

④做好避孕咨询指导，落实高效避孕措施。

第五节　中期妊娠引产并发症

中期妊娠有以下生理特点：

（1）胎盘已经形成，具有合成物质的能力，主要合成激素与酶。合成大量孕酮抑制子宫收缩活动；合成催产素酶使催产素灭活致子宫对外源性催产素不敏感。

（2）子宫渐增大，肌壁增厚、充血、水肿、柔软，容易损伤。

（3）子宫下段尚在形成过程中，较短。

（4）子宫颈组织中细胞外基质含量丰富，较致密，不易在催产素的作用下软化、成熟、退缩。

（5）羊膜腔内羊水含量日渐增多。

（6）胎盘面积相对较大、薄，胎盘小叶形成不够完善，流产时胎盘不容易完整剥离，导致不全流产。

（7）胎盘结构类似一个大的动静脉瘘，一旦感染，细菌可不经毛细血管过滤，直接进入体循环，全身扩散，易形成严重的败血症和脓毒症休克。

（8）胎儿逐渐长大，骨骼形成，骨质变硬，胎体特别是胎头增大变硬，通过未成熟而扩张不全或未扩张的宫颈困难。遇过强宫缩时，胎儿可能自子宫组织薄弱部分的宫颈及阴道后穹隆排出，发生子宫损伤。

中期妊娠引产是指在 13 ～ 27 周，采用人工方法终止妊娠。由于以上妊娠中期的生理特点，终止妊娠的难度和危险性增加。无论采用哪种引产方法均有可能产生一些较为严重的并发症。一旦并发症发生，如能早期诊断、早期处理，预后较好。贻误诊治将发生不良后果。

一、手术并发症

（一）子宫损伤

子宫损伤是中期妊娠引产严重并发症。子宫损伤可引起出血、感染、羊水栓塞、DIC等，抢救不及时可危及生命。孕中期子宫肌壁水肿、充血、柔软，易于损伤。中期妊娠胎儿骨骼发育，特别是胎头脊柱、四肢增大变硬，通过未扩张或扩张不全的宫颈困难，引产过程中由于子宫收缩过强，子宫发育不良或瘢痕子宫。可发生子宫破裂或宫颈阴道段及穹隆裂伤，胎儿可自破口进入腹腔或经后穹隆排出。钳刮术中胎儿骨组织通过未充分扩张的宫颈管，也可导致宫颈损伤。

1. 子宫破裂

（1）临床表现

①孕妇烦躁不安、腹痛剧烈、呼吸急促、脉搏增快。

②引产中子宫收缩过强、过频和时间过长，呈痉挛性腹痛，宫体有压痛，常为子宫先兆破裂征象。剧烈腹痛之后，阵发性宫缩消失，继而血压下降伴有四肢湿冷，出现全腹压痛、反跳痛等内出血腹膜刺激体征，常伴失血性休克。

③腹部或妇科检查子宫缩小，而子宫外可清楚扪及胎体，或触及不明来源的包块。无尿或导尿时有血尿。

④休克程度与阴道出血量不相符。有时并发羊水栓塞和弥散性血管内凝血。

（2）治疗原则

①可疑先兆子宫破裂，应立即抑制宫缩，超声检查有助于确诊。

②确诊子宫破裂，立即开放静脉、配血备血，开腹探查，根据子宫损伤程度决定行子宫破口修补或子宫切除术。宫颈穹隆损伤及时经阴道或开腹修补。

③补充血容量，必要时输血治疗。

④给予抗生素预防感染。

⑤并发羊水栓塞或 DIC 应积极抢救（见羊水栓塞、DIC 章节）。

2. 宫颈、阴道穹隆裂伤

引产过程中宫颈扩张困难、缓慢，而子宫收缩强烈，迫使胎儿自相对薄弱的宫颈或阴道穹隆裂伤。钳夹术由于宫颈口扩张不充分而裂伤。

（1）临床表现

①宫缩过强、宫颈扩张缓慢，两者不同步；胎儿由阴道娩出，继之宫缩消失，腹痛减轻。

②胎儿娩出后阴道出血量多或持续阴道出血，检查可见宫颈口闭合，宫颈穹隆部破裂。

③钳夹术扩宫困难，或钳夹大块胎体通过宫颈口遇到有阻力后，突然感宫颈口松弛，阻力消失，可见活动性出血。

④检查宫颈时发现宫颈裂伤、阴道穹隆有裂口。

（2）治疗原则

①发现宫颈及阴道穹隆部裂伤，应立即缝合。

②疑有盆腔血肿，应开腹探查。

③给予抗生素预防感染。

（二）胎盘滞留、胎盘残留、胎膜残留

1. 概述

胎盘滞留与胎盘残留是中期妊娠引产常见的并发症，可引起阴道大量出血、感染。中期妊娠胎盘面积相对较大、薄，胎盘小叶形成不够完善，流产时不易完整剥离，易造成胎盘滞留与残留。曾有宫腔感染或手术瘢痕，使子宫内膜受损易发生胎盘粘连或植入，导致胎盘残留。

2. 临床表现

（1）胎盘滞留：胎儿娩出后 30 分钟胎盘仍未排出，无论是否伴有活动性阴道出血。

（2）胎盘残留：检查胎盘有小叶部分缺如。

（3）胎膜残留：检查胎膜 1/3 以上残留。

（4）引产流产后持续性阴道出血，或晚期阴道大量出血。

（5）超声波提示宫腔内有不均质强回声。

3. 治疗原则

（1）胎儿娩出后 30 分钟后胎盘未排出，或胎盘排出后检查胎盘或胎膜不完整，或胎儿娩出后胎盘未排出，但伴有较多出血时，应立即行清宫术。出血＞100mL 时，开放静脉，必要时配血。

（2）给予抗生素预防感染。

（3）应用子宫收缩剂。

（三）严重感染

1. 概述

严重感染是中期妊娠引产严重并发症之一，也是孕妇死亡的主要原因之一。中期妊娠胎盘结构类似一个大的动、静脉瘘，一旦感染，细菌可不经过毛细血管过滤而直接进入体循环，向全身播散，形成严重的败血症和脓毒症休克。各种引产方法均可导致或继发感染。中期引产继发感染以子宫内膜炎最为多见。急性盆腔结缔组织炎、急性盆腔腹腔炎及弥漫性腹膜炎、血栓性静脉炎等也可发生，严重者可发生败血症及脓毒血症。

2. 临床表现

（1）胎儿排出前后突然寒战、高热、面色苍白、四肢厥冷、表情淡漠，甚至抽搐、昏迷。有时伴有不可控制的腹泻。

（2）血压下降、脉搏细数。

（3）下腹或宫体有压痛，甚至下腹有反跳痛与肌紧张。

（4）阴道分泌物混浊异常，有臭味。

（5）白细胞总数增高、中性粒细胞增多。

（6）血液、宫颈分泌物、宫腔细菌培养有致病菌。

（7）继发 DIC，可有脏器出血和心、肺、肝、肾衰竭。

3. 治疗原则

（1）一旦怀疑感染，应进行相应检查以及宫腔内分泌物培养及药物敏感试验，必要时进行血液培养＋药物敏感试验。

（2）积极控制感染，联合应用大剂量的广谱抗生素，剂量要足，疗程要够，宜静脉给药。根据细菌培养及药物敏感试验结果调整用药。

（3）静脉点滴糖皮质激素，提高机体应激能力以预防和控制休克。

（4）补充有效血容量，纠正贫血。

（5）纠正代谢性酸中毒。

（6）血管活性物质的选择应用。

（7）在抗生素应用的基础上尽快清除宫腔内残留组织及感染病灶。

（8）预防心肺功能不全和肝、肾衰竭。

（9）间断吸氧。

（四）羊水栓塞

1. 概述

羊水栓塞是中期妊娠引产严重并发症之一，发病急。羊水栓塞的发病原因尚不清楚，但常与以下三种因素有关：胎膜早破、过强宫缩、宫壁或宫颈有血管破裂。中期妊娠引产并发羊水栓塞的发病率高于晚期妊娠，但由于中期妊娠引产并发羊水栓塞时进入血液循环的羊水量少且有形成分也少，所以病情常不如足月妊娠凶险，有时仅表现为一过性临床表现，诊治及时转归良好，可挽救生命。须要警惕的是，由于中期妊娠引产并发羊水栓塞的临床表现常不典型，易于误诊，处置不及时也可危及生命。

2. 临床表现

（1）在引产及胎儿娩出过程中孕妇突然出现寒战、胸闷气憋、呼吸困难、面色青紫、呛咳、咳粉色泡沫痰等肺动脉高压症。

（2）不明原因的血压下降、休克。

（3）继发 DIC。

（4）继发心、肺、肝、肾等多脏器功能衰竭。

3. 治疗原则

（1）纠正缺氧：正压面罩给氧。必要时气管插管或行气管切开，保证供氧，减轻肺水肿，改善脑缺氧。

（2）抗过敏治疗：静脉推注地塞米松 10 ～ 20mg，以后根据病情决定是否静点维持；也可用氢化可的松 200mg，静脉推注后静点维持。

（3）解除肺动脉高压：给予解痉药物罂粟碱 30mg 加于 25% 葡萄糖 20mL 静脉推注，极量为每天 300mg；阿托品可在心率慢时应用，1mg 静注；可每 10 ～ 20 分钟 1 次，直到患者面色潮红、微循环改善。氨茶碱 250mg 加于葡萄糖液 10mL 中缓慢静注，对抗组胺引起的支气管痉挛。

（4）抗休克：补充血容量：可用低分子右旋糖酐 500mL 静点（每天不超过 1000mL），并补充新鲜血液和血浆。补足血容量后血压仍不回升可用升压药物：多巴胺 10～20mg 加于 10％葡萄糖液 250mL 中静点，根据休克时血压情况调整滴数。

（5）纠正酸中毒：及时应用能较快纠正休克和代谢失调。常用 5％碳酸氢钠 250mL 静脉滴注。

（6）保护心肌防治心力衰竭：毛花苷 C 0.2～0.4mg 加 10％葡萄糖 20mL 静脉注射，毒毛旋花子苷 K 0.25mg 静脉注射。

（7）预防肾衰竭：呋塞米 20mg 静脉推注，也有利于消除肺水肿。

（8）伴发弥散性血管内凝血：羊水栓塞早期，DIC 高凝阶段应用肝素治疗；按每次每千克体重 1mg 计算，首次剂量 50mg 左右，加生理盐水 100mL，60 分钟内滴完，4～6 小时可重复用药一次，50mg 加入 250mL 葡萄糖中缓慢滴注。在 DIC 纤溶亢进期可给予补充凝血因子、输新鲜血或血浆、纤维蛋白原。抗纤溶药物如 6- 氨基己酸 4～6g、氨甲苯酸 0.1～0.3g、氨甲环酸 0.5～1.0g 加入液体中静点。防止大量出血。

（9）给予抗生素：应选用对肾脏毒性较小的广谱抗生素。

（10）妊娠处理：在呼吸、循环和凝血功能基本纠正后，及时清除宫腔内容物。

二、手术并发症常见症状鉴别诊断

（一）中期妊娠引产出血

出血为中期妊娠引产常见症状之一，各种引产方法流产时出血量≥300mL，诊断为引产出血，临床医生应了解出血发生时间、持续时间、出血量、出血颜色、血液中有无凝血块、引产手术方式、引流产经过、胎儿娩出及胎盘娩出情况、胎盘胎膜是否完整等。注意伴随症状及出血性休克症状、体征。测血压、脉搏，进行腹部检查、妇科检查（包括软产道检查）；血常规、血凝功能等相关检查；超声检查。

1.胎盘低置、胎盘前置

出血发生在置水囊或宫腔插管术中，出血量不等。取出水囊和导尿管出血减少；出血也可发生在流产产程中、胎盘娩出前后。胎盘低置在流产后应用缩宫剂则有效。胎盘前置（特别是中央性胎盘前置）可在引产、流产中、流产后发生持续多量出血甚至出现失血性休克。超声检查可提示胎盘种植的部位、与肌壁的关系以及局部血流状态。

2.宫颈裂伤

出血发生在钳刮术中强行扩张宫颈后、钳夹出大块胎体后或流产后。出血量与裂伤程度及范围有关。出血为持续性中等量出血，色鲜红。应用宫缩剂无效。阴道检查见宫颈有裂伤可明确诊断。当可见裂伤缝合后生命体征仍旧不稳定，需警惕裂伤上缘延伸至腹腔部位（阴道缝合未及），应及时确诊处置。

3. 子宫破裂

流产产程中子宫收缩过强而产程进展不顺利或停滞。继而宫缩消失并出现持续性腹痛。有内出血及腹膜刺激征，可伴休克。休克程度与阴道外出血量不相符。腹部、妇科检查发现子宫体缩小、偏向一侧而腹腔内可清楚扪及胎体即明确诊断。超声波检查可协助诊断。

4. 宫颈阴道段裂伤伴阴道穹隆裂伤

引产流产产程中宫缩过强而宫颈口开大缓慢，两者不同步。胎儿自阴道娩出后有持续性阴道多量出血，色鲜红。应用宫缩剂无效。腹部检查无异常。阴道检查发现阴道穹隆裂伤、宫颈阴道段裂伤可以明确诊断。

5. 胎盘剥离后滞留

为胎盘娩出前阴道多量出血。常因子宫收缩乏力致胎盘娩出困难。协助娩出胎盘并给予宫缩剂有效。

6. 子宫收缩乏力

为胎盘娩出后阴道多量出血。常因受术者精神过度紧张。引产产程长，合并子宫畸形、肌瘤、贫血等而引起子宫收缩乏力。妇科检查正常，应用宫缩剂、按摩子宫有效。

7. 胎盘剥离不全

出血发生在胎盘娩出时，常因胎盘未全剥离而接生者过早干预引起或因胎盘部分粘连而致。协助娩出胎盘或行刮宫术并给予宫缩剂有效。

8. 胎盘残留、蜕膜残留

出血可发生在胎盘娩出后到流产后1个月内。个别发生在流产后1个月后。为持续性阴道出血，或突发阴道大出血。妇科检查子宫复旧差、宫颈口处可有血块或组织物。超声检查可协助诊断。行清宫手术有效。

9. 继发于羊水栓塞的DIC

引流产过程中有典型或不典型羊水栓塞症状与体征。继而出现流产后阴道持续性出血、血不凝，甚至发生难以控制的全身广泛性出血。化验检查可协助诊断。

10. 凝血功能障碍

孕前、妊娠期已有易出血倾向。出血发生在流产后。血化验检查血红蛋白低、血小板计数减少，出凝血时间延长。凝血酶原、纤维蛋白原降低可做出诊断。

11. 子宫特殊部位妊娠

宫颈妊娠较为罕见。近年由于剖宫产率上升，剖宫产瘢痕妊娠日趋增多，因此对有剖宫产史要求的引产者需要高度警惕。出血可发生孕期或引产手术时、流产产程中及流产后。为短时间内阴道大量出血，甚至为喷射状出血。短时间内出现失血性休克症状与体征。妇科检查宫颈或子宫下段部膨大而软，子宫体部相对小而硬为宫颈妊娠，超声波可明确诊断，应及时明确诊断，立即介入治疗等保守治疗或子宫切除手术治疗。

（二）中期妊娠引产腹痛

腹痛为中期妊娠引产常见症状之一。临床医生应了解腹痛发生时间、持续时间、疼痛部位、疼痛性质、伴随症状等。需了解引产方式、引流产经过及既往史。腹部检查注意疼痛部位、压痛、反跳痛及肌紧张，腹部有无包块。妇科检查注意宫颈举痛、子宫压痛、附件包块及压痛。

（1）子宫破裂：引产产程中子宫收缩过强而产程进展不顺利或停滞。宫体及子宫下段可触及压痛。继而宫缩消失并出现持续性腹痛。腹部检查有压痛、反跳痛和肌紧张。腹部触诊可清楚扪及胎体，叩诊有移动性浊音，常伴有失血性休克体征。

（2）感染：流产后 2～3 天下腹持续性钝痛伴发热，也有在引产产程中出现腹痛。阴道分泌物可呈血性、混浊，或呈脓性，有异味。伴畏寒、发热。合并盆腔腹膜炎时下腹部可有压痛、反跳痛及肌紧张。妇科检查宫颈举痛、宫体压痛、附件压痛明显，甚至可摸到包块。严重感染可合并感染脓毒症休克。血常规检查血细胞数增高伴中性粒细胞增高。血液、宫颈、宫腔分泌物培养有致病菌。

（3）胎盘残留、蜕膜残留，流产后持续性阴道出血、阴道有组织物排出时，可出现阵发性下腹疼痛。组织物排出后腹痛缓解。妇科检查宫颈口松弛或堵有组织物，子宫体复旧差。超声波检查可协助诊断。

（4）依沙吖啶药物误注：依沙吖啶羊膜腔内注射引产时，未按常规操作，未确认已穿入羊膜腔内即注药。药物误注入腹直肌鞘内、腹腔内、膀胱内、肠管内有不同的临床表现。药物误注入腹直肌鞘内，局部疼痛明显，检查局部有明显压痛，常可扪及硬结，数天后渐消失。药物误注入膀胱内可引起膀胱部位疼痛，首次排尿尿液黄染明显。药物误注入肠管内可引起痉挛性小腹疼痛，并伴有严重的腹泻。

（5）合并子宫肌瘤红色样变：既往或术前检查有子宫肌瘤。流产后 3～4 天起下腹正中持续性下腹疼痛，可伴低热。妇科检查子宫增大、质软、不平，局部有压痛。超声检查可明确诊断。

（6）合并卵巢囊肿蒂扭转或破裂：既往或术前检查有卵巢囊肿，引产后由于子宫缩小或体位改变，突然发生一侧下腹剧痛，常伴有恶心、呕吐。双合诊检查可触及压痛的肿块，以蒂部最明显。囊肿破裂可导致腹腔内出血，出现腹痛、腹部压痛、腹肌紧张。妇科检查卵巢肿物缩小或消失。超声检查有助于诊断。

（7）子宫内膜异位症：经腹剖宫取胎术后，腹壁伤口疼痛及渐进性增加的痛经。疼痛发作始于月经期，经后自然缓解。检查腹壁伤口可及硬结。月经期硬结增大，经后自然缩小。妇科检查子宫增大、子宫体切口部位有压痛。超声检查可协助诊断。

（8）合并内外科急腹症：任何内外科急腹症均可发生在中期妊娠引产流产后。应注意相关病史、临床症状与体征。必要时请内、外科会诊。

第八章 正常妊娠

第一节 妊娠的早期诊断

一、妊娠成立的机制

妊娠的成立包含有排卵、受精、着床、发育四个过程。

（一）排卵

指卵母细胞及包绕它的卵丘颗粒细胞从卵巢一起排出的过程。每一个月经周期通常只有一个优势卵泡发育成熟，破裂后将卵子排出于腹腔内。这个过程需要腺垂体分泌的 FSH 和 LH 发挥作用；卵子排出后由输卵管伞部捡拾、输卵管壁蠕动以及输卵管黏膜纤毛活动输送至输卵管壶腹部。

（二）受精

精子与卵子结合形成受精卵的过程谓之受精。受精部位通常在输卵管的壶腹部。

（三）着床

晚期囊胚侵入到子宫内膜的过程，称孕卵植入，也称着床。在受精后第 6 ~ 7 天开始，第 11 ~ 12 天结束。必须具备的条件是：

（1）透明带消失。

（2）囊胚滋养层细胞分化出合体滋养层细胞。

（3）囊胚和子宫内膜同步发育并相互配合。

（4）孕妇体内有足够的孕酮，子宫有一个极短的敏感期允许受精卵着床。

（四）发育

受精卵开始进行有丝分裂的同时，借助输卵管蠕动和纤毛推动，向子宫腔方向移动，约在受精后第 3 天分裂成由 16 个细胞组成的实心细胞团，称桑葚胚，也称早期囊胚。约在受精后第 4 天，早期囊胚进入子宫腔，在子宫腔内继续分裂发育成晚期囊胚。

二、早期妊娠的临床表现

（一）症状

1.停经

往往是妊娠最早与最重要的症状。育龄有性生活史的健康妇女，平时月经规则，一且月经过期 10 天以上，应首先怀疑妊娠。因为受孕发生，子宫内膜剥落的现象停止，所以月经停止。若停经达 8 周，妊娠的可能性更大。值得一提的是，哺乳期妇女的月经虽未恢复，也可能再次妊娠。但停经并不等于妊娠，如月经延迟、情绪变化（焦虑、害怕等）、压力或一些慢性疾病均可能造成停经。

2. 早孕反应

据估计有 50%～70%的孕妇在妊娠早期经历头晕、乏力、嗜睡、容易疲倦，以及恶心、食欲不振、晨起呕吐、喜食含酸食物或厌恶油腻物品等，称为早孕反应，俗称害喜。疲倦感的产生，可能是孕妇血糖消耗较快造成低血糖所致；而引起晨吐的原因并不清楚，可能与体内人绒毛膜促性腺激素（hCG）浓度增加、糖类代谢改变、胃的活动降低、贲门括约肌松弛等有关。一般约在停经之后 6 周出现，12 周之后会消失，不必特别加以治疗，但部分孕妇会持续较久，甚至造成妊娠剧吐，需住院治疗。

3. 尿频

妊娠头 3 个月，渐渐增大的子宫在盆腔内压迫膀胱，可引起尿频。孕 12 周以后，子宫体进入腹腔不再压迫膀胱时，尿频症状自然消失。等到近分娩期时，胎儿的先露部下降至盆腔，尿频的情形又变得严重。但必须注意的是，泌尿系感染或骨盆肿瘤亦可能造成尿频现象的发生。

（二）检查与体征

1. 乳房变化

怀孕时乳房因受体内激素增加的影响而发生结构、组织的变化，以预备将来哺喂婴儿。孕早期，雌激素的分泌促进乳腺腺管的发育，而孕激素则促进乳腺腺泡的发育。妊娠 8 周起，乳房、乳头增大，孕妇常感乳房轻度胀痛和乳头疼痛，初孕妇较明显。怀孕时乳晕的颜色变深。乳晕周围可看到因皮脂腺（蒙格马利腺）胀大充血，而形成粉红色突起的小结节，称为蒙格马利结节，能分泌油性物质，保持乳头和乳晕的皮肤，避免干燥皲裂。哺乳期受孕者，乳汁分泌往往减少。这些乳房变化，在月经过期、雌激素过多或脑下垂体肿瘤时也会出现，因此不能作为妊娠的诊断。

2. 生殖器官变化

随妊娠周期的增加，子宫大小、形状发生变化，自梨形到球形，前后径增长。至孕 8 周时子宫体约相当于非孕子宫的 2 倍，孕 12 周时子宫体约相当于非孕子宫的 3 倍。孕 6～8 周行阴道窥器检查，阴道壁及子宫颈充血，呈紫蓝色。双合诊多发现子宫颈变软且峡部极软，子宫颈与子宫体似不相连，称为黑加征，易误诊为卵巢肿瘤。

三、辅助检查

（一）妊娠试验

利用孕卵着床后滋养层细胞分泌大量 hCG，约在 40 天后可由尿液中检出 hCG 的原理，从而检测受检者血或尿中 hCG 含量，以协助诊断。

1. 免疫测定法

hCG 为糖蛋白激素，具有抗原性，将 hCG 注入动物体内，能使动物血清中产生抗 hCG 抗体，利用特异性抗体与相应抗原作用的原理，于体外进行 hCG 定性、半定量或超微量测定。目前临床上普遍应用的是凝集抑制试验。在受检者含有足够量 hCG 的尿液或血清内加入能中和 hCG 的可溶性抗体剂后，再加入 hCG 包被的颗粒（如乳胶颗粒、羊红细胞）时，便不会发生凝集，故称凝集抑制试验。

目前应用广泛的早早孕诊断（验尿）试纸条就是利用免疫分析的原理制成的。此法可检出尿中 hCG 最低量为 25U/L，然而因操作者的差异性较大及试纸质量等原因，并不能作为妊娠的确诊依据。造成假阳性的情况有服用精神科药物或口服避孕药等。反过来在甲状腺功能亢进、不完全流产和异位妊娠的妇女则会出现假阴性。

2. 放射免疫分析法

应用放射免疫分析的竞争结合原理，使不具放射性的 hCG 与标示有放射性核素的 hCG 竞争和抗 hCG 抗体的结合。当血清中无放射性的 hCG 含量增加时，标示有放射性核素的 hCG 和抗体结合的百分比值会随着降低，借此可以测出血清中 hCG 的含量。具有特异性强、敏感度高（10ng/mL）的优点。此试验需在实验室内进行，操作复杂，需特殊设备并有放射性污染危险，hCG 抗体与 LH 抗原有交叉反应，以及需时较长，故广泛应用受到一定限制。

β-hCG 放射免疫测定法与 hCG 放射免疫测定法基本相同，但所用抗原为 hCG 的 β 亚基，其抗血清含抗 β-hCG 抗体，不与 LH 抗原发生交叉反应。测得数值小于 3ng/mL 为阴性，大于 6ng/mL 为阳性。

酶免疫测定（EIA）是 20 世纪 80 年代开始应用的超微量检测 hCG 的方法。其原理是利用酶促反应的放大作用，显示抗原抗体反应。近年来常用的是一种定性检测尿液或血清中 hCG 的迅速而灵敏的单克隆酶免疫分析法，是一种基于夹心层原理的固相酶联免疫吸附试验（ELISA），其原理是含有 hCG 的样本（尿液或血清）与固定在聚苯乙烯试管上抗 hCG 单克隆抗体，以及酶标记的作用于同一 hCG 分子上不同抗原性部位的抗 hCG 抗体进行温育，形成固相夹心三层结构，后洗涤除去未结合的酶标记抗 hCG 抗体，试管与酶底物进行温育，此时酶底物在酶的催化下出现蓝色。通过肉眼比较样品管和阳性参考管所出现的蓝色强度，即可确定试验结果。本法特异性强，灵敏度高，应用范围广。因其对 hCG 的敏感度为 25 ～ 50ng/mL，可用于早早孕的诊断，更适合于可疑异位妊娠及流产后有无胎盘残留的辅助诊断，或停经后排除妊娠病例。

（二）超声检查

1. B 超

在增大子宫的轮廓中见到来自羊膜囊的圆形妊娠囊、妊娠环，其中间为液性暗区

（羊水），最早于孕 5 周时，妊娠环中见到有节律的胎心搏动和胎动，可以确诊为早期妊娠。

2. 超声多普勒

最早于孕 7～8 周，可以用超声多普勒仪测得有节律的单一高调胎心音，胎心率多为 150～160 次 / 分，同时常可听到脐带血流音，即可确诊为早期妊娠。

（三）黄体酮试验

利用体内孕激素突然撤退引起子宫出血的原理，对既往月经周期规则，此次月经过期，疑为早孕的妇女，每天肌内注射黄体酮 10～20mg，连续 3～5 天。如停药后 3～7 天出现阴道流血，表示该妇女体内有一定量的雌激素，注射孕激素后，子宫内膜由增生期转变为分泌期，停药后激素水平下降，内膜剥脱引起阴道流血，可以排除妊娠；无阴道流血者，则可能为妊娠。

（四）基础体温测定

基础体温曲线可以间接反映黄体功能。具有双相型体温的妇女，停经后高温相持续 18 天不见下降者，早期妊娠的可能性大，若高温相持续 3 周以上，则早孕的可能性更大。

（五）子宫颈黏液检查

进行宫颈黏液涂片干燥后镜检，绝大多数早期妊娠者宫颈黏液量少、质黏稠，镜检仅见排列成行的椭圆体，不见羊齿叶状结晶。

四、鉴别诊断

进行妊娠早期诊断时，对临床表现不典型的患者，应注意与卵巢囊肿、子宫肌瘤囊性变及膀胱疾患相鉴别。

第二节　妊娠期妇女的生理变化

妊娠是胚胎和胎儿在母体内发育成长的过程。这是一个非常复杂、变化极其协调的生理过程。妊娠时，因胎儿成长的需要，母体所有的器官、系统均会产生连续性的变化。这种生理性的变化，是正常生物功能的延续，以渐进的方法发生，来调整其功能，以供给胎儿生长过程中所需之氧气和养分。

在妊娠时增加代谢作用以补充额外的营养，其目的不但供给胎儿养分，同时储备身体应对分娩所需的能量，以及产后哺乳的工作。而这些生理的变化是多方面的，但也是暂时性的。在妊娠终止时，将恢复到妊娠前的状态。所以，这些变化只是正常的生理变化。

因此，妊娠时身体系统变化不但不是病态，反而是一种有益身体需求的状况。

本节所叙述的正是妊娠期妇女的一些明显和微妙的生理变化。孕妇生理变化包括局部性变化（指生殖器方面）及全身性变化（指全身的器官系统方面）。

一、局部性变化

（一）生殖系统的变化

1. 子宫

子宫在妊娠后的改变最为明显。

（1）子宫体：妊娠时子宫体明显增大变软，大小由非孕时的 7cm×5cm×3cm，至妊娠足月时的 35cm×25cm×22cm。子宫的重量在孕期约可增加 20 倍，由孕前的 50 ～ 60g 增加到足月时的 1000 ～ 1200g。子宫腔容量由非孕时的 5mL 增至妊娠足月时的 5000mL，增加 1000 倍，子宫体整个变软并胀大。

妊娠子宫的收缩增加，自孕 12 ～ 14 周起，子宫出现不规则无痛性收缩，可由腹部触知，孕妇也能感觉到。这种宫缩无规律，无疼痛，其强度及频率均随妊娠进展而逐渐增加，但宫缩时宫腔内压力不超过 15mmHg，称为 Braxton Hicks 收缩。通常在妊娠早、中期时不明显，到了晚期妊娠期时（38 ～ 40 周时），收缩的持续时间、频率与规律性皆增加，可引起一定程度的不适，称为假阵痛。

子宫肌壁主要是子宫肌细胞组成，孕时子宫肌细胞肥大且伸展，由非孕时长 20μm、宽 2μm 至妊娠足月时长 500μm、宽 10μm，胞质内充满具有收缩活性的肌动蛋白（actin）和肌球蛋白（myosin），为临产后阵缩提供物质条件。子宫肌壁厚度由非孕时约 1cm，经孕中期逐渐增厚，达 2cm，至孕末期又渐薄，妊娠足月时为 0.5 ～ 1.0cm。子宫增大受内分泌激素和子宫腔机械性压力共同作用。子宫肌层由平滑肌束及弹性纤维所组成。肌束排列交错，外层多纵行，内层为环行，中层多方向交错。肌层中含血管，子宫收缩时，血管被压缩，故能有效地制止产后子宫出血。

随着子宫的增大，其形状和位置亦发生改变。未孕时子宫壁坚而厚，稍扁平，早孕时外观呈球形。几周后子宫长度、宽度均迅速增加，变成卵圆形。在孕 10 ～ 12 周时宫底增高，开始由盆腔上升到耻骨联合处，并继续增长进入腹腔内，此时可在耻骨联合上触摸到子宫底。至妊娠第 20 ～ 24 周时，子宫底的位置约在脐平处。尤其到妊娠第 36 周时达到最高点（接近胸骨剑突），此时横膈受到压迫，孕妇会感到呼吸困难，但到妊娠第 40 周时，大多数初产妇和部分经产妇会因胎头下降至骨盆入口，子宫底高度随之下降（表 8-1），而感觉呼吸较为顺畅，这种现象称为轻松感。同时，子宫在腹腔内随体位而有变化：当孕妇站立时，子宫倒向腹壁；而当仰卧时，子宫又压向脊柱。

表 8-1　妊娠月份与子宫底高度的关系

妊娠月份	子宫体大小	子宫底高度
1	比原本子宫体稍大一点	在骨盆腔内，不能由腹部触诊得知
2	约鹅蛋大小	在骨盆腔内，不能由腹部触诊得知
3	约成人手掌大小	耻骨联合上 2～3 横指
4	约小儿头大小	脐耻之间
5		脐下 1 横指，18(15.3～21.4)cm
6		脐上 1 横指，24(22～25.1)cm
7		脐上 3 横指，26(22.4～29.0)cm
8		脐与剑突之间，29(25.3～32.0)cm
9		剑突下 2 横指，32(29.8～34.5)cm
10		脐与剑突之间或略高，33(30.0～35.3)cm

注：妊娠 4 个月后，子宫体大小与羊水多寡、胎儿体重有关。

妊娠时，随着胎盘生长的需要，子宫血流量显著增加，达非孕时的 20～40 倍。妊娠前，子宫血流速率是每分钟 15～20mL，到妊娠末期增至每分钟 500～700mL，约占孕妇全身血液供应量的 1/6，其中 80%～85% 的血液量送到胎盘。同时，为适应对子宫和胎盘血流量的供应，子宫血管的粗细、数目均有所增加，子宫动脉血管增粗几倍，静脉血管也随之增粗。增粗的血管约在产后 1 周恢复至未孕时的水平。

（2）子宫颈：妊娠后，宫颈受雌激素和孕激素的影响发生显著变化。孕早期，宫颈充血、组织水肿，外观肥大、着色、变软。子宫颈管内腺体肥大、增生，呈蜕膜样变化，腺体之间的空隙逐渐变小，最后形成一种蜂窝状结构，腺体所分泌的黏液变稠形成黏液栓，可阻隔细菌或其他物质入侵，以保护胎儿及胎膜。同时，在妊娠后 1 个月便开始出现子宫颈变软，由硬如鼻尖慢慢变为像耳垂之韧，到分娩时则柔软如唇，这种子宫颈逐渐变软的现象称为古德尔征象。

妊娠期间，子宫颈充血量增大及子宫颈腺体肥大；子宫颈连同阴道和会阴的血管增生，黏膜充血，造成黏膜颜色发生变化，由原来的淡粉红色变成蓝紫色。

（3）子宫峡部：位于宫体与宫颈交界处，宫颈管内，非孕子宫的峡部长 0.8～1.0cm，妊娠后随着子宫的增大，峡部逐渐伸展拉长变薄，至妊娠 12 周增长约 3 倍，妊娠 16 周左右时胎囊充满宫腔，峡部扩展成为宫腔的一部分，形成子宫下段，到妊娠足月时可伸展至 7～10cm。

（4）子宫韧带：随着子宫进入腹腔，阔韧带被牵拉，圆韧带位置也受影响。当子宫收缩时，圆韧带也随之收缩。在分娩过程中，这种韧带和子宫的同时收缩，可以协助子宫沿同一轴线向产道推动胎儿，宫骶韧带及筋膜（如膀胱子宫筋膜）都受牵拉伸展，与产后发生阴道前壁膨出及子宫脱垂关系密切。

2. 阴道

妊娠期，阴道血管增加并急剧扩张，黏膜变软、充血、水肿、呈紫蓝色。皱襞增多，结缔组织变松软，平滑肌细胞肥大，伸展性增加，为胎儿通过创造条件。妊娠后阴道上皮细胞及宫颈腺体分泌增多，使白带增多，常为乳白色。阴道上皮的糖原积聚，经嗜酸乳杆菌的作用后变成乳酸，使阴道内酸度增高，pH达 3.5～6.0，不利于一般致病菌生长，可防止细菌感染。

3. 卵巢与输卵管

妊娠时，卵巢略增大，一侧卵巢可见妊娠黄体及充血，可发生黄体破裂出血。黄体功能于孕 10 周后由胎盘取代，但妊娠黄体并不萎缩。有时在卵巢表面呈现小的散在且不规则的红色突起，称为蜕膜斑，于分娩后自然消失。同时输卵管增长、充血，但肌层并无明显增厚。黏膜上皮细胞变扁平，在基质中可见蜕膜细胞。有时黏膜也可见到蜕膜反应。

4. 外阴与会阴

妊娠时，外阴和会阴的改变较为相似，均有水肿和血管分布增加，可有外阴静脉曲张。同时表皮增厚，大、小阴唇色素沉着，大阴唇内血管增多且结缔组织变松软，伸展性增加。小阴唇皮脂腺分泌增多。

（二）乳房的变化

孕早期乳房开始增大，充血明显，表浅静脉突起。孕妇自觉乳房发胀或刺痛，腺泡增生致乳房变韧。乳头增大着色，易勃起。乳晕着色，乳晕上的皮脂腺肥大、突起，形成散在的小隆起，称为蒙格马利结节，这也是早期诊断妊娠的体征之一。乳房的大小因人而异，平均每个乳房可增加到 700g 左右。

妊娠期胎盘分泌雌激素，刺激乳腺腺管发育；分泌大量孕激素，刺激乳腺腺泡发育。此外，人胎盘催乳素（HPL）、催乳激素（PRL）以及胰岛素、皮质醇、甲状腺素等均有促进乳房发育的作用。已知乳腺细胞膜上有垂体 PRL 受体，细胞质内有雌、孕激素受体。妊娠期虽然有大量的多种激素参与乳腺发育，做好泌乳的准备，但并无乳汁分泌，可能与大量雌、孕激素抑制乳汁生成有关。妊娠后期，尤其是近分娩期挤压乳房时，可有数滴稀薄黄色液体溢出，称为初乳。但真正泌乳，则在分娩后数天内出现。

（三）皮肤的变化

妊娠期间，因雌激素和孕激素分泌增加，刺激脑下腺垂体分泌黑色素细胞刺激素（MSH），作用于皮肤，产生黑色素，多发生于原本就有色素沉着过剩的区域。如乳晕、乳头、会阴、肛门周围色素加深；从耻骨联合延伸到肚脐腹中线部位，色素沉着形成棕色或黑色（黑中线）；另外，约 70% 孕妇脸颊、额头和鼻子上出现褐斑等。随着妊娠的进展，在乳房、大腿和腹壁上，出现波浪状、凹陷、紫色的条纹，称为妊娠纹，可能是因为结缔组织层过度扩张造成的断裂所致。同时，由于雌激素的作用造成皮下组织血流量增加，常于孕妇的胸部、颈部、脸、手臂和腿部等部位，出现呈身体中心向外放射分布的血管蜘蛛痣。皮肤汗腺和皮脂腺活动加强，故孕妇较易出汗。头发毛囊减少，头发生长速度减缓，但产后休整期的毛囊数目大为增加，促使头发脱落和换新。

二、全身性变化

（一）心血管系统的变化

1. 血容量

妊娠期母体总血容量平均增加 30%～50%，即约增加 1.5L，当然有个体差异，这称为妊娠期高血容量。其目的是供给胎盘做适当的养分交换及补偿分娩时可能丧失的血液。血容量的增加是渐进的，从孕 6 周开始，至 32～34 周达高峰，维持此水平至分娩，产后 2～3 周，血容量恢复至未孕时水平。血容量增加时总是血浆量先增多，而血红素和红细胞的浓度相对减少，血浆量增加约 1000mL，而红细胞约增加 500mL，出现妊娠生理性贫血。

2. 血液成分

（1）白细胞：白细胞的产生比未怀孕时稍增多，自孕 7 周开始增加，孕 20 周后加速，至妊娠 30 周达到高峰，约为 $10×10^9$/L，有时可达 $15×10^9$/L，称生理性白细胞过多症，主要为中性多核细胞增加，淋巴细胞增加不多，而单核细胞和嗜酸性粒细胞几乎无改变。分娩时白细胞可高达 $25×10^9$/L，可能与雌激素含量增多和应激反应有关。

（2）红细胞：妊娠期骨髓不断产生红细胞，网织红细胞轻度增生。由于血液稀释，红细胞计数约为 $3.75×10^{12}$/L，血红蛋白为 110g/L，血细胞比容降至 31%～34%。为适应红细胞增生、胎儿成长和孕妇各器官生理变化的需要，孕妇对铁剂需求增大，储备铁下降约 500mg，故应在孕晚期补充铁剂，以防血红蛋白下降。

（3）凝血因子：妊娠期血液处于高凝状态。血液中纤维蛋白原比非孕期增加约 50%，孕末期可达 4～5g/L，红细胞表面负电荷有改变，出现红细胞缗钱样反应，故红细胞沉降率加快。妊娠期纤维蛋白溶酶增加，优球蛋白溶解时间延长，表明纤溶活性降低，分娩后纤溶活性迅速增高。凝血因子 Ⅱ、Ⅴ、Ⅶ、Ⅷ、Ⅸ、Ⅹ 均增加，仅凝血因子 Ⅺ、ⅩⅢ 降低。血小板略有减少。妊娠晚期凝血酶原时间，部分孕妇凝血活酶时间轻度缩短，凝血时间无明显变化。

（4）血浆蛋白：自妊娠开始时，血浆蛋白由于血液稀释即出现下降，至妊娠中期为 60～65g/L，主要是清蛋白减少，约为 35g/L，持续此水平直至分娩。

3. 心脏

妊娠期由于横膈被增大的子宫压迫而提高，心脏向左、向上、向前移位，更贴近胸壁，心尖部左移和心浊音界稍扩大，心肌轻度肥厚。从孕早期至孕末期心脏容量约增加 10%，心率增加 10～15 次／分，以适应妊娠的需要。由于心脏位置改变，血流量加大和血流速度加快，使大血管轻度扭曲，约 90% 的孕妇可能有功能性的心脏杂音，以心尖区及肺动脉区可听到柔和的吹风样收缩期杂音多见，产后逐渐消失。心电图因心脏左移有轴右偏。心音图多有第一心音分裂。

另外，孕妇常见心悸，多发生在动作改变太快时。在妊娠早期可能是因交感神经受到刺激而引起，妊娠后期则可能是子宫压迫横膈造成胸部压力加大所致。

4. 血压

正常妊娠时，血容量的增加使心排出量明显增加，血浆肾素和血管紧张素明显增多，理应伴有血压的上升。然而，由于外周血管扩张，胎盘形成动静脉短路及血液稀释，或因前列腺素产生增加，动脉压力得以维持正常，收缩压并无明显变化，舒张压反而下降，一般约 10 ～ 15mmHg，脉压变宽。体位可影响血压值，坐位高于卧位。一般在妊娠中期血压偏低，孕末期恢复正常。

5. 心排出量

妊娠期心排出量大大增加，这不仅是子宫增大和胎盘发育生长之所需，也是其他脏器功能增加的需要。自孕早期（约孕 10 周）开始，心搏量增加，至妊娠 32 ～ 34 周时达高峰，左侧卧位测量心搏量约增加 30%，平均值约为 80mL/ 次，此后持续此水平直至分娩。临产、分娩均有血流动力学的骤然变化。临产时，每一次宫缩约有 500mL 的血自子宫排出，而出现循环系统内血容量暂时性上升，同时心排出量也增加，而在两次宫缩之间，心排出量很少有改变。在胎儿娩出后，心排出量出现暂时上升，由于子宫对腹部静脉和盆腔静脉的压力解除，自下肢回心血流增加使血液循环的血量增加，因而可又一次出现血容量增加的高峰。心排出量在产后很快下降，在几周内即可恢复到未孕时水平。

6. 静脉压

妊娠对上肢静脉压无影响，对下肢静脉压影响较大。下肢静脉压于卧位、坐位及站立时均明显升高，可由 10cmH₂O 增加到 20 ～ 30cmH₂O，系因妊娠后盆腔血液回流至下腔静脉的血量增加，增大的子宫又压迫髂静脉及下腔静脉，使静脉阻塞、血流停滞和股静脉压升高（包括下肢、外阴和直肠的静脉压增高），加之妊娠期静脉壁扩张，孕妇容易发生痔和下肢、外阴的静脉曲张，且造成重力性水肿。当孕妇仰卧时，增大的子宫压迫下腔静脉，阻碍血液回流心脏，导致仰卧位低血压综合征。其症状为心搏出量降低，使血压明显降低，引起眩晕、头痛、心悸等现象，故又称作腔静脉综合征，若此时改用侧卧位（最好是左侧），巨大子宫对腹主动脉及下腔静脉的压力就可减小，下肢的血液很快回到心脏，心搏出量和全身循环状况、胎盘和子宫组织的灌注均可得到改善。心搏出量及子宫、肾脏的血流，最高可增加 30%～ 50%。

（二）呼吸系统的变化

妊娠期间，子宫增大的压力，使横膈上升，胸廓发生改变，表现为肋膈角增宽，整个肋骨架向外展开，胸廓的前后径及横径均增加，胸腔横径增加约 2cm，胸围加大约 6cm，以代偿横膈上升，故呼吸时膈肌幅度增大。妊娠期间，由于孕酮浓度增加，使得下视丘感受血液二氧化碳分压（PCO_2）有所调整改变。使母体内 PCO_2 为 32mmHg（正常为 40mmHg），PCO_2 降低使胎儿血液中二氧化碳含量高于母体而有利于其从胎儿送到母体排出，而母亲二氧化碳含量增加可致 pH 降低，为了避免母体受到这种 pH 改变所造成的酸血症，肺功能会不断调整。孕妇的潮气量（即平时呼吸的一次吸气量）和耗氧量均随着怀孕而逐渐增加，耗氧增加 10%～20%，而潮气量增加 30%～50%，有过度通气现象，动脉血 PO_2 增高达 92mmHg。母体每分钟氧气吸入量、每分钟换气量均随怀孕进展而增加，但功能残气量、补呼气量（ERV）及残气量均下降，而孕妇的肺活量（即最大吸气之后，最大呼出的容量）、呼吸频率及最大通气量几乎无改变。妊娠晚期子宫增大，膈肌活动幅度减小，胸廓活动增大，以胸式呼吸为主，气体交换保持不变。

归纳妊娠期肺功能变化为：

（1）肺活量无明显变化。

（2）每分通气量增加约 40%，主要是潮气量增加，约 39%。

（3）残气量减少约 20%。

（4）肺泡换气量约增加 65%。

（5）上呼吸道黏膜增厚、充血、水肿，使局部抵抗力减弱，易发生感染。

妊娠后因雌激素浓度增高，造成鼻黏膜水肿、充血，故多易出现鼻塞及鼻出血。

（三）消化系统的变化

妊娠早期明显的消化道症状为恶心、呕吐，晚期有胃灼热、呃逆、胃肠胀气及便秘等。

约有 50% 的孕妇出现恶心、呕吐症状，通常是怀孕早期感觉的症状之一。症状因人而异，有的仅是晨起或白天感疲倦时有轻微恶心，有的则持续恶心。恶心、呕吐可以发生于任何时间，但一般在早晨空腹时。约妊娠 3 个月时，症状自然消失。这可能是由于受精卵分泌的 hCG 浓度升高以及碳水化合物代谢发生改变（母体葡萄糖被生长中的胎儿消耗掉导致低血糖）造成的。

孕妇可有牙龈肿胀或牙龈炎，表现为牙龈充血、水肿，呈海绵样，易出血，可能是体内雌激素的影响及缺乏维生素 C 所致。孕妇如缺钙，可出现牙齿松动。同时，孕妇的味觉和嗅觉均可发生改变，可能会改变以往的饮食口味，并出现嗅觉敏感。

妊娠时，孕妇出现唾液分泌增多或流涎症（ptyalism），唾液的 pH 比平时低，更容易患龋齿。胃液分泌减少，胃酸低，由于孕酮浓度增加，使得胃、肠平滑肌松弛，胃、肠蠕动减少，使胃、肠排空时间延长，同时胃贲门括约肌松弛，导致胃酸反流至食管下端，产生胃灼热感，俗称"烧心"。小肠内排空时间的增加，使得在小肠内更多养分及铁质再吸收。而在大肠中，也使水分再吸收，又加上腹肌张力低下，更容易导致便秘和胃肠胀气等现象。同时孕酮增加也使得胆道系统平滑肌松弛，胆囊排空时间延长，使胆汁排出量减少；再加上血脂比原来怀孕时增加了 1/3，胆固醇增加 90%～100%，所以较易产生高胆固醇血症，因而更易形成胆结石。

妊娠期间，肝功能也会发生轻微改变。血清中磷酸盐可上升，血清蛋白、球蛋白下降，血清中胆碱酯酶活力可降低。

（四）泌尿系统的变化

正常妊娠，肾脏为适应代谢及血液循环增加，排出母亲、胎儿的代谢废物的需要，尿量排出显著增加，平均增多 60%～80%，而尿比重却降低。肾血浆流量（RPF）及肾小球滤过率（GFR）自孕早期即增加，以致整个孕期维持高水平，RPF 增加约 35%，GFR 比非孕时增加约 50%。正常情形下，收集 24 小时尿标本，所测得的速率是每分钟 90～180mL。GFR 与 RPF 受体位影响，孕妇仰卧位时尿量增加，故夜尿多于日尿量。因此，孕期做尿浓缩试验时，应确定条件，否则结果评价有困难。代谢产物尿素、肌酐等排泄增多，故血尿素氮（BUN）和肌酐的含量皆降低。随着肾小球活动的增加，肾小管的再吸收速度亦增加，但肾小管对葡萄糖再吸收能力不能相应增加，故孕妇饭后可出现糖尿，应注意与真性糖尿病相鉴别。由于肾微血管充血造成血浆蛋白漏出增加，尿蛋白较未怀孕时可有增加。正常情况下，尿中不含蛋白，即使有尿蛋白，24 小时也不超过 150mg，而在妊娠期间可高达 250mg，但是尿蛋白不可超过 200mg/L。

受雌、孕激素的影响，泌尿系统平滑肌张力降低，肾盂、输尿管轻度扩张，输尿管增粗、延长和弯曲，蠕动减弱，尿流缓慢，尤其是右侧输尿管，受右旋子宫压迫，输尿管内压力较高，较易造成尿液停滞，严重者可发生肾盂肾炎。而左侧输尿管前方有乙状结肠垫衬，不易受压。

由于妊娠子宫压迫膀胱，使膀胱表面由凸面变成凹面状态，相对减少了膀胱贮存尿液的容量。妊娠早期，子宫体逐渐增大，压迫膀胱，造成尿频现象，直到子宫体大到超过骨盆腔时才渐渐减缓，但接近分娩时又因胎儿先露部进入骨盆腔，再度压迫膀胱，而再次造成尿频的情形，同时也可能会妨碍膀胱血液和淋巴液的流通，使得膀胱更易感染及创伤。

（五）内分泌系统的变化

妊娠时许多内分泌腺如垂体、甲状腺、肾上腺、胰腺以及其他的内分泌腺，都会因妊娠而有所改变。

妊娠期甲状腺由于腺组织增生，血管分布增加及活动性增加而呈均匀性增大。血清中甲状腺素（T_4）及三碘甲腺原氨酸（T_3）的浓度均增高，主要促进基础代谢率增加，可达 15%～20%，尤其在怀孕末期，基础代谢率可提高 25%，所以怀孕时出现甲状腺功能减退时，则易产生自发性流产。另外，若在怀孕期间未能适当补充碘，也将易产生甲状腺肿大。受大量雌激素影响，肝脏产生的甲状腺素结合球蛋白（TBG）明显增加，循环中的甲状腺素增多，但游离型甲状腺素并不增多，故孕妇一般不会出现甲状腺功能亢进表现。还有，孕妇和胎儿体内的促甲状腺激素均不能透过胎盘，而是各自负责自身甲状腺功能的调节。

随着胎儿生长，对钙需求量增多，母体甲状旁腺大小相应增大，使得血钙量增加，其甲状旁腺激素浓度，在妊娠 15 ～ 35 周达最高，可达到平常浓度的 2 倍，而在分娩前恢复正常，甚至低于正常。

正常孕妇的肾上腺仅有轻微的结构变化，但由于雌激素的大量增加，怀孕期间肾上腺活性增加，肾上腺皮质分泌的皮质醇（cortisol）和醛固酮（aldosterone）显著增加。皮质醇分泌增多 3 倍，进入血液循环后，75％与皮质甾体结合球蛋白（CBG）结合，15％与清蛋白结合。虽循环中皮质醇大量增多，但仅有 10％为游离的起活性作用的皮质醇，故孕妇无肾上腺皮质功能亢进表现。醛固酮为主要的理盐激素，妊娠期增加 4 倍，但仅有 30％左右游离的起活性作用，故并不引起过多的水钠潴留。

脑垂体在妊娠期可有轻微增大，以腺垂体增大为主，常增大 1 ～ 2 倍。嗜酸细胞肥大增生，形成"妊娠细胞"。妊娠期，腺垂体分泌 PRL，从孕 7 周开始增多，随妊娠进展逐渐增量，分娩前达高峰约 200ng/mL，为非孕时 10 ～ 20 倍。PRL 促进乳腺发育，为产后泌乳做准备。分娩后不哺乳，产后 3 周内降至非孕时水平；哺乳者多在产后 80 ～ 100 天或更长的时间后才降到非孕时水平。腺垂体分泌促性腺激素（Gn）反而减少，是由于在孕早期妊娠黄体分泌孕激素，继而胎盘分泌大量雌激素、孕激素对下丘脑及脑垂体的负反馈作用。另外，腺垂体分泌的促甲状腺激素（TSH）、促肾上腺皮质激素（ACTH）均增多，但并无甲状腺、肾上腺皮质功能亢进表现。而神经垂体分泌催产素（OT）和加压素（又名抗利尿激素）增多，催产素的主要作用是促进子宫收缩和刺激乳腺分泌乳汁，加压素刺激小动脉平滑肌收缩，血压升高，并可作用于肾小管，增加对水分的再吸收。

妊娠期间，胎儿成长所需的葡萄糖皆由母亲供给，为防止低血糖对胎儿造成组织破坏或阻碍生长，孕妇本身必须维持正常血糖值，若孕妇本身有潜在性缺乏胰岛素，在怀孕时更加显示出来，产生妊娠糖尿病。

另外，有多种激素是维持妊娠所必需的，大部分先由黄体产生，继而由胎盘取代。孕期胎盘分泌的激素分别为：人绒毛膜促性腺激素（hCG）、人胎盘催乳素（HPL）、雌激素、孕酮和松弛素等。

（六）骨骼系统的变化

妊娠时，子宫增大，母体前倾重量增大，母体姿势发生相应改变，脊柱向前弯曲，加重腰背曲度，导致孕妇下背痛；末期，孕妇肩膀下垂及颈部向前屈曲，腰背部脊柱更向前凸出，故孕妇的颈肩部及上肢多产生酸痛。由于松弛素的作用促使骨盆及椎间关节松弛，骶髂、骶尾及耻骨联合等关节松弛，活动增加，其目的是使分娩时，胎儿能够很容易通过骨盆。正因为关节松弛，孕妇常出现摇摆步态，当松弛严重时，可使得耻骨联合分开而造成不舒适。

（七）新陈代谢的变化

基础代谢率于孕早期可稍有下降，而后逐渐增高，至孕晚期可增高 15％～ 20％，而正常的怀孕其平均单胎体重增加 10 ~ 14.5kg（平均 12.5kg）。第一妊娠期至孕 13 周时，由于恶心、呕吐、进食量少，体重可稍有减轻，以后很快恢复并增加，平均每周增加 0.35 ~ 0.5kg，直至妊娠足月时体重增加约 12.5kg，包括胎儿、胎盘、羊水、子宫、乳房、血液、组织间液及脂肪沉积等。这种适当的体重增加与新生儿的出生体重及发育情形有关，凡不正常快速增加或减少均隐含着危险先兆，应多加注意，及时诊断、治疗。

妊娠期间机体水代谢、矿物质代谢均发生改变。水分平均增加约 6.8L，水钠潴留与排泄形成适当比例而不引起水肿，但至孕末期组织间液可增加 1 ~ 2L。由于胎儿生长发育需要大量的钙、磷及铁，故多应人为地进行补充，否则会发生多种疾病。

怀孕后碳水化合物、脂肪、蛋白质三大物质代谢均可见增强。妊娠期胰岛功能旺盛，分泌胰岛素增多，循环中胰岛素增加。已知于孕期注射胰岛素后降血糖的效果不如非孕期，提示靶细胞水平有拮抗胰岛素的功能，或因胎盘产生胰岛素酶破坏胰岛素，故孕期胰岛素需要量增加，若胰岛功能不良，在孕期首次出现糖尿病，称妊娠糖尿病，检查孕妇空腹血糖值与非孕妇女相似或稍低，而血浆胰岛素值高，做糖耐量试验时血糖增高幅度大且恢复延迟。在脂肪代谢方面，肠道吸收脂肪能力增强，血脂增加，脂肪也较多地积存，以备糖原供能不足时利用，但动用脂肪过多，血中酮体增加，尿中出现酮体，发生酮血症，多见于妊娠呕吐、产程过长、产妇能量消耗而糖原储备量相对减少者。同样，妊娠妇女对蛋白质的需要量增加，呈正氮平衡状态。母体储备的氮，既要供给胎儿生长发育及子宫、乳房增长的需要，又要为分娩期间消耗做准备。

（八）腹部变化

腹部外形的改变是随着子宫增大进入腹腔而逐渐改变的，直到妊娠末期，子宫底上升并压迫横膈，上腹部的内脏被挤到腹腔顶部，肠管分别被挤在子宫的上部、后部及两侧。

第三节 妊娠期准父母的心理及护理

一、准妈妈的心理变化

妊娠不仅会造成身体各系统的生理改变，孕妇的心理也会随着妊娠而有不同变化。妊娠期的心理评估是产前护理极其重要的一部分。虽然妊娠是一种很自然的生理现象，但它也是妇女一生中的一个危机时期。无论妊娠是否为期盼中的事，妊娠总是女性生命发展史上的独特事件，是一项挑战，常被看作是家庭发展的一个阶段，此时家庭和社会角色会发生相应的变化，准父母要做好迎接新生命到来的准备，并要学习如何为人父母；妊娠也会对原有夫妻感情产生影响，夫妻双方要不断调整以适应新的家庭，家庭原有的生活形态、家庭既定的常规、家庭互动情形都会发生改变。妊娠期一系列生理变化和对分娩的恐惧会使孕妇产生一些心理反应。妊娠期妇女常见的心理反应有惊讶和震撼、矛盾、接受、幻想、自省、情绪波动、身体形象与界限改变等。孕妇如能很好地适应并调整妊娠期心理变化，则可以促进孕期顺利渡过；反之，则会影响妊娠期母子健康，乃至今后的生活。孕妇常见的心理反应如下。

（一）惊讶与震撼

妊娠初期，几乎对所有的孕妇而言，都可能存在着惊讶和震撼的反应。对于原本未计划怀孕的妇女来说，怀孕无疑是一件意外的惊讶；但即使是一直期盼怀孕的妇女，如果真的怀孕了，她同样感到惊讶和震撼，因为没有人能确定自己在想怀孕的时候就顺利地怀孕了。

（二）矛盾

怀孕带给妇女惊讶的同时，也有大多数妇女在受孕之初排斥"怀孕"，感到怀孕的发生不是时候，工作、学习及经济等问题还未处理好，自己并未做好为人父母的准备，希望怀孕是"将来有一天"而非"现在"，通常出现矛盾感情，她既希望有孩子，却又不想怀孕；既享受怀孕的欢愉，又同时不高兴自己怀孕。这种"矛盾心理"可以经常地出现在整个妊娠过程中，如果此次怀孕不是计划中或希望中的怀孕，此"矛盾心理"会更加明显，这种矛盾的心理通常表现为情绪低落、抱怨身体不适、认为自己在变丑且不再具有女性魅力等，甚至有些孕妇因为此种"矛盾心理"而考虑到人工流产。

（三）接受

对妊娠的接受程度会受到多种因素的影响，如妊娠的时间、是否计划中的妊娠、家庭的经济状况及配偶的态度等。而孕妇对妊娠的接受程度，直接影响到她对妊娠的生理感受：接受程度越高，其感受到的妊娠的不适反应越少，对不适的耐受程度也越高；反之，如果孕妇无法"接受"怀孕事实，可能会感到失望和无助，生活在被压迫中，感到自己的生活世界将因怀孕而受破坏，怨恨自己，感觉自己好像是生病了，且对自己身体的不适存有非常多的抱怨。

妊娠早期，孕妇对于妊娠的感受只是停经后多种不适的反应，以及健康服务人员对于她腹中胎儿的描述，孕妇并未真实地感受到"孩子"的存在，她将注意力集中在自己怀孕与否，所以她更多的是关注自己，仔细观察腰部增宽、乳房增大、体重增加等现象。

妊娠中期，相比之下属于平静期。因体内激素改变所造成的生理不适（如晨吐、恶心感）渐渐消失，自发性流产的威胁已减少许多；随着妊娠的进展，腹部逐渐膨隆，孕妇开始慢慢地接受自己怀孕的事实，同时开始去关心自己腹内的胎儿，尤其是"胎动"的出现，让孕妇真正感受到了胎儿存在的事实，且感到前所未有的兴奋、骄傲。在接受肯定怀孕的事实后，孕妇会开始适应需要改变的事实，准备新角色的到来，并能调整与家属的多层次关系，努力寻求家属、朋友对"孩子"的认同。

妊娠晚期，孕妇"接受怀孕"不会再有怀疑。但对怀孕可能会产生"负面"的感觉，孕妇感觉身体越来越重，行动不便，非常容易疲倦、劳累，身体不适增加，渴望怀孕赶快结束，天天数着"预产"的天数。此期间，孕妇更加敏感，很容易受到别人拒绝、无礼的伤害，面对婴儿的出生产生忧虑和期盼，一方面害怕，担心分娩的过程，但另一方面会期盼见到自己的宝宝，她会为婴儿出生做最后准备。如花许多时间来为孩子取名等。

（四）幻想

孕妇的幻想较多。在妊娠初期，多在努力想象胎儿的形状以及胎儿所处的环境；也有母亲对怀孕会产生一些不正常的幻想，如将胎儿看成已长大的孩子，而期望孩子实现她自己的理想和野心，所以常幻想"我希望他像父亲一样是个优秀的运动员""我希望女儿拥有一双灵巧的手，以后成为钢琴大师""我要他将来读医学院校成为医生"等。也会幻想当自己是一个孩子的母亲时是什么样的情况。到了妊娠末期，幻想的东西会较前期更为真实且实际，且多伴随着担心、焦虑和害怕，如害怕未来的宝宝可能会像小动物"全身毛毛的"，甚至幻想胎儿是个"断手断脚"或为"不正常有缺陷的小孩"。越接近分娩，孕妇的幻想越多，如幻想分娩遭遇危险和伤害，以及害怕胎儿会因分娩而不安全。

研究显示，妊娠末期，一个初产妇应该至少有三种不同白日梦式的幻想，可帮助她准备确认成为一个母亲的角色。第一，孕妇会幻想自己要如何做好一个妈妈的行为；第二，她想象做一个母亲的应有的特殊品质是什么，该给予胎儿爱、温暖、亲密等；第三，幻想未来生活发生变更，如何调适自己角色上的改变等。

（五）自省

一个非常活泼开朗的妇女在妊娠后，可能会对以前所表现从事的活动失去兴趣，喜欢独处或独立思考，这种状态有助于她更好地计划准备，以应对妊娠和分娩，接受新生儿的到来；也有孕妇妊娠后由精神内向转向为精神外向，变得比以前活泼开朗了，喜欢告诉别人自己怀孕了，证明自己具有女人能力，随妊娠期的发展，而更表现出"孕味"来。但这些自省行为也会使她的丈夫或亲友感到窘迫，一时不可接受从而影响家属、亲友的人际关系，影响孕妇的心理健康。所以，妊娠早期夫妻双方应与健康服务人员共同讨论妊娠过程中可能出现的一系列不适和可能产生的心理改变，并制订计划加以应对。

（六）情绪波动

大多数孕妇的情绪波动很大，易于激动，很敏感，她们可以因极小的事情而产生强烈的情绪变化，突然生气、哭泣，追问其原因时，又很难说出理由，这常常使其丈夫和家属感到困扰和不知所措，只好漠视。这种情形会让孕妇觉得家人不支持、不体贴、不爱她，从而严重影响夫妻的感情。如果孕妇的亲属能够理解这种情绪波动是属于妊娠期特有的心理反应，则能帮助孕妇很好地应对，不至于成为妊娠期的压力来源。

（七）身体形象与界限改变

妊娠期间，由于胎儿逐渐成长造成孕妇身体显著的变化。随着妊娠的发展，孕妇觉得需要更大的身体空间，所以同时体验到身体形象和身体界限的改变。所谓身体形象是指个人对自己身体的看法，而这与个人的态度、感觉、认知、外在所处的文化、环境以及爱人的态度等因素有关。身体界限是身体形象的另一层面。身体界限是指个人了解自己身体界定的范围，并可划分出自己与其他人或物体之间的关系。身体界限明显者，认为自己的身体是实在的，很容易与外界分开；相反，身体界限脆弱者，认为身体界限是容易被侵入且易受伤害的，觉得身体十分娇弱。孕妇在妊娠初期，身体形象改变不明显，但随着妊娠的进展，改变就越大，尤其到了妊娠晚期，开始产生了一些负面的感受，如有些孕妇觉得自己不再是个"迷人的女人了"；相反，有些初产妇则对自己身体形象的改变表现得非常正向，而且还引以为傲。

身体形象的改变本是正常的，但却是孕妇很大的压力来源。尤其在妊娠晚期，若孕妇无法接受自己的身体改变时，很可能产生沮丧、悲观心情，严重影响孕妇的正常心理改变，最后影响她们适应母亲角色，对母子均不利。

（八）为人母的心理责任

妊娠期妇女为保持其自身和家庭的完整性，更好地迎接家庭新成员的到来，必须承担四项主要的心理责任，这些责任的完成是母亲角色的正确获得、良好母子关系建立的基础。

1. 确保自己与胎儿安全地度过妊娠期和分娩期

孕妇首先要确保自己与胎儿的安全，否则她无法承担其他的心理责任。为了确保自己与胎儿的安全，她会寻求良好的产科照顾及阅读有关的书籍。遵守医生的指示或建议，使整个妊娠保持最佳的健康状况，如她会遵守医生的药方补充维生素、摄取均衡营养以及给予自己足够的休息与睡眠等。另外，孕妇在不同的妊娠期，其所承担的心理责任均不同，在第一妊娠期孕妇通常会先考虑自己的健康情形，"我真的怀孕了吗？还是生病了？"而到第二妊娠期时，孕妇渐渐觉得胎儿成为自己生命的一部分，开始意识到要去保护它，且开始做产前照顾的一些准备，到了第三妊娠期，往往会考虑到自己和胎儿的安全性，寻求有关分娩的知识，害怕分娩及分娩时所发生的一切，总担心自己与胎儿是否能安全度过分娩等。

2. 寻求他人对孩子的接受

孩子的诞生对原来存在的家庭关系和亲友关系都会带来改变，而这种改变需要不断的心理调适，才能变得完全接受。妊娠初期，孕妇可能会表现为不情愿接受"妊娠"这一事实，但随着妊娠的进展，孕妇真实地感受到"孩子"的存在，如出现胎动等，孕妇便逐渐接受了自己的孩子，并努力寻求他人对孩子的认可和接受，总是希望"孩子"是每一个家属和亲友所接受和欢迎的。在这一过程中，配偶对孩子的接受程度对孕妇影响很大。

3. 寻求他人对自己母亲角色的认可

随着孕妇对孩子的接受，她开始想象着自己的孩子，希望赶快结束妊娠，显示出对孩子的关爱，并学习如何承担母亲角色，学习护理婴儿技术，并争取更多的哺育教导、更多的社会支持等。此时，应帮助孕妇树立自信心，促进其更好地承担母亲角色。

4.学习为孩子而奉献

孕妇承担母亲角色后开始学习，学习怎样给予孩子更多的营养、教育和关爱，并为孩子而忽略或推迟自身需要的满足，将孩子的需求放在第一位。在这段时期，她特别需要丈夫及家属的支持和关心，来减轻她所承受的生理和心理的负担。

二、准爸爸的心理变化

由于妊娠并未发生在男性身上，所以准爸爸的心理变化很少引起人们的注意。其实妊娠、生产及为人父母对男性而言，也同样面临着极大的考验，情绪上的需求同样需要被满足和引起人们关注。

得知妊娠后，准爸爸的主要心理变化是确认妊娠。通常父亲的接受过程会比母亲缓慢。如果妊娠是计划中的，准爸爸的表现是非常兴奋的，而且非常骄傲的，因为妊娠证实了他们男性的特质；相反，若妊娠不是计划中的，准爸爸则会表现出震惊和失望。无论妊娠是否是期望中的，多数的准爸爸都或多或少会在心理上产生压力，甚至出现和孕妇类似的生理反应，如恶心、呕吐、食欲缺乏、紧张焦虑、失眠及情绪波动等。此时由于孕妇的外观尚未有明显的改变，也未出现胎动，所以准爸爸无法体会孕妇的心情，也未能真正理解妊娠过程。

随着妊娠的进展，准爸爸逐渐适应现实并接受胎儿。开始因未看到确实妊娠的证据，准爸爸尚未专注于与胎儿建立情感的联结，造成夫妻双方会有心理认知的距离。

妊娠至 25 ~ 30 周时，准爸爸会开始定位自己，逐渐接受胎儿出生到将成为父亲的角色。并对配偶妊娠的进展感到骄傲，同时会对配偶表现出关怀及负起保护配偶的责任。随着生产日期的临近，他会越来越担心生产时伴侣及胎儿的安全。至此，准爸爸已能确定自己父亲的角色，且实际参与配偶的生产过程。

第四节　妊娠期妇女的全程护理

妊娠期间，良好的护理可以维持孕妇和胎儿的健康，并有效地预防各种并发症。

一、妊娠早期

（一）自我护理

1.个人卫生

包括外阴清洁、乳房护理、沐浴、口腔卫生等。

（1）外阴清洁：妊娠期由于激素的作用，阴道分泌物增加，外阴部充血、水肿，孕妇常感到不舒适，甚至在炎热天气时可有不佳气味，使孕妇尴尬，并容易发生泌尿系统、生殖系统的感染。护理人员进行指导时，首先向孕妇解释分泌物增多的原因并给予心理支持，鼓励孕妇保持外阴清洁卫生，以清水淋洗，每天 1～2 次，便后使用清洁卫生纸，并从前向后擦干净。勤换内衣裤，内裤应采用透气性、吸水性好的棉质布料。白带过多可使用小型卫生棉垫。教导孕妇若发现阴道分泌物颜色、性质、气味改变或有异臭时应就医处理。

（2）沐浴：妊娠期新陈代谢旺盛，孕妇的汗腺皮脂腺分泌增多，白带亦增多，应经常洗澡，以保持清洁、舒适，且促进血液循环及皮肤排泄作用，而具体次数可依季节和个人习惯而定。孕妇应尽量采用淋浴方式，以减少污水经阴道逆行感染的机会，淋浴水温不宜过高或过低，淋浴时间也不宜过长，并注意保持浴室内通气，同时应注意保持自身平衡，地面置防滑垫，以防跌倒。

（3）口腔卫生：怀孕后由于体内激素水平的改变，易造成牙龈肿胀及出血，又加上唾液分泌的增加，食物残渣等更易堆积填塞在牙缝、牙齿边缘，造成细菌感染发炎。应指导孕妇保持良好的口腔卫生习惯，饭后及临睡前选用软毛牙刷仔细刷牙，如孕妇喜甜食，应选择迅速溶解的甜食，并在进食后刷牙或漱口，且应教导孕妇正确刷牙方法。如有牙病，应及早就医，以免因口腔及牙齿疾患影响进食而导致营养不良，或细菌经血液循环传至身体其他部位而引起疾病。在就医时，应告知牙科医生，目前为怀孕状态，避免接受 X 线等有害辐射。

（4）乳房及乳头护理：怀孕后，乳腺发育，乳房胀大，上衣不宜过紧，胸罩大小应适中，且具有一定的支托力，同时注意乳房和乳头的清洁卫生。

2. 安全

妊娠期尤其是早期的安全性在于孕妇一定要避免接触有害物质，如有毒的化学物质、放射性物质等。

（1）饮酒：孕妇即使是中量、少量饮酒，均可对胎儿产生毒害。如果孕妇每月饮酒 60mL，血中酒精浓度则可致胎儿贫血、四肢及心血管缺陷，并可出现胎儿低体重、身体短小、智力低下等。

（2）吸烟：孕妇吸烟可引起流产、早产、死胎及低出生体重儿增加。实验已证明，胎盘异常的发生率与孕妇吸烟的数量成正比，而胎儿体重则与吸烟的数量成反比，孕妇吸烟，其新生儿体重平均下降 200g。吸烟母亲的新生儿健康状况和儿童的智力水平，也不如不吸烟母亲的孩子，因烟草可产生一氧化碳、烟碱，使血管收缩，从而减少了胎盘循环血量，导致胎儿、胎盘缺氧。患妊娠期高血压疾病时，吸烟可使围生儿死亡率高 3 倍。吸烟越多，畸形儿发生率也越高，因此孕妇及家属均应停止吸烟，并尽量避开多人吸烟的公共场所。

3. 孕期用药

因为药物均会产生或多或少的不良反应，所以孕期一般尽量少用药物，但是妊娠出现并发症时，必须用药治疗。因此，孕期用药应注意两方面的问题。

（1）避免滥用药物：很多药物可以通过胎盘影响胚胎及胎儿发育，对胚胎及胎儿产生毒害，表现出致胎儿畸形和致癌作用。孕期用药要慎重，特别是妊娠初期前 2 个月，是胚胎器官形成时期，更应注意。致癌作用的药物多为雌激素类，如己烯雌酚可导致用药后所生女婴在 14～24 岁发生阴道透明细胞癌。致胎儿畸形的药物取决于药物的毒性、胎儿体内的血药浓度和用药时间，在早孕期，胎儿器官在分化阶段，某些药物（如抗早孕反应药、保胎药、一些抗感染药或避孕药等）使正处于高度分化、发育形成的某些器官细胞受损而导致流产、畸形、功能异常。此外，使用药物的方法不当，剂量大，时间过长，亦可给胎儿带来危害。因此，孕妇用药要慎重，需在医生的指导下合理用药，计划妊娠的妇女在停经后应尽早检查，以确定是否怀孕并决定以后用药方案。

（2）积极配合治疗性用药：目前存在一种倾向，即孕妇因担心药物对胎儿的不良影响，通常避免所有用药，甚至有并发症者，也拒绝必要的药物治疗，以致病情加重，严重影响母儿健康。此时，护理人员有责任帮助孕妇纠正错误观念，告知药物的药理和代谢机制，共同协商，权衡利弊，正确对待治疗性用药，必要时积极配合，在医生的指导下合理用药，以免贻误治疗时机，给家庭及母子带来不良后果。

4. 工作

健康孕妇怀孕后可胜任一般工作，但应指导孕妇在工作中注意工作强度，避免超过身体负荷，不宜攀高、抬举过重物品，不挑担过重物品，勿撞击或重压腹部。而对于事业心强、工作繁忙的妇女，更重要的是指导她们如何自我保护，并抓紧时间休息。大多数孕妇工作至怀孕 7 个月，也有工作至分娩者。同时应调离危及孕妇本身及胎儿健康发育的工作，如需接触化学物质及放射性物质、需长时间站立或必须保持身体平衡的工作。

5. 妊娠并发症的征兆

早期妊娠最常见的是阴道流血。只要是阴道流血，无论症状多轻微都应先保持安静，躺下休息并及时联络医生，避免下床走动和做家务。妊娠早期出血最主要的原因是先兆流产、葡萄胎或异位妊娠。妊娠早期有不明原因的单侧腹痛而伴有面色苍白、恶心、呕吐等症状则须怀疑是否为异位妊娠。

（二）早期妊娠的护理问题

1. 恶心、呕吐

（1）相关因素：发生原因尚不明了，较多的说法认为是与妊娠期体内 hCG 增加有关，另有人认为是妊娠期糖代谢改变，使血糖降低所致；还有人认为与心理因素有关。

（2）主要表现：约有 50% 以上的孕妇在妊娠早期有不同程度的恶心现象，部分出现呕吐，多以晨起时明显，亦有全天频发者。

（3）护理措施

①对孕妇恶心、呕吐程度进行评估，如出现严重呕吐现象，即孕妇无法将摄入的水或食物保留在胃内，导致脱水、少尿、酮体堆积等，则应立即送医院行矫正脱水及补充

必需营养的治疗。

②提供愉快、轻松的进餐气氛，保持环境温馨。

③增加葡萄糖的摄取：摄取含有大量糖类的食物，味道不要太浓且温度适中是解决恶心的最好办法。

④提供少量多餐的饮食。

⑤精神上的鼓励和安慰等心理支持，也有助于缓解症状。

（4）健康指导

①食用清淡食物，避免油腻、干炸的食物。

②多吃蔬菜、瓜果，避免空腹，避免低血糖的发生。

③晨起吃些水分较少的食物（如饼干等），采取少量多餐方式。

④保证休息，睡眠充足，减少疲劳。

2. 尿频

尿频症状多出现于两个时期：妊娠初期，子宫增大，压迫膀胱所致，加上骨盆腔血流供应增加，也刺激膀胱排空次数增多；妊娠后期，胎头入盆时，尿频症状又重复出现，甚至在孕妇咳嗽、打喷嚏时，可能有尿液外溢。在妊娠中期，渐渐胀大的子宫超出骨盆腔使尿频症状改善。

（1）向孕妇解释出现症状的原因，告知有尿意时应排空，不宜憋尿，使其理解此症状为妊娠的正常反应，可待其自然恢复。

（2）减少睡前液体摄入量，以减少夜尿频繁现象而避免影响睡眠，但并不是减少液体总入量来解除尿频，以免影响机体代谢，可在白天增加水分入量。

（3）提肛运动，训练盆底肌肉的收缩功能，从而增强排尿控制能力。增加腹压尿液外溢时，使用护垫。妊娠结束后此症状通常会自行消失，如因会阴肌肉过度松弛所致，产后仍会存在，则应转入泌尿科处理。

3. 阴道分泌物

妊娠时阴道黏膜和子宫颈腺体受激素浓度变化的影响，使血流增加，黏膜变软、增生变厚，脱落细胞增多，阴道上皮糖原含量增加，子宫颈黏液分泌旺盛，分泌物增多，这些生理的变化造成阴道分泌物增多。通常这种分泌物的颜色应仍呈清澈、白色，含有黏液及脱落的阴道上皮细胞。同时阴道酸碱度降低，导致某些微生物易于滋生。

（1）对阴道分泌物过多的孕妇，应全面检查，排除滴虫、真菌及其他感染，并针对原因给予处理。

（2）保持外阴部清洁，穿棉质透气吸汗的内裤，避免用尼龙料内裤及裤袜，以免影响散热及吸水性，而加重症状。

（3）每次排尿后用温水清洗外阴部，不可做阴道灌洗以免改变正常的阴道酸碱值。

（4）使用卫生护垫并随时更换。

二、妊娠中、晚期护理

随着妊娠的进展，到了妊娠中、晚期，由于胎儿的生长发育，母体的负担逐渐加重，孕妇更应注意休息、睡眠、活动及采取相适应的姿势。妊娠期各种并发症较多地发生在妊娠中、晚期，此时胎儿的器官逐渐发育，因此还需注意监测胎儿的发育情况及有无并发症的发生，而妊娠期孕妇的自我监护往往是早期发现妊娠期并发症的重要手段之一。

（一）自我监护

妊娠中、晚期自我监护内容主要包括胎儿和母体两方面，其中母体的自我监护主要是早期发现多种并发症的征兆；胎儿方面的监护主要是胎动的自我监护，当然还有胎心音的监护。

1. 胎动计数

胎儿在子宫内的活动称为胎动，胎动是表示子宫内生命存在的象征，是胎儿情况良好的表现。孕妇于孕 18～20 周时开始觉得有胎动，正常情况下，每小时动 3～5 次，妊娠周数越多，胎动越活跃，但至妊娠末期渐渐减少。数胎动是自我监护胎儿情况的一种重要手段，如胎儿有宫内窒息，可出现胎动异常，胎儿在缺氧早期的躁动不安，常表现为胎动活跃，胎动次数增加。而当缺氧严重时，胎动逐渐减少。孕妇自妊娠 30 周开始，每天早、中、晚各数 1 小时胎动，每小时胎动不低于 3 次，反映胎儿情况良好。如将 3 次的胎动次数相加的和乘以 4，即得 12 小时的胎动总数。如 12 小时的胎动总数在 30 次或 30 次以上，反映胎儿的情况良好，如下降至 10 次以下，多数为胎儿在子宫内缺氧，须及时到医院就诊，进一步检查诊断，并采取措施。孕妇数胎动时思想要集中，静坐或卧，以免遗漏胎动感觉，每次均应做好记录。

2. 乳房及乳头护理

进行乳房和乳头护理的目的是：

（1）清洁乳房和乳头。

（2）强韧乳头，预防产后哺乳造成乳头皲裂。

（3）矫正凹陷的乳头。

（4）适当按摩乳房以利产后乳汁产生并使输乳管、输乳窦开放，有助于减少产后乳汁充盈。

自妊娠第 6 个月开始，每天用温水清洗乳头及皮肤的皱褶处，以除污垢，用软毛巾轻轻擦干，以手指揉捏乳头 2 分钟，以增加乳头皮肤的韧性，防止哺乳时发生皲裂而感染。如乳头扁平或凹陷，可于擦洗时用手捏住乳头根部轻轻向外牵拉，久之可助乳头凸出，以利于婴儿吸吮。如有痂垢不易洗掉，可涂些消毒的植物油将污垢浸软，再用热水洗净，不可用手抠痂垢，以免抠破皮肤引起感染。有流产及早产先兆时慎重刺激乳头。

3. 维持正确的体位

随着妊娠的进展，孕妇的腹部逐渐膨隆，尽管孕妇本身会努力去适应这一变化，但好的体位可以帮助孕妇适应并减少妊娠不适感。正确的体位是：

（1）坐位时：椅子应稍矮，以使双脚能着地，最好膝关节能高于髋关节，后背紧靠在椅背上，必要时可在腰部放一小枕。

（2）站立时：将身体重心放到脚跟，两脚分开约30cm，以保持身体平衡，尽量避免长时间站立，如不可避免，应在一只脚下垫一矮脚凳，并不断更换。

（3）行走时，上身保持直立，双肩放松，一旦感觉疲劳，要马上停下来，找身边最近的凳子坐下歇息 5 ~ 10 分钟。

（4）当拾取地面上或近于地面的物品时，一只脚慢而轻向前一步，屈膝，下蹲，把身体的重量分配到膝盖上，除非必要，尽可能地避免俯身弯腰的动作。

4. 休息与睡眠

随着时间的推进，孕妇身体负担越来越重，容易疲劳，需要充足的睡眠和休息时间。一般孕妇每晚应有 8 ~ 9 小时的睡眠时间，中午应有 1 ~ 2 小时午休。除能消除疲劳外，也可防止妊娠并发症的发生。孕妇卧床休息和睡眠时，宜取左侧卧位，下肢放松自然屈曲，腿间可垫软枕，这样可以避免增大的子宫压迫腹主动脉和下腔静脉，以保证子宫胎盘有足够的血液灌注，为胎儿创造较好的宫内生长环境；同时，下腔静脉血回流通畅，可减轻下肢水肿，这种姿势有助于肌肉放松，还利于减轻疲劳。还应注意睡眠时保持环境安静，室内空气清新流通。

5. 产前运动

适当的运动可以促进血液循环，增进睡眠和食欲，促进身体舒适，促进新陈代谢，并可强化肌肉，增强产道弹性，为分娩做准备。因此，孕妇应进行适当的运动。但妊娠期间由于松弛素的作用，孕妇关节、韧带连接部都较松弛，因子宫较大，身体前倾，保持身体平衡较非孕期困难，孕妇应避免过度屈曲和伸张，不要进行任何需要跳跃、旋转或迅速改变方向的活动。其中，散步和体操运动是最佳的运动方式。孕妇进行运动首先要征求医务人员的意见，根据孕妇自身及胎儿健康状况，来选择运动方式和运动强度。一般说来，健康孕妇运动时间以每周 3 次为宜。每次运动时间不宜过长，每次运动 10 ~ 15 分钟后休息 2 ~ 3 分钟，再进行下一个 10 ~ 15 分钟的运动。最好保证运动后心率不超过 140 次 / 分，如超过 140 次 / 分，则应休息至心率恢复至 90 次 / 分以下，再进行运动，如心率不能恢复，则应降低运动强度。运动后一定要注意水分和能量的摄入补充。同时，运动时应选择合适的乳罩以支托乳房，防止乳房下垂。运动强度以不感到疲倦为度。在运动中，如突然出现阴道流血、呼吸短促、头晕、麻木、任何形式的疼痛、胎动减少以及每小时宫缩超过 4 次时，均应立即停止运动，静躺下来，并迅速报告或联络医务人员，进行适当的检查、处理。

（1）腿部运动：双手扶椅背，一腿固定站好，另一腿转动 360°；待动作复原后，换另一腿做同样练习。每天早晚各做 5 ~ 6 次，怀孕任何阶段均可。此运动可增加骨盆肌肉的弹性，促进分娩。

（2）腰部运动：双手扶椅背，吸气时脚尖立起、抬高身体、挺直腰部，手臂用力将身体重量集中在椅背上，然后慢慢呼气，放松手臂，恢复站姿。怀孕 6 个月开始，每天早晚各做 5～6 次。此运动可减轻分娩时的腰痛感，并可增加阴部和腹部肌肉弹性。

（3）双腿抬高运动：平躺仰卧，双腿抬高靠墙，尽量与身体垂直，维持 5～6 分钟，放下，再反复数次。可促进下肢血液回流，预防静脉曲张，并可增加阴道及会阴部肌肉的伸展与收缩能力。怀孕任何阶段均可进行。

（4）盘腿坐式：可锻炼腹部肌肉及关节处韧带的张力，防止妊娠晚期子宫压力引起的痉挛；使大腿内侧肌肉强劲有力，并伸展会阴部肌肉。

①双腿交叉盘坐。平坐，两腿前后平行放好，不得交叠，背部放松。开始以 2～3 分钟为宜，渐增至 10 分钟。

②盘坐运动。盘坐后，两足底并拢，尽可能靠近躯体，双膝分开，双手放在膝盖上，利用手臂力量慢慢下压膝盖，然后放松。提示：妊娠 3 个月开始练习，每天 1 次，每次 5～30 分钟。

（5）腿部肌肉伸展运动：平卧仰躺，一腿伸直，另一腿稍曲，将伸直的大腿收缩再放松，两腿交替。怀孕任何阶段均可进行，每天数次，减少腿部的痉挛及麻痹。

（6）腰部肌肉运动：四肢伏地，双手沿肩垂直，支撑头部及上肢，双膝跪平与肩同宽，吸气时头部上仰脊部低下，呼气时头部下垂脊部高起，每天至少 5 次，怀孕 6 个月后开始练习，收缩腹部及背部肌肉。

（7）背部与臀部运动：平躺仰卧，双膝弯曲，两腿分开与肩同宽，利用足部及腰背部的力量将背部与臀部抬高，然后放下，反复 5 次，怀孕 6 个月后开始练习。

6. 衣着

孕妇衣着应宽大舒适，腰部不要束得太紧，以免影响血液循环及妨碍胎儿活动。天暖时，着短衣裙，使较大面积皮肤晒到太阳，吸收紫外线，促进体内维生素的生成，有助于钙的吸收。孕妇不宜穿高跟鞋，以免引起身体重心前移，腰椎过度前凸而导致腰背疼痛，以选择低跟（2～3cm）、宽头、软底鞋为宜，并注意鞋应合脚，底有防滑纹，行动时更安全舒适。还可以选择特制的腹带以支撑腹部。

7. 妊娠中、晚期并发症征象

（1）头晕、目眩：妊娠中、晚期可发生妊娠期高血压疾病，而头晕、目眩是妊娠期高血压疾病的自觉症状，如有发生，孕妇应注意休息，并到医院就诊，得以控制。

（2）阴道流血：到了妊娠中、晚期，阴道流血的主要原因是前置胎盘和胎盘早剥。一旦孕妇发生阴道流血，不论量多少，均应引起高度警惕，先躺下休息，再及时报告医生或到医院就诊，进一步明确原因，得到相应的治疗和护理。

（3）胎膜早破：胎膜早破就是临产前胎膜自然破裂、孕妇感觉羊水自阴道流出。胎膜早破的原因有：

①子宫张力过大，常见于多胎妊娠或羊水过多。

②胎位异常，如横位。

③腹压急剧增大，如咳嗽、便秘等。

④机械性创伤，如性交、手淫等。

⑤其他，如宫内感染等。一旦怀疑胎膜早破，孕妇应立即平卧，如可能应及时听胎心音，并立即送医院就诊。

（4）体重：妊娠中、晚期体重增加每周应不少于0.3kg，不大于0.5kg。孕妇可自行监测体重，如体重增加过快，应考虑有无水肿或羊水过多；如增加过慢，应考虑有无宫内发育迟缓发生。

（5）寒战、发热：寒战、发热是感染的症状，一有发生就应警惕宫内感染的发生。宫内感染是一种对母体和胎儿都很严重的并发症，应予以高度重视。但也可能是因为胃肠道或肺部感染所致，所以孕妇不要自作主张地判断和用药，以免造成不良后果，应及时就诊和治疗。

（二）妊娠中、晚期的护理问题

1. 足踝部水肿

（1）相关因素：妊娠后盆腔血液回流到下腔静脉的血量增加，增大的子宫又压迫下腔静脉，使下肢静脉血液回流不畅。

（2）主要表现：大多数孕妇易发生足踝部水肿，而长期站立或坐位会加剧水肿，长期水肿可能会导致静脉曲张。如水肿合并高血压、蛋白尿，则属于病态。

（3）护理措施：孕妇一旦出现足踝部水肿，应做较全面的体格检查，以排除妊娠高血压疾病。嘱其避免长久站立或坐位，指导她们做足背屈曲运动，以收缩肌肉，促使血液回流。在休息和卧位时，注意抬高下肢，以促进静脉血液回流，同时避免摄取含高盐分的食物。

2. 胃部灼热感

孕妇常在妊娠末2个月时有胃部灼热感。

（1）相关因素：主要是因为子宫底升高，压迫胃部使胃内压力升高，再加上贲门松弛致使胃内容物反流至食管下段，甚至口腔，引起胃液反流性食管炎。

（2）主要表现：常在进食后出现食管烧灼感，有时会反吐酸水。

（3）护理措施：护士向孕妇解释清楚后指导其预防方法，避免过饱和睡前饮食，饭后勿立即卧床，避免摄入过多脂肪、油炸、产气食物及辛辣食物，进餐时勿饮大量液体，注意少量多餐。若有酸水逆流至口腔，宜执行口腔清洁，还可以遵医嘱服用氢氧化铝、三硅酸镁等制酸药物。

3. 失眠

孕妇除了易觉疲倦外，还常出现失眠现象。

（1）相关因素：子宫增大腹部受压，不易找到舒适卧姿；妊娠后期不规律宫缩、胎动及夜尿增多。

（2）护理措施：提供舒适安静的睡眠环境，按时熄灯，避免大声喧哗；睡前避免摄取过多液体；穿宽松及吸汗的棉质衣裤；避免观看刺激性的书刊或影片；采用侧卧姿势，并以软枕垫撑腹部，减轻宫缩胎动造成的不适。

4. 便秘

便秘是孕妇的常见症状。

（1）相关因素：与孕期肠蠕动减缓、肠张力减弱、液体入量少及缺乏户外活动有关。由于子宫及胎先露部的压迫，也会感排便困难。

（2）护理措施：预防便秘发生至为重要。增加含纤维素的食物、水果以及流质食物的入量，养成每天定时排便的习惯；晨起饮一杯冷开水也有助于预防便秘的发生；食用香蕉是预防、治疗便秘的非药物疗法；必要时口服缓泻剂，如睡前口服双醋酚汀 5～10mg 或酚酞 1～2 片，或用开塞露、甘油栓，但禁用峻泻剂，以免引起流产及早产，且切勿养成依赖药物的习惯。

5. 痔

于妊娠晚期多见或明显加重。

（1）相关因素：由于妊娠期盆腔内血管分布增多，增大子宫的压迫，阻碍了静脉回流，静脉内压力增高引起曲张所致。

（2）主要表现：妊娠期痔的发生、发展及症状均明显，疼痛、出血较为常见，痔静脉血栓形成时将更严重。

（3）护理措施：护士应指导孕妇预防痔的发生和加重，指导孕妇摄取足够的液体和高纤维素食物，定时排便和增加身体运动以减少便秘的发生。而在妊娠中、后期宜多卧床休息，取侧卧位可以减轻对下腔静脉的压迫，有助于症状的缓解，躺着时可将臀部稍微抬高，以利骨盆腔及直肠肛门部血液回流。若已形成痔，应服缓泻药剂软化大便，局部热敷后涂 20％鞣酸软膏或痔疮膏，将其轻轻送回肛门内，其后宜避免便秘、提重物，并保持软便或排便通畅以避免和加重症状。如发生血栓疼痛剧烈时，可用肛门栓剂，治疗无效时应手术切开、清除栓子。通常分娩后痔可缩小，症状消失，如分娩后痔症状仍严重，或有长期出血，致失血性贫血等，应转入外科给予手术治疗。

6. 下肢、外阴静脉曲张

（1）相关因素：妊娠子宫增大，压迫下腔静脉，下肢及会阴静脉回流缓慢，血液淤积，对静脉壁造成压力，而使静脉曲张；妊娠晚期，增大的子宫还可压迫骨盆腔的静脉和外阴部静脉，加重症状。有人认为发病与遗传因素有关。

（2）主要表现：发生静脉曲张后，可出现下肢肿胀不适或疼痛，易于疲劳，且在下午症状加重，长期站立可使病情加重。其发病率约为 20％，以经产妇多见，可发生于妊娠的任一期，严重者在妊娠 2 个月时即发病。

（3）护理措施：孕妇养成坐、卧时抬高下肢的习惯，或平卧于床上，抬腿成 90° 抵于墙壁，或侧卧；孕妇勿坐立过久，或于坐时一腿交叉搭于另一腿上，穿弹性裤或支持性裤袜，外阴用泡沫橡皮垫支托，有助于改善症状；严重者应完全休息。

7. 腿部肌肉痉挛

（1）相关因素：造成腿部肌肉痉挛的机制尚不完全清楚，可能因钙离子浓度降低，钙与磷比例失调引起神经系统应激功能过强所致，也可能因维生素 D 缺乏，影响钙离子吸收所致，也有人认为与脚部神经传导受胀大子宫压迫有关系。

（2）主要表现：孕妇于妊娠后期常发生腿部肌肉痉挛，以腓肠肌最常见，夜间发作较重，孕妇会在半夜中由于肌肉痉挛疼痛而惊醒。

（3）护理措施：当肌肉痉挛发作时，可做腓肠肌按摩，或让孕妇仰卧、屈膝，护士或家属一手自足底握足，一手扶住膝部，突然使其伸膝，同时使足背屈，即可缓解；做腓肠肌热敷理疗等，也可使症状缓解。注意增加孕妇饮食中钙和维生素 D 的摄入，局部保暖，或口服复合维生素 B 等，均可预防腿部肌肉痉挛的发生。

8. 腰背痛

（1）相关因素：由于妊娠子宫增大，向前凸出，孕妇为保持身体平衡而重心后移，肩部过度后倾，脊柱过度前屈，骨盆倾斜，背肌持续紧张；又因妊娠期体内松弛素增加使骨关节韧带松弛所致。

（2）主要表现：孕妇常感腰背部疼痛，或感下腰部、腰骶部疲劳疼痛，体质虚弱者尤甚，有人还会发生骶髂关节及耻骨联合处隐痛或压痛，行走活动时加重，严重者妨碍活动。

（3）护理措施：指导孕妇保持正确的坐、站、走路和提重物姿势，并矫正孕妇的错误姿势；定期做骨盆倾斜运动；避免穿高跟鞋，睡硬板床或较硬之床褥；弯腰、提重物或起床时避免过度伸张背脊，以免造成背部扭伤使疼痛加重；严重者应卧床休息；适当增加钙入量，进行腰骶部热敷，也有助于缓解症状。必要时应遵医嘱服用止痛药物。

9. 下腹痛

此处之下腹痛乃指子宫圆韧带牵扯造成的下腹痛。

（1）相关因素：子宫圆韧带位于子宫双角的前下方，向前向下延伸至两侧盆壁，再穿过腹股沟终端止于大阴唇前端，为维持子宫正常的前倾位置。妊娠后子宫的体积、重量均增加，并上升至腹腔，圆韧带亦相应伸展拉长，由于牵拉、承重的影响使孕妇感腹股沟处疼痛和不适。

（2）主要表现：腹股沟处疼痛和不适。

（3）护理措施：可应用托腹腹带，给腹部及松弛的关节扶托，可减轻疼痛和不适，也可在下腹部热敷以缓解肌肉紧张造成的牵扯疼痛。

10. 肋缘疼痛

（1）相关因素：由于子宫底的位置上升（尤以 36 周时），对肋缘造成压力，有时因胎儿活动频繁等原因所致。

（2）主要表现：多在妊娠晚期，肋缘双侧或单侧剧烈疼痛。疼痛多会自行缓解，至妊娠末期疼痛会更频繁，当胎头固定入骨盆时疼痛即消失。

（3）护理措施：当疼痛时，孕妇可托住疼痛部位，予以按摩，或者躺下休息均能减少压迫使疼痛减轻。

11. 仰卧位低血压综合征

（1）相关因素：孕妇在妊娠末期较长时间仰卧位时，由于巨大的子宫压迫下腔静脉，使回心血量减少，心搏出量减少所致。

（2）主要表现：血压降低，心率加快，面色苍白，出冷汗等。

（3）护理措施：指导孕妇避免长时间仰卧位休息，即可以预防仰卧位低血压综合征的发生。一旦发生，立即改为侧卧位，解除对下腔静脉的压迫，使回心血量增加，症状即会解除。

12. 贫血

孕妇于妊娠后半期对铁的需要量增多，单靠饮食补充不够，很容易造成贫血，护士应指导孕妇服用铁剂，如硫酸亚铁 0.3g，每天 1 ～ 2 次口服以防贫血。如已发生贫血，应查明原因，以缺铁性贫血最常见，治疗时给予硫酸亚铁 0.6g 或富马酸亚铁 0.2 ～ 0.4g，维生素 C 100mg，钙片 2 片，每天 3 次口服。

三、妊娠期性生活指导

妊娠早期由于早孕反应和乳房胀痛，以及雌激素分泌减少，孕妇的性冲动下降，但由于子宫供血量增加使得骨盆充血，阴部感觉加强，所以部分妇女在怀孕期间性欲增强，并首次体验到高潮，随着妊娠的发展，早孕反应逐渐消失，又不必担心妊娠，有些夫妻在妊娠中期的性生活会比非孕期和谐，但随着腹部的膨隆，性交姿势需要改变。但因为性交兴奋和机械性刺激引起盆腔充血、子宫收缩，可造成流产、胎膜早破或早产，且易于将细菌带入阴道而导致产前、产时和产后感染，故有学者指出在妊娠 12 周以内和 32 周以后应避免性生活。当然，妊娠期的性生活问题必须与夫妻二人共同讨论，解答双方的疑问，以使妊娠期顺利度过。

第五节　产前护理评估

进行全面细致的产前护理评估，是提高妊娠期护理质量的前提。理想的产前检查应从确诊早孕后开始，了解生殖器官及骨盆有无异常，检查心肺，测基础血压，测尿蛋白和尿糖。无异常者，应于妊娠 20 ～ 36 周期间每 4 周检查 1 次，36 周开始每周检查 1 次，共做产前检查 9 次。如为高危孕妇，应根据具体情况增加检查次数。

一、健康史

孕妇首次接受产前检查时，应进行较全面的评估，并注意收集下列资料，及时发现影响妊娠正常过程的潜在因素。

（一）一般资料

1. 年龄

年龄过小容易发生难产等；年龄过大，特别是 35 岁以上的初孕妇，容易并发妊娠期高血压疾病、产力异常等。

2. 职业

如系接触有毒物质、放射物质及高温、高噪声职业，在孕期应予调换。

（二）家庭史

夫妻双方有无遗传疾病、慢性病，如高血压、心脏病史，以及有无双胎史等。

（三）既往史

着重了解有无高血压、心脏病、结核病、肝肾疾病等病史，如有此类疾病，应注意了解发病时间及治疗情况。除此之外，还应了解手术和外伤病史。

（四）月经史及婚育史

1. 月经史

包括初潮年龄、月经周期、持续时间。记录方式为：初潮年龄持续时间、月经周期。例如，妇女初潮年龄为 14 岁，月经周期 28～30 天，持续时间为 4～5 天。同时还要了解每次月经的量，有无痛经，痛经的程度，以及末次月经日期，以便推算预产期。

2. 婚育史

初婚的年龄，丈夫的健康状况，孕妇本人的妊娠次数，流产次数（自然分娩、手术分娩、剖宫产），分娩的感受，既往妊娠、分娩、产期的经过，有无并发症及治疗情况等。

（五）本次妊娠情况

了解本次妊娠早期有无早孕反应及程度，病毒感染及用药史，胎动开始时间；妊娠过程中有无阴道流血、头痛、头晕、心悸、气短、下肢水肿等症状。

（六）与妊娠有关的日常生活史

应了解孕妇的日常生活方式、饮食类型、活动与休息情况、工作状况以及个人卫生习惯。

二、身体评估

（一）一般性检查

1. 身高、体重

注意发育、营养、身高等。若身高＜145cm，常伴有骨盆狭窄。测量体重每周增加不应超过 500g，超过者多有水肿或隐性水肿。所以，每次产前检查均应测量体重并记录，以便及早发现异常情况。

2. 生命体征

包括体温、脉搏、呼吸及血压。正常情况下血压不应超过 140/90mmHg，或与基础血压相比较不超过 30/15mmHg。

3. 全身系统检查

除按内科常规进行全身各系统检查外，重点了解孕妇营养、发育及精神状态；检查孕妇的心、肺功能有无异常；脊柱及下肢有无畸形；认真检查乳房发育情况。仔细观察乳房对称性，乳头大小，有无乳头凹陷、皲裂，注意聆听主诉，观察孕妇出现水肿的情况。如孕妇仅膝以下或踝部水肿经休息后消退，则属正常，但应及时发现异常情况。

（二）腹部检查

先向孕妇做好解释，让孕妇排空膀胱后仰卧于检查床上，暴露腹部，双腿略屈曲分开，腹肌放松，检查者站于孕妇右侧。

1. 视诊

观察腹部大小，有无妊娠纹、手术瘢痕及水肿。如腹部过大，应考虑是否双胎、巨大儿、羊水过多的可能。如腹部过小，应考虑有无宫内发育迟缓（IUGR）的可能。

2. 触诊

检查腹部肌肉紧张程度，了解胎儿大小、羊水情况及胎位等。

（1）测量子宫底高度、腹围：用软尺由耻骨联合上缘，经脐至子宫底测得的弧形长度即为子宫底高度；用软尺经脐中央、绕腹部一周测得的周径，即为腹围。子宫底高度和腹围的测量，主要用来评估胎儿大小及体重。胎儿体重＝宫高×腹围＋500。

（2）四步触诊法检查子宫大小、胎产式、胎先露、胎位及胎先露是否衔接。做前三步检查手法时，检查者位于孕妇右侧并面对孕妇。做第四步检查手法时，检查者则面向孕妇足端。

第一步：检查者两手置子宫底部，检查子宫外形并测得子宫底高度，估计胎儿大小是否与妊娠周数相符。然后两手指腹相对轻推，判断宫底部的胎儿部分，若为胎头则硬而圆，有浮球感；若为胎臀则较软而宽，形状不规则。

第二步：检查者两手分别置于腹部两侧，一手固定，另一手轻轻深按检查，两手交替，分辨胎背及胎儿四肢的位置。平坦饱满者为胎背，并确定胎背向前、向侧或向后；高低不平、结节感者为胎儿肢体，如胎儿肢体正在活动时则更易分辨。

第三步：检查者右手拇指与其他 4 指分开，置于耻骨联合上方，握住先露部，仔细判断先露是头还是臀，左右推动以确定是否衔接，如先露仍浮动，表示尚未入盆，如先露部不能被推动，则已衔接。

第四步：两手置于先露部两侧，向下深压，进一步确定胎先露及其入盆程度，如胎先露已衔接，头、臀难以鉴别时，可做肛门检查，以协助诊断。

3. 听诊

即听诊胎心音。胎心音在靠近胎背上方的孕妇腹壁上听得最清楚。枕先露时，胎心音在孕妇脐右或左下方；臀先露时，胎心音在近脐部上方听得最清楚；横位时在脐上、下方听得最清楚。听诊胎心音时要注意其节律与速度，并注意有无脐带血流杂音。当触诊确定胎背方向有困难时，可借助胎心音和胎先露综合分析判断胎位。

（三）骨盆测量

骨盆测量分为外测量和内测量，以了解骨盆大小及形态，判断胎儿能否经阴道分娩。

1. 骨盆外测量

虽不能直接测出骨盆内径，但从外测量各径线的比例中，可以对骨盆大小做出间接的判断。常用的径线有：

（1）髂棘间径（IS）：取伸腿仰卧位，测量两髂前上棘外缘的距离，正常值为 23 ～ 26cm。

（2）髂嵴间径（IC）：取伸腿仰卧位，测量两髂嵴外缘最宽的距离，正常值为 25 ～ 28cm。

（3）骶耻外径（EC）：取左侧卧位，右腿伸直，左腿屈曲，测量第 5 腰椎棘突下至耻骨联合上缘中点的距离，正常值 18 ～ 20cm。第 5 腰椎棘突下相当于米氏菱形窝的上角，或相当于髂嵴后连线中点下 1.5cm。

（4）出口横径（TO）或称坐骨结节间径：取仰卧位，两腿弯曲，双手抱双膝，测量两坐骨结节内侧缘的距离，正常值为 8.5 ～ 9.5cm。大于 8.5cm 属正常。如出口横径小于 8cm，则应测量出口后矢状径，即坐骨结节间径中点至骶骨尖端的距离，其正常值为 8 ～ 9cm。如出口横径加后矢状径之和大于 15cm，一般足月胎儿可以经阴道娩出。

（5）耻骨弓角度：用两拇指尖斜着对拢，放置于耻骨联合下缘，左、右两拇指平放在耻骨降支上面，测量两拇指间的角度即为耻骨弓角度，正常值为 90°，小于 80° 为异常。

2. 骨盆内测量

能较准确地经阴道测知骨盆大小，适用于外测量提示骨盆有狭窄者。测量时孕妇取膀胱截石位，外阴部消毒。检查者戴消毒手套并涂滑润剂，动作轻柔，一般在孕 24 ～ 36 周时测量为宜，太早阴道较紧，影响操作；太晚则容易引起感染。测量的主要径线有：

（1）对角径（DC，又称骶耻内径）：为耻骨联合下缘至骶岬上缘中点的距离，正常值为 12.5 ～ 13cm，此值减去 1.5 ～ 2cm，即为真骨盆入口前后径的长度，又称真结合径。方法是检查者将一手的食指、中指伸入阴道，用指尖触到骶岬上缘中点，食指上缘紧贴耻骨联合下缘，用另一手食指正确标记此接触点，抽出阴道内手指，测量此接触点到中指尖的距离，即为对角径，再减去 1.5 ～ 2cm，即得出真结合径值，真结合径的正常值为 11cm。测量时，若阴道内中指尖触不到骶岬，表示对角径值大于 12.5cm。

（2）坐骨棘间径（BD）：测量两坐骨棘间的距离，正常值约为 10cm。测量方法为一手食指、中指放入阴道内，分别触及两侧坐骨棘，估计其间距离。

还有坐骨切迹宽度检查，代表中骨盆后矢状径。

（四）阴道检查

孕妇在妊娠早期初诊时均应进行阴道内诊检查，以了解产道、子宫及附件情况，及时发现异常。妊娠 21 ～ 36 周时，应同时做骨盆内测量。妊娠最后一个月及临产前，应避免不必要的阴道检查，如确系必要，则应严格消毒，避免引起感染。

（五）肛查

可以了解先露部，骶骨的弯曲度，坐骨棘、坐骨切迹宽度及骶尾关节的活动度。

（六）辅助检查

除常规检查血象、血型和尿常规外，还应根据具体情况做下列检查。

（1）肝功能、血液生化学、电解质测定，及胸透、心电图、乙肝表面抗体等项目检查，以判断有无妊娠并发症发生。

（2）B 超：以了解胎儿发育情况，羊水量，胎盘附着位置，以及胎儿畸形等。

（3）对有死胎、死产、胎儿畸形史和患有遗传性疾病的病例，应检测孕妇甲胎蛋白值，并做羊水细胞培养进行染色体核型分析等。

三、心理社会评估

妊娠不仅会造成身体各系统的生理变化，而且孕妇的心理也会随着妊娠而有不同的变化，因此护理人员在提供妊娠期护理时，也应对孕妇进行心理社会评估，其主要内容包括：

第一，孕妇对妊娠的态度、看法及感受。

第二，孕妇有无异常心理反应，如过度焦虑、恐惧、淡漠、无法接受妊娠现实、行为不当等。

第三，孕妇的社会支持系统如何，并对家庭功能进行评估。

第四，家庭经济状况及生活环境的评估，其经济状况能否维持医疗、护理费用的支出和生活所需，家庭的生活空间、周围环境等。

第五，孕妇寻求健康指导的态度、动力及能力。

第六，孕妇及家庭成员目前所得到的实际健康知识情况。

四、护理问题

（一）体液过多、水肿

与妊娠子宫压迫下腔静脉，或水钠潴留有关。

（二）便秘

与妊娠引起胃肠蠕动减弱有关。

（三）知识缺乏

与不了解妊娠期保健知识有关。

（四）焦虑

与担忧自身及胎儿安全、害怕不能胜任母亲职责等因素有关。

（五）恐惧

与妊娠造成不适、分娩产生疼痛等有关。

（六）自我形象紊乱

与妊娠引起外形改变有关。

（七）睡眠形态紊乱

与频繁的胎动和子宫增大有关。

（八）性生活形态紊乱

与妊娠引起活动不便、性交姿势不便等有关。

五、护理处理

第一，帮助孕妇了解妊娠的正常生理性过程，如孕妇妊娠发生的生理上的改变；正确认识和应对妊娠中出现的各种不适和常见症状，如出现阴道流血，妊娠3个月后的恶心、呕吐，寒战、高热，腹部疼痛，头晕、眼花、胸闷、心悸、气促，液体自阴道流出，胎动计数减少等情况，及时到医院就诊；教导孕妇抚养孩子的知识和技能。

第二，健康教育。在这里特别提到胎教的重要性，目前应用较多的胎教方式有抚摸训练、音乐训练等。

第三，帮助孕妇树立起妊娠、分娩的信心，解除对妊娠和分娩的焦虑、恐惧心理。告知孕妇母体是胎儿生活的环境，孕妇出现的各种心理变化常常波及胎儿的发育。如孕妇情绪改变，可通过血液循环、内分泌系统的改变对胎儿的发育产生影响，若孕妇常常心理剧变、情绪不佳、焦虑、恐惧、紧张、悲观等，将直接引起胎儿脑血管收缩，脑血流量减少，进而影响大脑的发育，过度紧张、焦虑、恐惧常引起胎儿大脑发育畸形。大量研究还证明，长期受情绪困扰的孕妇，更易出现妊娠期、分娩期并发症，如严重焦虑时，可合并剧烈的恶心、呕吐，甚至早产、流产、产程延长或难产。因此，孕妇必须正确对待妊娠和分娩时出现的自然生理现象。

第四，对临近预产期的孕妇，应告知她们分娩先兆。一旦出现阴道流血伴规律宫缩，则为临产，应立即送往医院。如阴道内大量液体流出，嘱产妇平卧，由家属送往医院，以免脐带脱垂危及胎儿生命。

第五，指导孕产妇采取正确有效的避孕措施，使孕产妇了解到过多人工流产的危害性。值得注意的是，产后月经复潮之前，同样可能怀孕。

第九章　产科重症

第一节　妊娠期急性脂肪肝

妊娠期急性脂肪肝（AFLP）是一种罕见的但有潜在致命风险的妊娠晚期并发症，也被称作急性肝脏脂肪变性或急性黄色肝萎缩。根据研究，该病的发生率为1/15000～1/7000。既往的一系列报道显示母体及胎儿的死亡率分别高达75%和85%，但是近期越来越多的研究表明，早期识别和及时处理可以减少该病的发病率及死亡率。

一、流行病学

大部分的AFLP发生在妊娠晚期。通常在妊娠30～38周。一些患者在分娩之前不会出现明显的临床症状，妊娠中期的病例报道较罕见。AFLP缺乏具有流行病学依据的危险因素。母体的年龄及种族似乎都不是影响该病的因素，许多患者为初次妊娠。虽然急性脂肪肝往往在多次妊娠但无其他产科病史的女性中被诊断，并报道随后的妊娠也有复发。另外可能的危险因素包括孕育男性胎儿及多胎妊娠。

二、发病机制

AFLP的发病机制尚未完全阐明，但是线粒体脂肪酸氧化异常很可能充当重要角色。脂肪酸氧化（FAO）是骨骼肌及心肌的主要能量来源，这一过程主要发生在长期禁食、疾病或增强的肌肉活动中。肝脏的FAO同时在肝脏的中间合成起重要作用，并用在低血糖时为大脑合成替代的能量来源。

线粒体脂肪酸氧化通过一种合成蛋白即线粒体多功能蛋白（MTP）来完成，其由3种酶组成，其中之一为长链-3-羟酰基辅酶A脱氢酶（LCHAD）。因为其严重的临床并发症，人类MTP缺陷已经呈现为一个代谢病群体。无论是孤立的LCHAD缺乏或全部3个MTP酶的功能显著下降，都属于隐性遗传。大多病例报道指出，一些在最初的几个小时或几个月中表现出非酮症低血糖和肝性脑病的LCHAD缺乏患者，包括儿童在内，如果未经治疗，会导致昏迷或死亡。心肌病、慢性周围神经病变、骨骼肌病或突然意外死亡也有报道。

Schoeman及其团队首先提出复发性AFLP和同胞胎儿脂肪酸氧化紊乱之间的关系。两个胎儿均在6个月龄死亡。其他关于致病关系的报道紧随其后。在12个受影响的妊娠中，多个妊娠期脂肪肝孕妇的后代在产后诊断出纯合子LCHAD。母源性的杂合性随后得到证实。后来报道3个家庭的LCHAD缺陷均与妊娠合并急性脂肪肝相关。Ibdah报道80%

分娩后已证实存在 MTP 缺陷胎儿的孕妇往往妊娠期存在急性脂肪肝或 HELLP 综合征，其中的 3 个在前次妊娠中存在 AFLP。在接下来的前瞻性研究中，研究组发现约 1/5 合并 AFLP 的孕妇，其胎儿存在 LCHAD 缺陷。这些发现支持对 AFLP 孕妇所分娩的胎儿进行 MTP 缺陷筛查。产前诊断通过获取绒毛样本以识别有风险的孕妇。

三、临床表现

AFLP 的临床表现无特异性，常常表现为恶心、呕吐、厌食、心动过速和腹痛（表 9-1），症状可突然发生或持续 2～3 周时间。虽然肝脏的体积往往正常或变小，50% 的 AFLP 患者存在黄疸和右上腹或上腹疼痛。发热、头痛和瘙痒并不常见。50% 的 AFLP 的患者同时存在子痫前期症状，包括高血压、蛋白尿和水肿。一些患者仅表现为产科不适包括宫缩、胎动减少和阴道出血。

AFLP 的全身并发症缘于暴发性肝衰竭，包括脑病、急性肾衰竭、感染、急性胰腺炎、胃肠道出血、凝血障碍和至少轻度的低血糖。神经功能障碍早期就有表现，且应立即提醒内科医生 AFLP 的可能。症状可能从烦躁不安、精神错乱、定向障碍、扑翼样震颤、癫痫发作、精神错乱甚至完全昏迷。其他系统的影响包括呼吸衰竭，通常需要辅助通气，腹腔积液，因胃溃疡或 Mallory-Weiss 综合征导致消化道出血。

AFLP 相关的肾衰竭源于肾脏的脂肪浸润。肝肾综合征最终进展并导致少尿及急性肾小管坏死。反之近端肾小管的损伤导致对加压素的敏感性下降及一过性尿崩症。肾功能损害早期的实验室依据为血清肌酐水平的升高。尿酸和血尿素氮的浓度也会上升，同时尿胆红素及尿胆原出现。血清的电解质可以反映代谢性酸中毒，血糖低于 60mg/dL 提示肝糖原分解减少，轻度的低血糖常常被入院时输入葡萄糖溶液所掩盖。

几乎所有患有 AFLP 的女性都有凝血功能障碍的实验室证据，50% 的患者需要成分输血。肝脏凝血因子的合成功能损害导致凝血酶原时间（PT）及活化部分凝血活酶时间（APTT）延长。低纤维蛋白原血症、严重的抗凝血酶原Ⅲ缺乏及血小板减少症较常见。凝血因子Ⅷ的水平大多能准确反映凝血功能障碍的程度，且指标的正常能反映病情恢复。随着抗凝血酶原Ⅲ的降低，凝血功能异常往往在产褥期恶化。

表 9-1　妊娠期急性脂肪肝的症状和体征

症状	体征
恶心、呕吐	几乎均有
不适	很常见
腹痛	几乎均有，可能在位置和程度上有所不同
体征	几乎均有
高血压	几乎均有

症状	体征
水肿	少见
蛋白尿	很常见
黄疸	很常见
转氨酶增高	很常见，可能被使用糖影响，包括静脉用糖
低血糖	常见
凝血障碍	常见
尿崩症	常见，可能和氨水平有关。
脑病	几乎均有

血清转氨酶浓度通常轻度增加，通常在 $100 \sim 1000U/L$。胆红素水平是可变的，但一般超过 $5mg/dL$。碱性磷酸酶升高，但无助于诊断，因为胎盘也会产生该物质。血清白蛋白通常较低。血氨水平升高，由于降低了尿素循环肝酶利用率，血氨可预测感觉中枢的改变程度。升高的淀粉酶和脂肪酶应怀疑胰腺炎可能。分娩后 $4 \sim 8$ 周肝功能检查通常恢复到正常范围。

诊断 AFLP 的金标准仍然是肝活检。然而，当其他临床和实验室检查参数与诊断一致时，很少需要肝活检。将新鲜标本予以特殊脂肪染色剂染色，最常见的是油红，镜检显示肝细胞的细胞质充满无数液泡，使细胞肿胀，呈现为独特的泡沫外形。无数微小的液泡彼此由稀薄的嗜酸性细胞质隔离，不凝聚，形成一个大的液泡。与细胞质相反，细胞核位于中央并且是正常的大小和外观。

肝小叶中央部分的组织学变化最突出，外围薄薄的肝小叶结构通常是正常保留的，坏死和炎症不明显。子痫前期报道的门静脉周围的纤维蛋白沉积和出血坏死是非常明显的特点。黄疸发病后 3 周组织学变化特征就可呈现。

四、诊断

根据临床表现的高度怀疑与实验室检查是诊断 AFLP 的有效方法。

肝活检通常是没有必要的，或因为凝血功能障碍而无法进行。在鉴别诊断中最常见的是子痫前期和（或）HELLP 综合征、病毒性肝炎和胆汁淤积（表 9-2）。AFLP 和子痫前期和（或）HELLP 综合征的女性有血清转氨酶升高，血小板减少症或凝血障碍。然而，肝衰竭及黄疸在子痫前期及 HELLP 综合征中是罕见的。

一些权威人士认为，AFLP 和子痫前期可能同时发生。病毒性肝炎的诊断可通过病毒血清学检测快速判断。此外，肝炎患者血清转氨酶升高的水平远远超出那些 AFLP 的患者。妊娠期胆汁淤积症通常的临床表现与 AFLP、子痫前期或病毒性肝炎相比不明显。虽然在妊娠期胆汁淤积患者中，肝功能检查是异常的，但与 AFLP 或病毒性肝炎相比，胆红素和转氨酶的浓度通常要低得多，而这些症状和体征在典型的先兆子痫中很少出现。

超声、CT 和 MRI 往往在诊断妊娠期黄疸的原因上起重要作用。超声显示 AFLP 患者肝脏内回声变化。虽然并不具有特异性超声表现，也可以识别包膜下血肿、胆囊炎和（或）胆管炎。CT 和 MRI 检查诊断 AFLP 主要基于脂肪渗透肝脏导致密度降低。然而，两者较高的假阴性率限制了其用途。在临床实践中，诊断 AFLP 时，影像检查是重要但非必要的，影像学检查不应拖延正确的治疗。此外，一个正常的结果并不能完全排除 AFLP。

五、治疗

怀疑 AFLP 的患者，应在具备重症监护设备的地方住院，能得到全面支持治疗并能做终止妊娠的准备。既往所有发表的文献均报道及时终止妊娠可改善孕产妇和围产儿结局。大多数女性产后第二天的临床和实验室检查均可得到改善。没有病例报道 AFLP 患者在终止妊娠前病情缓解。因此，一旦诊断确立，等待观察的处理方式是绝对不恰当的。虽然推荐快速的终止妊娠，但 AFLP 并不是剖宫产指征。事实上，大多数 AFLP 患者发生出血性并发症是手术创伤的结果。只要有足够的产妇保健支持和胎儿监护，引产和阴道分娩是恰当的。即便如此，分娩时胎儿损伤是常见的，并且往往需要剖宫产。病情危重的女性不能耐受长时间艰巨的阴道分娩，所以分娩方式应当根据产妇和胎儿条件及宫颈成熟度的检查个体化考虑。

AFLP 患者麻醉选择是有限的。一般麻醉可进一步损害本已受损的肝脏，当凝血功能障碍时局部麻醉容易造成出血的危险。如果必须使用全身麻醉，吸入有潜在肝毒性（如氟烷）的药物应当避免。异氟醚是一个合理的选择，因为其很少有或没有肝毒性，并可以保持肝脏血流。硬膜外麻醉在大多数情况下可能是最好的选择，因为其保留肝脏血流，无肝毒性作用。椎管内的操作前先明确有无血小板减少症和凝血功能障碍。

表 9-2　妊娠期急性脂肪肝的鉴别诊断

妊娠晚期			
临床表现	恶心，呕吐，不适，脑病，腹痛，凝血障碍	不适，恶心，呕吐，黄疸，厌食，脑病	瘙痒，黄疸	高血压，水肿，蛋白尿，少尿，中枢神经系统兴奋
胆红素	升高	升高	升高	正常或轻度升高
转氨酶	轻度升高	显著升高	轻度升高	正常或轻中度升高
碱性磷酸酶	通常正常	轻度升高	中度升高	正常
组织细胞学	脂肪浸润，没有炎症或坏死	显著的炎症和坏死	胆汁淤积，没有炎症	炎症，坏死，纤维蛋白沉积
复发	有报道	不会	会	会

六、支持治疗

AFLP 患者的支持治疗应包括仔细监测有无进行性肝衰竭、低血糖和凝血功能障碍，患者应该在重症监护室得到监护，与经验丰富的内科医生共同协商处理重症患者。预防低血糖的恶化，并减少内源性含氮代谢物的产生，主要通过葡萄糖的形式每天提供 2000～2500cal（1cal=4.1868J）的热量。大多数患者需要给予超过 5% 的葡萄糖溶液，有时高达 25%，可通过静脉内给药或通过鼻饲胃管给药。在病情的急性期限制蛋白质摄入可导致含氮代谢物产生进一步降低。一旦临床症状明显改善，蛋白质的摄入量应逐渐恢复。除了极少数例外，任何需要肝脏代谢的药物应该禁止使用，可使用灌肠剂和（或）柠檬酸镁来促进结肠排空。通过每天口服 6～12g 新霉素可抑制肠道细菌产生氨。

血浆置换、血液透析、体外灌注和皮质类固醇都用于治疗暴发性肝衰竭，在传统处理无效的情况下可以考虑。对于终止妊娠后经过恰当正确的支持治疗，病情依然持续恶化的患者，成功进行肝移植也有报道。但是，由于 AFLP 病理生理的变化是可逆的，除了最极端的情况下，对所有患者行肝移植是不恰当的。成功的、临时的辅助性肝移植也有报道。

如果妊娠终止可无损伤地完成，且没有出血，轻度凝血异常不必加以调整。然而，存在出血的并发症或需要手术终止妊娠，根据实验室的结果，可以通过输注血小板、新鲜冰冻血浆、冷沉淀物纠正凝血功能的异常。成功利用抗凝血酶和浓缩因子Ⅶ也有报道。

其他潜在的并发症可以通过预防性治疗和密切的监护得以预防。早期广谱抗生素的应用可降低并发感染的发病率。预防性抑酸剂和 H1 受体阻滞剂可降低胃肠道出血风险。

虽然 AFLP 是少见疾病，但是当其发生时，最坏的情况会导致严重的并发症，甚至死亡的可能。早期诊断和及时治疗仍是处理 AFLP 患者的最佳策略。长链脂肪酸氧化的缺陷在 AFLP 的发展中起到一定的作用，而基因检测有助于预防新生儿发病以及未来的妊娠患者。分娩及全身的支持治疗和监护是提高 AFLP 孕产妇和围产儿生存率的重要措施。

第二节 羊水栓塞

羊水栓塞（AFE）是产科不常见的综合征，其死亡率高，同时也是发达国家孕产妇死亡的主要原因。由于其发病率低并且缺乏诊断的金标准，因此估计其发病率有 10 倍的变异度和判断其死亡率 5 倍的变异度。AFE 以缺氧、低血压或血流动力学异常和凝血功能障碍为特点。尽管很多人试图建立动物模型，AFE 依然未被完全认知。不过在过去的十几年中，我们对这个神秘疾病的认识有了一些重要的突破。

1926 年，AFE 被 Meyer 医生最早描述，但是当时这种疾病未被大众认识，直到 1941 年 Steiner 和 Luschbaugh 报道了这一疾病。他们对 8 例在分娩过程中突发休克和肺水肿的死亡孕妇进行尸体解剖时，发现所有的病例肺血管内均发现了胎儿起源的鳞状细胞或黏蛋白。1969 年，Liban 和 Raz 在这类患者的肾脏、肝脏、脾脏、胰腺和大脑中也发现了细胞碎片。在病情得到控制的这类患者的子宫静脉内也发现了鳞状细胞，而 Thompson 和 Budd 在 1 例无 AFE 的患者中证实了这一发现。应该指出，Steiner 和 Luschbaugh 最初描述的 8 例患者中有 7 例的临床诊断并非 AFE（包括败血症和未被认知的子宫破裂），病情得到控制的诊断患者中也未发现特殊的组织。只有 1 例典型的 AFFJ 无其他临床诊断的患者死于产科休克。因此，在排除其他诊断后，最初的报道和现在死于 AFE 的患者的相关性是值得怀疑的。

从最初对 AFE 的描述至今，文献中出现数百篇类似的病案报道。尽管大多数病例死于分娩过程中，多数情况下将妊娠期的突发死亡也归因于 AFE，也包括早期堕胎死亡的病例。1948 年，Eastman 在一篇评论中写道，让我们慎重地将那些分娩过程中出现的无法解释的死亡诊断为 AFE，这些病例会被扔进废纸篓。

一、动物模型

1941 年，Steiner 和 Luschbaugh 建立了第一个 AFE 的动物模型，通过静脉注射异种的羊水和胎粪可能使兔子和狗死亡。接下来的很多 AFE 的动物实验结果与其不一致。大多数实验，给狗、绵羊、猫和小牛注射羊水后，产生了不良反应，各系统和肺动脉压的瞬间改变，给兔子注射羊水后则瞬间死亡。只有两个实验使用的是妊娠的动物，大多数注射的是异种羊水。大多数实验观察的是比较注射羊水原液或富含胎粪的羊水和过滤后的羊水所产生的反应。4 个注射富含微粒羊水的同类试验中只有一个产生病理反应，3 个注射过滤后的羊水试验结果产生生理改变。资料显示，富含微粒的羊水模型和人类模型相关性很小，因为注射的富含微粒的羊水的浓度是人羊水的很多倍，即使是羊水中含有胎粪。向动脉和静脉系统注射羊水的 4 个研究比较后，有 3 个注射后产生毒性反应，显示了病理性体液物质或反应。研究中尸体解剖发现，肺内有正常的胎儿碎片引起的大范围的血管堵塞。

相比之下，2 个在灵长类静脉内注射羊水的研究发现，注射羊水后对其血压、脉搏或呼吸频率无影响。在 1 个研究中，输注的羊水量相当于人类羊水总量的 80%。一个严格控制的山羊模型输入同种羊水后引起的血流动力学变化和临床症状与人类相似，包括最初瞬间的肺循环和体循环阻力升高以及心肌抑制。当注射含有胎粪的羊水时，这些表现尤其显著。重要的是，所有在动物模型以及 30 分钟内处理好的人类幸存者的研究中都发现最初阶段瞬间的肺动脉高压。由于大多数尝试建立的动物模型都需要输注异种组织，由此产生的生理反应与人的临床相关性受到限制，我们应当慎重阅读参考。

二、临床表现

（一）血流动力学变化

对人类，最初阶段体循环和肺循环血管痉挛产生的血流动力学的改变导致第二阶段的低血压和心功能下降。

Richards 等发现在羊水栓塞的老鼠动物模型研究中可能存在冠状动脉痉挛和心肌缺血。另外，AFE 的患者所出现的缺氧归因于左心衰竭。体外试验发现羊水降低子宫肌层的收缩性，提示羊水对心肌可能存在相似的影响。

（二）肺的临床表现

AFE 患者通常病情变化迅速并且有严重的低氧血症，这种情况可能导致幸存者永久性神经损伤。初期的肺血管痉挛和循环衰竭都有可能导致缺氧。1 例经食管超声的病例报道发现，在 AFE 的急性期表现为急性右心衰竭和超常规的右心压力。在动物模型和人的试验中，最初的低氧往往是短暂的。

（三）凝血障碍

患者受到血流动力学变化影响后可能引起凝血功能障碍，凝血功能障碍的确切发生率尚不清楚。凝血功能障碍的评定原则是从最初分析美国国家 AFE 登记处资料中得到的，然而，登记的很多患者被诊断为 AFE 却没有凝血功能障碍的表现。同样，一些产科患者无胎盘早剥且出现大出血病情发展成急性凝血功能障碍时，没有明显的血流动力学或肺的损伤。

试验研究发现，血流动力学变化与 AFE 有关，而凝血功能障碍与这个结果相矛盾。离体试验时，羊水缩短整个血液凝固的时间，有促凝血酶原激酶的效应，诱导血小板聚集并释放血小板因子Ⅲ，激活级联反应。此外，Courtney 和 Allington 发现羊水中含有 X a 因子，同样证实了羊水中 X a 的性能。Phillips 和 Davison 发现清羊水中的促凝血物质的数量不足以引起显著的血管内凝血，这一研究受到 Lockwood 等的质疑。

在动物模型的预实验中，凝血障碍同样存在这一矛盾的现象。因此，羊水栓塞的患者凝血障碍的确切消耗机制也没有得到满意的解释。滋养层强大的促凝血酶的促凝效应也已确定，与严重的胎盘早剥相关的凝血障碍和 AFE 可能有相似的起源，具有不同促凝血酶效应的胎儿抗原暴露在母体循环中，活化后引起血液凝固。

三、病理生理学

美国国家 AFE 登记处的分析，AFE 的临床表现、血流动力学和血液表现与感染性、过敏性休克显著相似。很明显，其临床表现并不是完全相同，发热是感染性休克的特有症状，皮肤过敏的表现更常见。不过这几种情况显著的相似性意味着其有类似的病理生理机制。

本文详细探讨了感染性休克和过敏性休克病理生理特征，这两种情况都需要外来物质（细菌内毒素或特定的抗原）进入血液循环，接着导致释放出各种显著的内源性介质。非妊娠期的肺脂肪栓塞患者也存在相似的病理生理，其释放的这些介质导致主要的病理生理学改变。这些出现在动物模型和人的异常表现包括严重的心肌抑制、心排出量下降、肺动脉高压，低等灵长类动物的过敏和血管内凝血，人的过敏反应和感染性休克。AFE试验中观察到的血流动力学失代偿和恢复过程与犬过敏的表现几乎相同。人的过敏反应涉及释放非免疫性介质。同样AFE登记处41%的患者入院后都存在药物过敏史或特异性反应。

人AFE后观察到，花生四烯酸的代谢物引起同样的病理生理和血流动力学改变。在兔子的AFE模型中，对白三烯的合成进行抑制预处理可以防止死亡。这些试验结果支持美国国家AFE登记处分析结论，过敏时释放的包括花生四烯酸代谢物在内的内源性介质是临床上AFE致命性病理结果的原因。

早期的报道指出，高张性子宫收缩或缩宫素可能与AFE有关。尽管Morgan的统计有争议，这个误解依然在现在的著作中存在。与高张性子宫收缩和AFE的首发症状有关的历史已被美国国家AFE登记处的分析澄清。这些资料显示，子宫高张性收缩在AFE时很常见，导致儿茶酚胺释放入血。孕妇的这种最开始的血流动力学反应是出现巨大生理反应后的一部分。在这些情况下，去甲肾上腺素是潜在的特殊子宫收缩剂。然而，子宫高张性收缩和AFE的联系是有根据的，引起高张性子宫活动是对AFE的生理反应。确实，即使中等强度的子宫收缩出现，子宫的血流也会完全停止，强直性子宫收缩不可能在整个分娩过程中出现，引起母体和胎儿屏障的任何改变。与大多数产妇相比发生AFE的患者并未增加缩宫素的使用频率，也没有缩宫素诱导的过度刺激先于羊水栓塞的情况出现。许多如美国妇产科医生学会在内的权威机构推断，AFE和缩宫素的使用没有关系。最近加拿大一项基于人口的队列研究，分析300万例产妇与分娩有关的AFE，同一批研究者分析美国的300万例产妇时也没有观察到其中联系，分娩和AFE的任何临床重要联系受到质疑。

各种类型的胎儿组织进入母体循环后就出现AFE的症状，正常分娩过程中也会发生，小的创伤性事件也有潜在风险，如置入合适的子宫内压力导管或剖宫产手术。因为分娩过程中胎儿－母体的组织转移是普遍存在的，医生的行为如宫腔内操作或剖宫产会影响暴露时间。没有证据表明暴露本身可以通过改变临床管理避免。在正常情况下，即使少量的羊水或其他胎儿组织暴露在母体循环系统，也会出现羊水栓塞的症状。这个解释记录的是严重的羊水栓塞，是在妊娠前3个月终止妊娠时发生的，此时既没有大量的羊水也没有强烈的子宫内压力作为诱因。很多文献是关于胎儿免疫屏障重要性的，在母体和不同的抗原产物中间形成，很少有人关注这个屏障对母体健康的潜在重要性。美国国家登记处的观察结果和过去几十年积累的资料一样，在适当的条件下和易感的母婴双方中，免疫屏障的缺如对母体同样重要。

先前的动物的实验和人的试验显示，血管内注射大量羊水也是无害的。美国国家登记处对临床发现的描述与大家对栓塞事件的理解也不一致（表9-3）。因此"AFE"这个术语本身是一个误解。美国国家登记处分析，作者建议废弃"AFE"这一术语，围生期的急性缺氧、血流动力学衰竭和凝血障碍这些体征应该使用描述性更强的术语，如"妊娠期过敏体征"。

表 9-3　羊水栓塞患者的体征和症状

体征或症状	患者人数
低血压	43(100%)
胎儿窘迫 *	30(100%)
肺水肿或 ARDS+	28(93%)
心肺骤停	40(87%)
发绀	38(83%)
凝血功能障碍 &	38(83%)
呼吸困难 #	22(49%)
发作	22(48%)
乏力	11(23%)
支气管痉挛 Ұ	5(11%)
短暂性高血压	43(100%)
咳嗽	30(100%)
头痛	28(93%)
胸痛	40(87%)

注：* 包括事件发生时子宫内的所有活胎；+：18 例患者的存活时间不足以确认这些诊断；&：8 例患者存活时间不足以确诊；#：1 例患者在事件发生时插管，无法评估；Ұ：在 6 例患者的心搏骤停期间发现了通气困难，并且在 1 例患者中听到了喘息声。

四、临床表现

AFE 患者的临床症状与体征见表 9-4 的描述。一个典型的分娩病例，患者经历的是剖宫产或阴道分娩而终止妊娠，出现低氧和低血压急性发作，紧接着心搏骤停。最初的情况由于消耗性凝血功能障碍变得复杂，即使尝试成功恢复血流动力学和呼吸功能，也可能导致失血。必须强调的是，任何一个患者的 3 个主要症状（低氧、低血压或凝血障碍）或占主导或全部缺失。这个症状的临床变化与抗原暴露的性质或母体反应有关。不同的诊断总结如下表 9-4。

表 9-4　羊水栓塞的鉴别诊断

鉴别诊断
空气栓塞
过敏反应
麻醉毒性
心肌梗死
围生期心肌病
胎盘早剥
肺内误吸
脓毒性休克
输血反应
静脉血栓栓塞

具有 AFE 症状的母亲转归很差，已证实的典型病例，母亲的总体死亡率为 60% ～ 80%。幸存的患者中只有 15% 的患者神经功能正常，很多患者，心肺复苏成功后逆转为弥漫性血管内凝血，生命支持系统由于最初严重低氧导致的脑死亡而衰退。在发展为心力衰竭的患者中只有 8% 生存者神经功能是正常的。在美国国家登记处资料库中，没有与提高患者转归相关的治疗出现。从很多被诊断为 AFE 的患者出院小结获悉其死亡率为 26%。这个系列的很多患者缺少一个或更多致命的临床表现，被强行做出这种诊断，使这个诊断受到质疑。假设这些患者的出院诊断是准确的，这些资料显示轻度的 AFE 患者的临床转归较好。Samuelsson 及其同事查询瑞典死因登记发现 AFE 的死亡率很高，从 1970 年至 1990 年没有改变（42% ～ 48%）。

新生儿的转归也很差。如果 AFE 在分娩前发生，新生儿的存活率约为 80%，其中只有 50% 的新生儿神经功能正常。幸存的新生儿出生后表现为严重的呼吸性酸中毒。尽管目前仍没有改善母体预后的治疗方式出现，但新生儿预后和母亲出现心脏停止的时间至分娩的间隔存在明确的关系。Katz 等研究一些由于不同的临床事件导致心脏停止的患者时，有相似的发现。

五、诊断

过去，AFE 的症状是根据肺动脉导管远端采集的胎儿源性组织碎片或尸检的组织学得到证实。过去几十年的很多研究发现即使是正常的孕妇这些情况也经常遇到。美国 AFE 登记处的分析显示，对肺动脉导管的抽取物进行分析，约 50% 的病例发现胎儿元素，约 75% 的尸检患者肺动脉内发现胎儿元素。频繁地获得各种各样的组织碎片。此外，各种特殊的染色剂被用来发现这些碎片。然而，AFE 的诊断停留在临床阶段，组织学发现既不是敏感的也不是特异的。肺脂肪栓塞的患者的组织学发现对诊断同样重要。

已经研究 mAFE 的其他假定标记，如血胰蛋白酶、肺肥大细胞抗胰蛋白酶、针对胎儿唾液酸化 Tn 抗原的血 TKH-2 抗体。针对胎儿唾液酸化 Tn 抗原的肺 TKH-2 抗体、血清补体和等离子体锌粪卟啉Ⅰ，但其不能明确诊断或排除羊水栓塞。

六、治疗

对于母体，治疗的最终结果让人失望，死亡率高、在美国国家登记处，小的乡镇医院最初发生心搏骤停的患者参加抢救的是全科医生，与那些三级医院发生相同的临床症状和体征的患者参与抢救的是国家资格认证的麻醉专家、心脏病专家、母婴药学专家相比，最终的生存率没有差异。不管怎样，一般的处理原则概括如下。

（1）AFF 的最初治疗是得到认可的，若患者出现致命的心律失常，立即实施心肺复苏，高浓度吸氧。

（2）应记住经历心肺事件的幸存患者常发生左心衰竭。容量填充至最优的心室前负荷，若患者持续存在严重低血压，增加血管活性药物如多巴胺是最合适的。若复苏后患者循环不稳定，肺动脉导管指导使血流动力学稳定是有益的。

（3）尽管没有证据表明糖皮质激素在 AFE 患者中使用是有益的，但美国国家登记处仍建议在 AFE 和过敏时考虑使用大剂量的糖皮质激素。没有任何资料显示使用激素的好处，类固醇治疗也不是标准的治疗方法；事实上自从美国国家登记处最初建议激素治疗，回顾了很多死亡病例，尽管早期使用大剂量的激素治疗但效果不明显。

（4）分娩前 AFE 的病例，必须仔细观察胎儿的状况。母亲的血流动力学不稳定，但还没有发生心肺骤停，应权衡对母婴的利弊。给不稳定的母亲实施剖宫产手术很困难，对每个病例必须个体化处理。在这些情况下必须做出合理的选择，保证母体健康应优先于胎儿状况。

（5）母亲若已经进展到心搏骤停，情况就不同了。在这些情况下，母体幸存下来已经不可能，无论你如何实施治疗。对于母亲，强行施行剖宫产手术也不可能改变母体的预后。即使合理地实施心肺复苏（孕妇很难复苏）也只能达到最大心排出量的 30%。在这些条件下，假设血液完全供给子宫，其他器官的血供为零是合理的。然而，实际上母体心搏骤停后胎儿将会缺氧，即使实施了理想的心肺复苏。因为从母体心搏骤停到胎儿娩出的时间间隔直接关系到新生儿的预后，母体发生 AFE 被诊断为心搏骤停后应立即实施剖宫产，假定有足够的人员可以为母亲和新生儿提供护理服务。对于孕妇，心肺复苏标准的 ABC 后应包括第 4 步，D：分娩。

AFE 新的治疗方法，包括大剂量的激素、体外膜氧合与体内主动脉球囊反搏、持续的血液透析、心肺转流术、重组因子Ⅶa 和 NO。在幸存者中已有报道，但迄今为止累积的经验或效果有限。

发生羊水栓塞的女性下次妊娠复发的风险资料有限，已发表的文献资料病例报道少于 12 例。目前，复发的风险很低。

尽管现在对这些状况的认知有了很大提高，但妊娠期 AFE 或过敏反应综合征仍十分神秘且无论你的治疗质量多高，母婴的预后在大多数病例中仍很差。然而，羊水栓塞依然无法预测，不能预防，在大多数情况下无法治疗。深入研究这一罕见疾病，可以通过英国产科监控系统预测致死和功能紊乱，英国皇家学院妇产科医生和国家围生期流行病学机构联合发出的倡议，目的在于描述孕产期各种各样不常见的功能紊乱疾病的流行病学。

第三节　弥散性血管内凝血

一、妊娠期间正常凝血机制

妊娠期间循环血中凝血因子水平会发生改变。正常凝血功能有赖于血小板、促凝物质和内源性抗凝途径之间的复杂平衡。表 9-5 列出了不同妊娠期间凝血因子水平的变化情况。血管性血友病因子（vWF）在短期内增加了近 400%。除 V 因子和 II 因子，其他凝血因子增加 20% ～ 1000%。正常妊娠期间高凝状态的血清标志物包括 D- 二聚体、凝血酶 - 抗凝血酶（TAT）复合物、凝血酶原片段 1+2（F1+2）。抗凝途径包括组织因子途径抑制物（TFPI）、活化蛋白 C（APC）抵抗、蛋白 Z 依赖性蛋白酶抑制剂（ZPI），ZPI 抑制凝血因子 X a 的活性，在 Z 蛋白存在时，这种抑制作用能够显著增强 1000 倍。抗凝血因子活性，特别是 S 蛋白，游离和循环水平均有下降。妊娠期间游离 S 蛋白浓度显著下降 55%。另外，40% 的女性可能发展到与凝血因子 V 基因 Leiden 突变无关的获得性 APC 抵抗。这可能是由于 VIII 因子活性增加，或 S 蛋白活性降低，或其他未知机制。妊娠期间胎盘分泌的纤溶酶原激活物抑制剂 2（PAI-2）以及肝脏和内皮组织分泌的纤溶酶原激活化物抑制剂 1（PAI-1）均增加，使纤溶活性下降。α2 纤溶酶原抑制剂和凝血酶激活的纤溶抑制物（TAFI）可直接或间接抑制血纤维蛋白溶酶活性。TAFI 水平在妊娠晚期增加。

表 9-5　妊娠期凝血因子正常值

血小板	早期妊娠	中期妊娠	晚期妊娠	正常范围
纤维蛋白原 (g/L)	275±64	256±49	244±52	150～400
凝血酶原复合物 (%)	3.7±0.6	4.4±1.2	5.4±0.8	2.1～4.2
抗凝血酶 (U/mL)	120±27	140±27	130±27	70～30
C 蛋白 (U/mL)	0.92±0.13	1.06±0.17	0.94±0.2	0.68～1.25
总 S 蛋白 (U/mL)	0.83±0.11	0.73±0.11	0.77±0.10	0.70～1.70
游离 S 蛋白 (U/mL)	0.26±0.07	0.17±0.04	0.14±0.04	0.20～0.50
可溶纤维蛋白 (nmol/L)	9.2±8.6	11.8±7.7	13.4±5.2	＜15
凝血酶 - 抗凝血酶 (μg/L)	3.1±1.4	5.9±2.6	7.1±2.4	＜2.7
D- 二聚体 (μg/L)	91±24	128±49	198±59	＜80
纤溶酶原激活物抑制剂 -1(AU/mL)	7.4±4.9	14.9±5.2	37.8±19.4	＜15
纤溶酶原激活物抑制剂 -2(μg/L)	31±14	84±16	160±31	＜5
Z 蛋白 (μg/mL)	2.01±0.76	1.47±0.45	1.55±0.48	

二、病理生理学

（一）一般原则

在产科弥散性血管内凝血（DIC）通常是以下 3 种病因之一引起。

（1）促凝血酶原激酶样物质释放导致内源性和外源性凝血途径激活。

（2）内皮损伤激活内源性凝血途径。

（3）细胞因子释放，如 G- 杆菌导致的脓毒血症。任何一种机制都可以激活凝血酶和纤维蛋白溶酶。凝血酶激活使纤维蛋白酶原转变为纤维蛋白酶，形成纤维蛋白单体，再聚合成纤维蛋白网，引起微血管堵塞，包括多种器官和外周的微血管。由此导致常见于 DIC 的多脏器功能损害。纤维蛋白网形成可使血小板聚集，血小板减少。纤维蛋白溶酶激活使纤维蛋白酶原释放纤维蛋白降解产物（FDP）X、Y、D、E。这些纤维蛋白降解产物在纤维蛋白单体聚合后与之结合形成可溶性纤维蛋白单体，进一步损害凝血功能，造成出血。FDP 还可以影响子宫和心脏的收缩功能，导致出血和低血压。凝血酶诱导单核细胞释放 IL-1、IL-6 和组织坏死因子（TNF），刺激内皮释放血栓调节蛋白、内皮素和选择素。内皮素可引起强烈的血管痉挛和血管收缩，继而出现血栓形成和血管栓塞。选择素 E（ELAM-1）与单核细胞、淋巴细胞、粒细胞结合，刺激细胞因子的释放。FDP 还可以导致单核细胞和巨噬细胞源性的 IL-1、IL-6、PAI-1 合成和释放。白细胞介素引起内皮损伤，而 PAI-1 抑制纤溶，导致血栓形成。游离的纤维蛋白溶酶还可以激活补体系统，造成血小板的破坏，出现血小板减少症。补体激活使血管通透性增加，促进低血压形成。弥散性内皮损伤可激活XⅡ因子，XⅡa 使激肽释放酶原转换成激肽释放酶，这反过来又激活激肽，进一步增加血管通透性。

简言之，一个诱发事件导致凝血酶和纤溶酶激活，随之而来的是 FDP 的生成，IL-1、IL-6、TNF-α 释放，补体系统激活，形成恶性循环，之后出现的内皮激活使之进一步恶化。炎性因子（如 IL-6，TNF-α）已被证明是通过增加内皮细胞组织因子的产生和由内皮细胞蛋白 C 受体及血栓调节素的变化影响蛋白 C 的活化，促进血栓形成。细胞因子也可引起血小板的生成增加，这些新生血小板对凝血酶激活和促凝活性的增加更为敏感。由于组织中抗凝物质如抗凝血酶（AT）、C 蛋白、S 蛋白的减少，这个循环进一步恶化。这种减少常见于先兆子痫和脓毒症，其下降水平与疾病的严重程度直接相关。凝血因子和血小板的消耗导致出血。血栓与出血并存，但产科医生常关注到的仅仅是出血。

（二）DIC 的病因

以下列出了产科 DIC 常见的病因（表 9-6）。

表 9-6　与产科 DIC 有关的临产病因

临产病因
羊水栓塞综合征
胎盘早剥
G⁺ 杆菌和 G⁻ 杆菌脓毒血症
大量失血导致 DIC
继发于失血的大量输血
严重先兆子痫和子痫
宫内死胎
妊娠期急性脂肪肝

（三）羊水栓塞和 DIC

1. 机制

羊水中富含促凝和纤溶物质。所有的促凝物活性依赖于组织因子（TF），TF 浓度随孕龄增加。羊水栓塞综合征（AFE）与多胎妊娠、产妇高龄、剖宫产、器械助产、羊水过多、子痫、胎盘早剥、子宫破裂及胎儿窘迫等相关。从病理生理学来说，AFE 是由于胎膜和子宫血管同时撕裂，羊水通过撕裂的子宫静脉到达母体肺动脉。母体血液循环中的羊水有形成分导致促凝血酶原激酶样物质释放，进而激活凝血因子 X，被激活的凝血因子 X

是最强的凝血酶激活剂，由此导致微小血管富含血小板的微血栓形成，最终导致 DIC。羊水还可以引起补体和血小板因子Ⅲ的释放，促进富含血小板微血栓的形成。发生羊水栓塞的病例中 83% 可出现凝血功能障碍，并可能在 4 小时内触发。DIC 的实验室诊断要依靠 AT Ⅲ、纤维蛋白原浓度、D- 二聚体和血小板计数。AFE 的主要治疗手段包括保持血流的力学稳定、吸氧和使用血管活性药物。在 DIC 的治疗中，AFE 是唯一可用肝素来治疗微小血管栓塞的。

2. 子痫和 DIC

妊娠期高血压常合并有凝血功能异常和血管内凝血，但不一定有明显的临床意义。实验室检查［如凝血酶原时间（TT）、活化部分凝血活酶时间（APTT）和血浆纤维蛋白原水平］通常不受妊娠期高血压影响。大概 10% 的严重先兆子痫和子痫患者可出现轻度的 DIC。其机制为内皮细胞受损，内源性和外源性凝血途径激活，导致促凝物质消耗，纤维蛋白降解产物生成，微血栓形成，进而导致末器官损害。在患有先兆子痫的产妇中，可以见到凝血酶 - 抗凝血酶复合物、可溶性纤维蛋白、纤维蛋白降解产物、纤溶酶 -α2 抗纤溶酶显著升高。这已在外周血和子宫胎盘循环中得到证实。血小板计数下降程度与疾病的严重程度相关。13% ～ 17% 严重先兆子痫的产妇可能出现 HELLP 综合征。内皮细胞的激活增加 vWF 释放，vWF 可以导致消耗性血小板减少和血管性微血栓形成。在某些病例中，促凝物质如纤维蛋白原和血小板严重降低可以导致自发性出血。

3. 胎盘早剥和 DIC

胎盘早剥的高危因素有高龄产妇、高血压、药物滥用（可卡因）、创伤、多胎妊娠等。血栓 420 形成倾向变异被认为是一个独立的危险因素。凝血因子 V 基因 Leiden 突变、S 蛋白不足、凝血酶原基因突变已经被确定为胎盘早剥的病因。根据在 1978 年提出的胎盘早剥严重程度分级如下。

0 级：无症状和体征，分娩后才发现。

1 级：阴道流血。

2 级：阴道流血，隐性出血，子宫压痛，胎心不稳。

3 级：阴道流血，休克，大量隐性出血，子宫压痛，胎死宫内，甚至出现凝血功能异常，按照有无凝血功能障碍可进一步分型。

3 级胎盘早剥合并凝血功能障碍引起促凝物质和促凝血酶原激酶样物质释放进入血液循环，激活外源性凝血途径。如果未及时处理，可能导致凝血因子的消耗，暴发DIC。约有 10% 的患者有明显的凝血功能障碍表现。重度剥离的患者中该比例为 20% ～ 30%。进展为 DIC 的风险剥离程度、胎盘剥离至分娩的时间及胎儿的预后相关。轻度胎盘早剥，又称为寂静胎盘梗死，可以导致如Ⅷ因子等凝血因子消耗，以及纤维蛋白降解产物释放。对于重度胎盘早剥，胎盘促凝血酶原激酶和活化的凝血因子通过子宫静脉进入母体循环并导致 DIC，其临床特征和实验室检查与下文所述是一致的。最近研究发现血栓调节蛋白水平升高。发生于胎盘早剥的急性期，血栓调节蛋白不仅见于内皮细胞，亦见于合体滋养层细胞。在血栓性血小板减少性紫癜（TTP）、先兆子痫、系统性红斑狼疮（SLE）中，血栓调节蛋白均有升高。将血栓调节蛋白作为急性期胎盘早剥DIC的标志物尚需进一步的研究确认。

4. 宫内死胎和DIC

宫内死胎超过5周，可见坏死组织物和酶进入母体循环，25%的病例可见凝血功能障碍，其机制与胎盘早剥相同，由促凝血酶原激酶释放入血所致，但凝血因子的消耗较胎盘早剥慢，常超过数周。血清纤维蛋白原降低，纤维蛋白降解产物增加。这些临床表现在双胎妊娠单胎死亡时也可出现。此时止血失败的问题对存活胎儿的影响相较于母亲更大。

5. 宫内感染和DIC

分娩前、分娩后感染以及脓毒性流产可以导致DIC。TNF-α引起内皮损伤，促进组织因子释放。组织因子促进凝血酶生成，凝血酶与血栓调节蛋白结合激活蛋白质C，抑制Ⅴa因子和Ⅷa因子活性。该促凝作用导致纤维蛋白沉积于微血管。TNF-α使PAI-1升高，进一步抑制纤溶。因此，脓毒血症增加凝血因子，减少抗凝因子，改变促凝血 - 抗凝血平衡。

抗生素的使用可以阻止疾病的进一步恶化，其选择取决于敏感性和患病率。DIC的确诊应考虑实验室检查和临床特征。

6. 妊娠期急性脂肪肝（AFLP）

是罕见的、潜在致命性的妊娠期并发症，常见于妊娠晚期。部分病例在妊娠中期也可出现。超过50%的AFLP可出现DIC。Castro等的报道中，所有28例患者均出现了DIC。凝血功能异常包括显著的抗凝血酶水平降低，并早于临床症状出现，以及血小板减少，消耗性凝血障碍使凝血因子水平降低。这些凝血功能障碍可持续至产后数天。ALFP母婴死亡率均高。除支持治疗外，还应重视抗凝血酶浓度在治疗中的潜在作用。经验性使用抗凝血酶不能改善临床结局。

三、临床诊断

DIC可以表现为出血或血栓。在产科常表现为出血。DIC出血是一个急性状态，而血栓DIC常意味着凝血因子慢性级联激活。DIC出血可见皮肤和黏膜瘀点、瘀斑，静脉穿刺部位出血、牙龈出血、血尿、胃肠出血等。DIC血栓可见于神经系统，泌尿系统和呼吸系统，常见于慢性获得性DIC，如恶性肿瘤或宫内死胎。纤维蛋白原沉积形成微血管血栓，导致器官功能障碍。颅内微血管血栓可引起大脑皮质功能紊乱，临床表现为意识状态改变，累及肾脏可引起急性肾小管坏死和肾衰竭，累及外周，静脉和动脉可引起静脉炎和外周坏疽。DIC表现为皮肤的出血性坏死和四肢末端动脉纤维蛋白原微血栓栓塞引起的坏疽，常见于G⁻杆菌败血症患者。

四、实验室诊断

在产科出血的患者，实验室检查是有价值的，但在等待结果的同时不应该延误治疗。

在治疗初始阶段的无谓等待将使病情恶化。表 9-7 列出了疑似 DIC 时常见的实验室检查。

表 9-7　疑似 DIC 常见检查项目

常见检查项目
1. 凝血酶原时间
2. 活化部分凝血活酶时间
3. 凝血活酶时间
4. 血小板计数
5. 纤维蛋白原
6. 纤维蛋白降解产物
7. D- 二聚体
8. 抗凝血酶

血浆凝血酶原时间（PT）反映外源性凝血系统功能。50% 的患者可能出现异常，另外 50% 可能正常或缩短，这使其在 DIC 的诊断中可靠性不足。出现正常或缩短是因为循环中激活的凝血因子（如 X a）可以加速纤维蛋白形成。

活化部分凝血活酶时间（aPTT）同样可靠性不足，在 50%～60% 的患者中可能延长，另外 50% 可能正常或缩短。

凝血活酶时间（TT）比 PT 和 aPTT 更可靠，纤维蛋白凝块在 10 分钟不溶解表明不太可能出现纤溶。如果在 10 分钟内出现溶解，表明纤溶活性显著增强。TT 延长可见于低纤维蛋白原血症，以及纤维蛋白降解产物增加。

如前所述，DIC 时血小板计数减少，故血小板减少症（< 10 万）患者每 4 小时应该重复检查。重复检查仍显示低计数表明凝血酶持续生成消耗了血小板。低血小板计数不是 DIC 的特征性指标，因导致 DIC 的基础疾病也可能导致血小板减少，因此血小板减少不足以诊断 DIC。

在出现 DIC 临床症状之前，血清纤维蛋白原水平降至 100mg/dL。由于纤溶活性增加，FDP 增加。85%～100% 的 DIC 患者 FDP 增加，但是不能够预测 DIC 的临床进展。高 FDP 间接预示着纤溶活性增加，标志着急性或慢性 DIC 的存在。在急性状态，FDP 仅提示 DIC 的存在，不能用于诊断。在肺栓塞、心肌梗死、手术创伤、口服避孕药的女性以及动脉或静脉血栓形成的患者中均可见到 FDP 升高。

D- 二聚体检测是针对纤溶蛋白降解产物，虽然在深静脉血栓和肺栓塞的患者中也可见到升高，但对 DIC 诊断具有较好的特异性。D- 二聚体是纤溶酶作用于交联纤维蛋白的特异性分子标记物。联合检测 D- 二聚体、FDP 和抗凝血酶对确立 DIC 的临床诊断更为敏感。

DIC 时抵抗抗凝血酶含量降低，这是由于凝血酶和凝血因子抗凝血酶复合物形成，使循环中抗凝血酶显著减少。因此，抗凝血酶检测不仅有助于诊断，也可用于监测 DIC 的治疗。

PFI+2 是一种可靠的分子标志物，其标志着 X a 和凝血酶的生成，ELISA 法可定量测定循环中 PFI+2 和凝血酶 - 抗凝血酶（TAT）复合物水平。

上面的检测常规实验室即可完成，但最后两个需要专业的实验室。没有单一的测试可以明确 DIC 的诊断，临床医生应该通过临床常用检查、抗凝血酶和 FDP 检测进行诊断。在许多病例中，连续的实验室监测可能是临床必需的。

五、DIC 的管理

液体平衡、充分的组织灌注、避免组织缺氧和去除潜在的诱因是治疗 DIC 的主要手段。指南上产科患者出血不论是凝血障碍导致的出血还是出血导致凝血障碍的应对策略是相同的。血样可送往实验室检查，获取结果时不应该耽误初始治疗，寻找并去除病因是治疗产科 DIC 的基础。在 DIC 的管理中，胎儿和胎盘的娩出是首要目标。这可以使在 DIC 后 24 小时内血浆凝血因子恢复正常。血小板成熟并从骨髓释放需要 7～9 天时间，因此血小板在这期间恢复正常。

（一）液体选择

输注液体保持血流动力学稳定，及时补充血液及血制品。晶体液如乳酸钠林格氏液或哈特曼液是静脉输液的第一选择。输入量应达到估计失血量的 3 倍以上。输注晶体液也有助于维持肾功能。血浆代制品如低分子右旋糖酐，明胶和淀粉也可应用。但低分子右旋糖酐可引起过敏反应，影响血型和交叉配血试验。明胶也是一个重要的替代品，免疫反应最小，在血容量不足时输注明胶有利于改善肾功能。

（二）血和血制品

虽然可能需要输血支持，但最佳治疗方案没有达成共识。对出血患者，联合输注新鲜冰冻血浆（FFP）和冷沉淀是被认可的。然而无论实验室检查结果如何，没有出血就不必输注血制品。目前没有证据支持可以预防性使用血小板或血浆。

全血可能是纠正凝血功能衰竭的首选治疗方法，但其不易得到，因为至少需要 18～24 小时的筛选。输注浓缩红细胞是必需的，可以增加携氧能力。如果没有匹配的血型，非交叉配型 O 型 Rh- 可以使用。应该指出的是，库存血中缺乏不稳定凝血因子 V、凝血因子Ⅷ和血小板。每输注 4～6 个单位库存血时最好配 2 个单位的 FFP。因 FFP 包含全血中全部的凝血因子，其是从捐献的全血中 6 小时内提取并立即贮存于 -30℃下保存。如果保存得当，有效期长达 1 年。虽然缺乏 FFP 应用于 DIC 的随机对照研究，通常认为对 DIC 活跃期及消耗性凝血障碍的患者进行任何侵入性操作之前输注是有益的。与低危无出血的 DIC 相比，此时使用 FFP 是有利的。在预计有出血发生时预防性使用 FFP 并无价值。冷沉淀比 FFP 包含更多的纤维蛋白原，但是感染的风险也更高。冷沉淀缺乏抗凝血酶，而抗凝血酶在产科出血患者被大量消耗。

对于无出血或无出血高危因素的 DIC 患者，没有证据支持预防性使用血小板。是否需要输注血小板取决于血小板计数，如果小于 50000/μL，且需要手术治疗，那么可以输注血小板。出血且同时血小板减少的患者也可以输注。临床医生应该注重临床症状而非实验室检查结果来指导进一步的治疗。

（三）肝素

血栓型 DIC 如泌尿系统栓塞或外周坏疽的患者也许需要肝素治疗。肝素本身没有抗凝活性，但是与抗凝血酶结合后可以显著增强抗凝血酶活性。抗凝血酶的缺乏可以导致肝素作用无效。肝素治疗时需给予一定的负荷剂量，而后以 500～1000U/h 持续输入。血小板减少时可以输注血小板。实验室检查监测肝素治疗较困难。在产科，羊水栓塞和胎死宫内可能需要肝素治疗。在这些情况下，肝素阻止纤维蛋白原和其他凝血因子进一步转换。肝素应该只用于循环未受损伤的女性，活动性出血和血管破坏是肝素治疗的禁忌证。

（四）活化蛋白 C（APC）

脓毒症导致的 DIC 中应用重组 APC 可以获益。APC 具有抗感染和抗血栓形成的作用，还具有促进纤溶的作用，其副作用包括出血风险增加。一项大规模双盲、安慰剂对照的多中心研究发现，与安慰剂组相比，应用重组 APC 组可以降低 6.1% 的死亡率。妊娠期间应用 APC 的报道较少，Kobayashi 等的研究发现在 16 例胎盘早剥、DIC 的患者中，输注 APC 后可以降低 FDP、AT 复合物，同时显著增加纤维蛋白原水平。APC 也可用于 AFLP 导致的凝血功能障碍。

（五）抗凝血酶Ⅲ（AT Ⅲ）

AT Ⅲ是一种主要的丝氨酸蛋白酶抑制剂，可以抑制凝血酶及Ⅹa、Ⅸa、Ⅶa和Ⅻa的活性。一项双盲、安慰剂对照的多中心研究发现，在严重的脓毒症患者中应用大剂量的 AT 对总的生存率和死亡率没有显著影响。在后续的研究中，研究人员发现，不伴随使用肝素时可以获得益处。肝素的使用增加了出血的风险。对某些有缺陷的 DIC 患者，术前或分娩前 AT 水平下降可能出现严重的出血。

（六）活化重组Ⅶ因子（rF Ⅶ a）

rF Ⅶ a 在 DIC 产后出血的应用是说明书外的用法，但已有不少成功的病例和系列病例报告，其作用机制为在缺乏因子Ⅶ和Ⅹ时，与暴露的组织因子形成复合物，由此促进凝血酶生成。离体研究证实在 rF Ⅶ a 存在下形成的血凝块更紧致、更强、更耐纤溶酶消化。在 DIC 患者中使用 rF Ⅶ a 使其水平升高 1000 多倍可能出现广泛的血栓形成。但离体实验并未发现类似现象。另外，在超过 70 万例血友病的治疗经验中，血栓栓塞发生率仅 1%。在其他创伤、大出血的患者的使用中，血栓栓塞发生率为 5%～7%。这些患者合并有其他疾病因素，如肥胖、糖尿病、恶性肿瘤和高龄等。文献检索未发现妊娠患者血栓栓塞与使用 rF Ⅶ a 有任何关联。在一项包含 18 例患者的研究中，也没有发现任何与使用此药相关的副作用。虽然在产科出血患者中，这是一个挽救生命的药物，仍需要进一步的研究来确定其应用。有文献报道这种药物在不同产科症状下针对 DIC 的应用。

第四节　妊娠期过敏性休克

过敏性休克是一种人体内潜在的严重危及生命的过敏性反应，发作迅速且剧烈，需要及时对症治疗。无论妊娠与否，其病理生理学、过敏原和过敏反应的治疗都是相似的，本章将主要阐述过敏性休克的一般治疗，并强调妊娠时的特殊治疗。

"过敏性反应"是一个不严密的曾用术语，是在 1902 年根据希腊语 "ana（倒退）"和 "phylax（守卫）"所创造的新词，用于描述一种药剂的防护效应替代了其效应及会带来的伤害。严格地说，过敏性反应是指由免疫球蛋白 E（IgE）介导的迅速发生高度敏感的（Ⅰ型）变态生理反应（表 9-8）。然而，在临床实践中，这种生理反应很难与其他剧烈的非 IgE 介导的过敏反应类型区分开来。准确地说，这种非 IgE 介导的生理反应称为"类过敏性反应"。尽管真正的过敏性反应比类过敏性反应更容易引起低血压和心搏骤停，但这两种反应的最初治疗方案是一致的，因此本章中两种反应是可替换的。

一、流行病学

在美国，每年类过敏性反应将会引起 1% 的急诊就诊和约 1000 例死亡。0.05% ～ 2% 的个体在其一生中会发生类过敏性反应。类过敏性反应多发生于住院患者，预估住院时过敏性反应出现的概率为 1/5100 ～ 4/2700。孕妇发生过敏性反应的概率尚未得知，但鉴于以下两个几方面：

（1）孕妇住院和药物治疗的频繁需求。

（2）目前对妊娠期免疫改变的认知，没有理由表明此类人群发生过敏性反应的概率是较低的。

二、过敏原

在高达 60% 的病例中，很难确定导致过敏反应的具体原因。一些过敏性反应只有在机体活动或运动时才发生，这种反应为"食物依赖的或运动诱发的过敏性反应（FDE-IAn）"。

超过 50 例的病例报告显示过敏性反应的发生与产科患者产前和（或）生产时受到的照料有关。

三、过敏性反应和（或）类过敏性反应的危险因素

以下列举的是一些过敏性反应的已知危险因素。

（一）性别

女性一般更容易发生过敏性反应，特别是有非甾体抗炎药、乳胶和神经肌肉阻滞剂接触史的女性。有学说认为女性因经常使用化妆品和护肤品，所以比男性更容易与抗原接触。

表 9-8 Cell 和 Coombs 对过敏性反应的分类

反应的分类	症状	
Ⅰ.过敏性休克，迅猛型超敏反应	如本章所描述的真正过敏性反应	暴露的抗原释放组胺、白细胞三烯，来自肥大细胞或嗜碱粒细胞的前列腺素，通常为 IgE 介导的过敏反应
Ⅱ.细胞毒性抗体依赖型	溶血性贫血、间质性肾炎	与抗体细胞紧密结合的抗原或半抗原，通常引起细胞坏死和组织损害
Ⅲ.免疫复合物疾病	免疫复合物型血清病	抗原抗体复合物的形成和沉积对血管和组织造成伤害
Ⅳ.细胞介导或迟发型超敏反应	接触性皮炎	致敏抗原 T 细胞引起组织损伤
Ⅴ.特发性综合征	斑状丘疹、Stevens-Johnson	未知

（二）感染途径

肠外感染的抗原比口腔进入的更容易引起过敏反应。肠外感染不太可能引起荨麻疹和潮红，因此过敏反应可能会被误认为是其他原因引起的低血压。吸入感染很少会引起过敏反应。一旦发生，花生或乳胶是最可能的致敏原因。较大的抗原比较小的抗原更容易导致患者发生过敏反应。最后，可能患有过敏症的患者会因随之而来的其他抗原而增加风险。

（三）接触史

经常性接触比间歇性接触较少引起过敏性反应。

（四）过敏史

过敏性反应多发生在有过敏史的患者身上。然而，反复暴露于过敏原并不一定会导致过敏性反应的复发。如果先前有过敏史的患者体内抗原沉淀了一段时间，IgE 水平也许随着时间的流逝而降低，但免疫者也可能不再发作。

四、特异性反应

特异性反应的患者接触除药物外的大多数致敏源时发生过敏性反应的风险较一般人群高。遗传性过敏和哮喘的患者发生过敏性反应时也更易死亡。

五、病理生理学

真正的过敏反应是由肥大细胞和嗜碱性粒细胞脱颗粒释放炎症介质引起的。这种脱颗粒反应是由肥大细胞的 IgF 抗体与抗原结合沉淀交联的，最初释放的介质包含有组胺、前列腺素、白三烯、血小板活化因子等。细胞因子、白介素 3、白介素 4 和肿瘤坏死因子随之被释放。过敏反应也可以通过刺激相关补体 C3a、C4a 和 C5a 而发生。花生四烯酸的交替代谢变化在某些情况下也可导致过敏性反应。这些介质可导致人体瘙痒、血管舒张和血管通透性的增加，其还能导致呼吸肌收缩、自主神经系统刺激、血小板聚集、炎症细胞补充和增加胃肠蠕动。所有的这些反应都与过敏性反应的临床表现的变化有关。

六、临床表现（表 9-9）

在抗原刺激下，症状通常在 5 ～ 60 分钟发生。肠道外致敏会导致快速反应，肠道内致敏则需要更长的时间。在罕见的情况下，发病可能会延迟几小时。过敏反应的表现各不相同。心血管衰竭以及因上呼吸道阻塞、水肿、顽固性支气管痉挛导致的窒息等过敏反应常会导致死亡。

表 9-9　过敏性反应的临床表现

系统影响	临床症状 / 标志	注释
皮肤	发痒，发红，感觉皮肤被拉或被烧，荨麻疹和血管性水肿 (88%)	
心理	迫切死亡的感觉	
呼吸系统	气促，声嘶，呼吸、吞咽、说话困难，窒息，喉咙阻塞，哮喘，喘鸣，喉水肿 (50%)，胸片示充气过度，肺水肿或 ARDS，插管患者可能气道压力和阻力增加	
心血管系统	衰弱，心悸，胸闷，晕厥，心动过速心动过缓，心电图 ST/T 段改变，多重室早，由于血容量减少致低血压，休克发生在 30% 以上，最终心律失常而致命。	以下 3 个因素可能引发低血压。(1) 血管通透性突然改变致体内第三间隙血容量突然减少。(2) 血管舒张。(3) 心力衰竭。虽然最初的心排出量会增加，但会随着疾病的进展而减少。过敏性反应最初最典型的代表是体循环减少。然而，严重的血容量减少患者更易发生。
胃肠道	嘴巴有金属味，恶心，呕吐，腹泻，尿失禁，腹膨隆，腹部和子宫压缩 (30%)	
胎儿	胎动减少，胎心监测晚期减慢，心动过速，变异减慢，心动过缓	

七、反应的时间和时长

大多数过敏反应表现为一个严重的反应，并在治疗后数小时内缓解。有些患者表现为延长的综合征症状，并持续 24 ~ 48 小时。1% ~ 20% 的过敏反应表现为一个急性期后有一段时间的缓解期，紧接着在初始症状后的 1 ~ 8 小时发生复发期。有报告指出第二波症状会在初始症状后 72 小时才发生，但这种情况比较少见。这种双相反应的病理生理基础仍不清楚。双相反应似乎以口服致敏更常见，一般延迟的第二阶段的症状比初始症状轻。

八、诊断

过敏反应是一种临床诊断。过敏反应的 3 种诊断标准见表 9-10。

（一）过敏反应的治疗

1. 急性处理

过敏反应的急救应参考以下方式逐步进行。

（1）供氧和气道评估：如患者出现气道梗阻征象或面颈部肿胀的情况，应及时将插管设备及有气管插管经验的医生带至床边。由于妊娠相关的体型及气道变化，妊娠女性很难进行插管。过敏所致的呼吸道水肿可能进一步加大建立妊娠患者气道的难度。因此，应由经验丰富者进行此类气管插管，并且准备好插管失败的补救措施（包括紧急气管切开可能）。

（2）给予 1:1000 肾上腺素 0.5mg 大腿前外侧肌内注射。肾上腺素能纠正低血压及支气管痉挛，是抢救过敏反应的一线药物。肾上腺素在抢救过程中的剂量无绝对规定，可根据需要，每 5min 重复一次。肾上腺素可皮下注射，但吸收速度和疗效比肌内注射或静脉注射差。如果患者近期服用 β 受体阻滞剂，肾上腺素的作用会减弱，当肾上腺素不能产生预期效果时，应予患者胰高血糖素 1mg 静脉注射替代治疗。必要时，此剂量的胰高血糖素可以每分钟重复一次。由于胰高血糖素可通过非 β 受体介导影响心率和心肌收缩力，因此总量不应超过 5mg/d。

表 9-10 过敏性反应诊断的 3 种不同标准

过敏性反应诊断的 3 种不同标准
标准 1
疾病持续发作维持几分钟到数小时，包括皮肤、黏膜改变（如荨麻疹），嘴唇、舌头、悬雍垂肿胀，以下至少一个会出现：
呼吸损害，如呼吸困难，哮喘，喘鸣，血氧不足
血压减少或终末器官功能障碍（晕厥、尿失禁、器官衰竭、张力过低）
标准 2
以下两个或以上潜在引起过敏症之后的证据：
黏膜/皮肤症状：荨麻疹，发红，发痒，舌头、嘴唇和悬雍垂肿胀

过敏性反应诊断的 3 种不同标准
呼吸症状：呼吸困难，哮喘，支气管痉挛，血氧不足
胃肠道症状：腹痛，呕吐
血流动力学不稳定：低血压，晕厥，尿失禁
标准 3
过敏原接触后几分钟到数小时血压测量：＜ 90mmHg 或比基础值降低＞ 30mmHg

（3）立两个大孔径（14 ～ 16C）外周静脉通道以便进行液体复苏，并为建立中心静脉通路做准备。通常先快速输入 5 ～ 10mL/kg 的生理盐水或林格乳酸盐液，保护心肾等重要生命器官、妊娠期患者易于发生肺水肿，应注意体液平衡。持续静脉泵入使血压维持在 90/60mmHg 以上，尤其是对肾上腺素反应欠佳的患者。过敏反应发生时往往导致大量血浆外渗入第三间隙，导致有效循环血容量不足严重的过敏性反应患者需要输注 7L 以上的液体以维持血压。

（4）可能时去除过敏原，于接触致敏物质的肢体的近心端扎一止血带以阻止静脉回流。视病情需要，止血带每 15 分钟放松一次，以防止组织缺血。

（5）将患者放置于头高脚低左侧卧位，以改善静脉回流。

（6）进行心电及血压监测，每 5 分钟至少监测一次。

（7）给予静脉注射 H1 受体阻滞剂（在 3 ～ 5 分钟静脉注射苯海拉明 25mg）和 H2 受体阻滞剂（静脉注射雷尼替丁 1mg/kg）。

（8）给予静脉注射糖皮质激素 [每 6 小时给予氢化可的松 100mg 或甲泼尼龙 1 ～ 2mg/（kg·d）]。激素并不能治疗过敏反应的急性症状，但可防止后期反应的发生。由于有接触致敏药物 72 小时后发生双相反应的罕见病例，专家建议将该剂量类固醇激素继续使用，共达 4 天（泼尼松龙 50mg/d）。

（9）如患者发作喘息，可给予支气管扩张剂，如沙丁胺醇 2.5 ～ 5mg 以 3mL 生理盐水稀释后雾化。

（10）连接胎心监护。在及时控制产妇血压的情况下，仍有因母体发生过敏反应而胎儿宫内窘迫或死亡的报告，提示血压应控制在能维持子宫（或内脏）血流动力学不变的水平。如有胎儿窘迫的证据，应在分娩过程中逐渐提高氧流量，改变产妇体位，同时增加补液量。如出现胎儿或产妇持续窘迫的征象，应予升压药维持血压。必要时行剖宫产终止妊娠，特别是在胎儿胎龄已达到分娩后存活的阶段以及在积极进行孕产妇复苏的情况下胎儿仍呈现进行性窘迫。

（11）如血压持续低于 90/60mmHg，给予静脉注射升压药。存在血压不稳定或气道问题的患者应及时转至重症监护室，并在数分钟内给予静脉注射 1:10000（1mg/10mL）的肾上腺素 0.1mg，必要时每 5 ～ 10 分钟重复一次。给药时，患者应处于心电监护下，并尽可能通过中心线给药以减少由于血浆外渗造成的组织损伤。如静脉通路不好，也可给予 0.3 ～ 0.5mg（3 ～ 5mL 的 1∶10000 稀释）肾上腺素气管内给药。必要时可予肾上腺素持续静脉泵入 1∶1000 的肾上腺素溶液 1mL 用 500mL 生理盐水稀释后，以 1 ～ 4μg/min[0.05 ～ 0.1μg/（kg·min）] 的速率泵入，直到患者有反应为止。妊娠期使用肾上腺素确实会出现副作用，因为在妊娠早期使用时有致腹疝的可能性，且会对子宫血供产生不利影响。出于上述考虑，一些学者提出皮下注射特布他林（通常 0.25mg 皮下注射）作为在妊娠期间使用肾上腺素的替代药物。但数据显示特布他林治疗过敏反应的疗效很小，因此，考虑到可能威胁患者生命的情况，大多数专家建议肾上腺素作为妊娠期过敏反应的一线用药。研究表明，非妊娠期的过敏反应患者中，死亡率最高的是肾上腺素治疗延迟者。在肾上腺素抢救过敏性休克失败时，其他升压药可能有效，包括多巴胺 [5 ～ 20μg/（kg·min）]、去甲肾上腺素（0.5 ～ 30μg/min）、去氧肾上腺素（30 ～ 180μg/min）。也有报道称静脉注射垂体后叶素 10 ～ 40U 对难治性病例有效。

（二）过敏反应患者急性期后的治疗

过敏反应的后续治疗通常涉及升压药的持续应用，直到血压稳定为止。一般应在发病 6 小时内紧急处理急性症状和潜在风险。类固醇激素和抗组胺药应持续使用 72 ～ 96 小时才能停药。

一旦患者病情稳定，应仔细询问过敏反应发生前的暴露史以了解可能的过敏原。同时也应询问患者发病前从事的体力活动，包括性生活。

过敏反应一旦发生，应尽快完善相关的实验室检查（包括过敏反应中会升高的血清组胺和类胰蛋白酶水平），以明确诊断。血清组胺水平持续升高 60 分钟而类胰蛋白酶升高达 6 小时。因此，通常应在发病 6 小时后采集几个血标本，以观察到这种水平变化。组胺检测可能会因嗜碱性粒细胞在试管的血凝块中活化而出现假性升高，且其半衰期非常短，因此其临床应用比较受限。可以考虑留 24 小时尿标本检测组胺的代谢产物 N- 甲基组胺。试验表明，组胺或类胰蛋白酶及其代谢产物升高提示过敏反应；但阴性结果并不能排除诊断。

应对所有既往发生过敏反应的患者进行健康教育，讲明其病情的严重性及其复发倾向。应提供患者肾上腺素自动注射器的处方并说明用法。应反复向患者强调其重要性，因为许多患者不会执行处方或不愿自行注射，除非他们清楚地认识到自己病情的性质。在美国上市的自动注射器包括 EpiPen 和 Twinject 两种品牌。Twinject 有双倍剂量装，过敏反应较严重的成人患者可能需要剂量加倍，因而其更有优势。

理想情况下，所有产生致命性过敏反应的患者应该根据他们的情况接受过敏症专科医生的治疗和咨询。过敏症专科医生经常会通过皮肤和血清 IgE 检测来证实或确认诱发抗原及考虑相应的免疫治疗。皮肤过敏测试应由过敏症专科医生操作并且应推迟至少 4 周以保证皮肤的肥大细胞和炎性因子能充分结合。但是，血清过敏测试应该立即进行，不能拖延。

过敏的患者必须戴一个 MedicAlert 的腕带或是类似的设备以避免无意中暴露于诱发抗原。服用 β 受体阻滞剂药物的患者应该尽可能调整最佳的服用剂量，因为 β 受体阻滞剂可能会减弱肾上腺素的疗效。过敏反应的鉴别诊断总结存见表 9-11。

表 9-11　过敏反应的鉴别诊断

鉴别诊断	鉴别要点
血管迷走神经反应	通常与心动过缓、脸色苍白等相关，没有面色通红、皮疹、瘙痒、荨麻疹、哮喘
焦虑	无荨麻疹和低血压
羊水栓塞 (AFE)	初始症状可能相似，但通常 AFE 与 DIC 相关，而不应该出现皮疹、瘙痒、荨麻疹
妊娠合并肺水肿	妊娠期出现肺水肿与液体超负荷、早期子痫、感染、药物管理不善等有关。病程在几小时内呈渐进性发展，不出现皮疹或低血压
药物副作用	万古霉素、烟酸、ACE 抑制剂和酒精在易感个体会导致面色发红
肺栓塞或其他原因导致的急性呼吸衰竭	可导致突然发作的心动过速、呼吸衰竭 (伴或不伴哮鸣音) 和低血压而不应该出现皮疹或瘙痒
鲭鱼中毒	腐败的金枪鱼、鲭鱼和鲣鱼因为组胺释放产生细菌会出现胃肠反应、面色发红、头痛、眩晕但没有荨麻疹。单凭这点可能很难与过敏反应鉴别，但如果是特定的食物和 (或) 餐厅出现的群体事件应该引起警惕
声带功能障碍	年轻女性可出现急性吸气性喘鸣，可能与声带反常运动有关，多见于哮喘确诊之前。与哮喘的鉴别在于其只出现在吸气期，不应出现低血压，悬雍垂水肿，皮疹
急性心肌梗死、充血性心力衰竭	尽管过敏反应很少出现在这类患者身上，但是心电网、胸片和心肌酶 (肌钙蛋白) 等出现改变也有可能是患者出现过敏反应。如果怀疑是心血管原因引起，应该立即行超声心动图进行鉴别
其他因素	面色潮红综合征 (类癌综合征、甲状腺髓样癌、同绝经期症状)、嗜铬细胞瘤

过敏反应在住院患者中是常见的。发生过敏反应需要紧急的医疗支持，包括吸氧、静脉输液、条件允许时给予肾上腺素和去除诱发抗原。妊娠期患者与非妊娠期患者处理原则相同。因其拯救生命的特性，肾上腺素的使用在该类患者的应用是合理的，尽管可能会影响胎盘血流。发生过敏反应的患者至少观察 8 小时并且准备好类固醇类药物，因为在 48 ～ 72 小时有发生过敏双相反应的危险。适当及时地发现病情并进行处理，可以使孕妇和胎儿获得良好的预后。

参考文献

[1] 郎景和 . 妇产科学新进展 [M]. 中华医学电子音像出版社，2020.

[2] 李荣光，李存利，王海荣 . 临床妇产科学 [M]. 厦门：厦门大学出版社，2020.

[3] 温菁，张莉 . 简明妇产科学 [M]. 北京：科学出版社，2020.

[4] 常才 . 经阴道超声诊断学 [M]. 第 3 版 . 北京：北京科学技术出版社，2016.

[5] 连方，吴效科 . 中西医结合妇产科学 [M]. 第 2 版 . 北京：人民卫生出版社，2020.

[6] 崔成娜 . 现代医院妇产诊疗与保健 [M]. 长春：吉林科学技术出版社，2019.

[7] 李红 . 妇产科诊疗思维与实践 [M]. 上海：同济大学出版社，2019.

[8] 吴钟瑜 . 实用妇科疾患超声诊断 [M]. 天津：天津科学技术出版社，2016.

[9] 于彬 . 妇产科诊疗基础与临床实践 [M]. 北京：科学技术文献出版社，2019.

[10] 胡炳蕾 . 实用临床妇产科诊疗学 [M]. 长春：吉林科学技术出版社，2019.

[11] 陈倩 . 妇产科疾病超声诊断路径 [M]. 北京：北京大学医学出版社，2016.

[12] 窦玉芝 . 实用妇女保健学 [M]. 哈尔滨：黑龙江科学技术出版社，2020.

[13] 康琼 . 实用妇产科多发病与妇女保健 [M]. 北京：科学技术文献出版社，2018.

[14] 王临虹 . 妇幼保健学 [M]. 北京：中国协和医科大学出版社，2018.

[15] 陈飞 . 常见妇科疾病超声诊断与临床病理手册 [M]. 兰州：甘肃科学技术出版社，
2014.